새로 풀어 쓴

이제마의 동의수세보원

새로 풀어 쓴 이제마의 동의수세보원

초 판 1쇄 2022년 04월 29일

지은이 채 한, 김승룡
펴낸이 류종렬

펴낸곳 미다스북스
총괄실장 명상완
책임편집 이다경
책임진행 김가영, 신은서, 임종익, 박유진

등록 2001년 3월 21일 제2001-000040호
주소 서울시 마포구 양화로 133 서교타워 711호
전화 02) 322-7802~3
팩스 02) 6007-1845
블로그 http://blog.naver.com/midasbooks
전자주소 midasbooks@hanmail.net
페이스북 https://www.facebook.com/midasbooks425
인스타그램 https://www.instagram.com/midasbooks

© 채 한 · 김승룡, 미다스북스 2022, *Printed in Korea.*

Han CHAE and Seung Ryong KIM,
Translated Essence of Longevity
and Life Preservation in Eastern Medicine,
Seoul:MidasBooks, 2022

ISBN 979-11-6910-016-8 03510

값 **38,000원**

미다스북스는 다음세대에게 필요한 지혜와 교양을 생각합니다.

Translated Essence of Longevity
and Life Preservation in Eastern Medicine

새로 풀어 쓴
이제마의 동의수세보원

채 한 · 김승룡 공역

미다스북스

서문을 대신하여

그동안 이제마의 세계관, 철학과 의학 이론들을 담고 있는『동의수세
보원』을 이해하기 위한 많은 번역과 연구들이 진행되어왔습니다. 그러나
임상의학 분야에서의 연구 성과에 비해 철학적 세계관이나 기초의학 분
야에 있어서는 아직 이해가 많이 부족한 것이 현실입니다. 임상적인 활
용을 주로 다루고 있는 〈소음인신수열표열병론〉 편에서 〈태양인처방〉
편까지는 많은 해설서와 임상 경험을 통해 폭넓게 다루어져 온 데 비해,
〈성명론〉에서 〈사단론〉, 〈확충론〉과 〈장부론〉, 〈광제설〉과 〈사상인변증
론〉 등 기초의학 이론 부분은 논리적 이해를 위한 해설보다는 단순 직역
에 그쳐왔습니다.

또한 이제마의 이론은 기존 유학적 리기론(理氣論)이나 사단론(四端
論), 『황제내경』의 장부론(臟腑論)을 넘어선 새로운 주장들을 담고 있는
데도, 후학들이 습관적으로 또는 은연중에 과거의 것들을 그대로 적용
하면서 정작 중요한 것들을 놓치거나 앞뒤의 논리가 맞지 않게 해석하는
실수를 저질러오기도 했습니다.

이 책『새로 풀어 쓴 이제마의 동의수세보원』에서는 설명 부족으로 제

대로 이해되지 못하였던 이제마의 진솔한 이야기를 그대로 따라가고자 하였습니다. 『동의수세보원』에 숨어 있는 철학 이론부터 생리심리학적 지식들을 찬찬히 살펴볼 수 있도록, 비교적 대중의 관심이 미치지 못하였던 기초 이론 여섯 편을 다루었습니다. 무엇보다 한글 전용 세대가 『동의수세보원』을 혼자 읽고 내용을 이해하는 것을 목적으로, 여타 해설서들과는 달리 원서의 핵심과 깊은 내용까지 담되 최대한 알기 쉽고 친절하게 쓰려고 노력했습니다. 이는 다음 여섯 가지로 요약될 수 있습니다.

첫째, 번역 과정을 단계적으로 보여주고자 했습니다.

번역 과정은 단순히 한글로 옮겼다고 완성된 것이 아니라, 글자와 행간에 숨겨져 있는 저자의 의도까지 이해할 수 있도록 도와주어야 합니다. 이 책은 원문, 원문 독음, 직역, 자구 해설, 통역, 의미 해설 등을 단계별 설명과 함께 제시하여 19세기 한문으로 쓰인 이제마의 생각이 지금의 한글로 바뀌는 과정을 단계적으로 상세하게 보여주고 있습니다. 현재 자신의 수준에 맞게 시작하여 체계적으로 이해와 전문성을 발전시킬 수 있습니다.

둘째, 『동의수세보원』 조문 사이의 상호 참조를 위한 조문 번호를 사용하였습니다.

이제마의 『동의수세보원』은 독자를 위하여 친절하게 풀어 쓴 글이 아니고, 원문을 모두 외워서 앞뒤의 논리들을 머릿속에서 다시 정리해야 이해되는 책입니다. 이에, 초심자도 앞뒤의 논리를 함께 정리할 수 있도록 문항 번호와 상호 참조를 사용하여 정리하였습니다. 『동의수세보원』 원문 및 조문 번호는 한의학 전공자를 위하여 『사상의학』(전국한의과대학 사상의학 교실, 집문당, 2014)을 기준으로 사용하였습니다.

셋째, 번역을 위한 전문성을 모두 갖추고자 했습니다.

김승룡 교수는 동아시아 고전 지식을 현재화하는 데에 노력을 기울이고 있는 한문학과 교수로서, 한문으로 쓰인 고전을 문법에 맞으면서도 원래 의미가 정확하게 반영되도록 해석하였습니다. 채 한 교수는 국내ㆍ외 최신 사상의학 및 생리심리학 연구를 선도하는 한의사로, 한의학과 예과 교육에서부터 기존 연구 성과와 최신 의과학 연구까지 모두 반영되도록 하였습니다. 두 역자의 공동 작업으로 『동의수세보원』 원문을 가능한 한 정확히 해석하여 오늘의 한글과 과학으로 이해할 수 있도록 하고자 하였습니다.

넷째, 행간에 숨겨진 이론적 배경과 과정을 제시하였습니다.

구한말의 혼란한 사회상과 학문적 폐해로 숨겨야 했던 이제마의 과감한 천재성이 직접적으로 드러나도록 하여, 요즘 한의사와 미래 한의학도, 사상의학을 궁금해하는 의ㆍ생명 연구자들과 일반인들이 함께 활용할 수 있도록 하였습니다. 이 책을 통해, 사단(四端: 仁義禮智)과 성정 (性情: 哀怒喜樂): 장부(臟腑, 肺脾肝腎) 사이의 관계와 이들의 강·약 (强弱)/대·소(大小)로 나타나는 몸과 마음의 특성을 상세하게 이해할 수 있으리라 기대해 봅니다.

다섯째, 여섯 편만 번역 해설하였습니다.

여기에는 중요한 문제의식이 숨어 있습니다. 사상의학에 대한 국내· 외 학자들과 임상가의 질문은, 대부분 '왜 하필이면 네 가지로만 나누어 야 하는지'와 '체질이 나누어지는 구체적인 과정은 어떻게 되는지'로 흘러갑니다. 이 책에서는 이러한 기초의학에서의 질문에 대한 이제마의 명쾌한 답변을 볼 수 있습니다. 또한, 임상의가 꿈꾸는 '네 가지 유형에 맞추어 효과적이고 안전하게 치료한다'는 맞춤의학의 미래와, '인성 증진이 곧 질병의 예방과 치료이다'라는 현대 인문학과 심리학의 이상향에 대한 이제마의 대안을 볼 수 있습니다. 특히 후자의 경우 현대인에게 어떻게 살아야 할 것인지에 대한 고민을 안겨줄 것이라고 생각합니다.

여섯째, 이제마를 새롭게 재평가하고자 했습니다.

이제마에 대한 기존의 모호한 평가를, '구한말 역동의 사회상을 고위 공직사로 살았던 실학자로서, 사단론(四端論)으로 인간의 몸과 마음을 재해석하여 한국 전통의학을 인성 증진을 토대로 하는 맞춤의학으로 한 단계 발전시켰다'로 바꾸고자 합니다.

이런 노력이 고스란히 담긴 결과물인『새로 풀어 쓴 이제마의 동의수세보원』을 통해 독자분들이 사상의학의 임상적 활용을 제대로 이해하기 위한 심화된 학문적 토대, 다시 말하면 사상의학의 기초의학적 토대를 마련할 수 있기를 바랍니다. 아울러 사람을 이해하는 데 있어서 체질에 앞서 존재하는 인성을 긍정하고, 이를 바탕으로 한 단계 더 나은 인간적, 인격적 소양을 갖추는 계기가 되기를 진심으로 바랍니다. 이 책을 읽어 주셔서 진심으로 감사합니다.

2022년 봄

벚꽃이 미친 듯 흐드러진 금정산 자락에서

※ 이 책은 이제마의 『동의수세보원』(신축본)을 원전으로 역주하되 현재 한국 한의학계가 오랫동안 학습하고 공유해온 정리본을 준용하여 원문의 문단을 구분하고 구두를 떼었습니다. 다만 독자의 이해를 돕기 위하여 약간의 보완을 가감하였습니다.

목 차

이 책은 『동의수세보원』 여섯 편을 통역(通譯)함에 있어 각 조문별로 다음과 같은 형식으로 기술하고 있습니다.

조문의 고유 번호(예: 사단1, 성명2 등)

『동의수세보원』 원문(原文) 및 독음
- 교열(校閱) : 원문의 오탈자

[직역(直譯)] : 원문 한문 문법으로 독해
- 주석(註釋) : 원문 이해를 돕기 위한 설명

[통역(通譯)] : 원문을 한글로 전달
* 해설(解說) : 전체 흐름을 이해하기 위한 설명, 참조, 그림 등

가. 『동의수세보원』 조문마다 고유 번호를 사용하여 전후 맥락을 고려한 상호 참조가 보다 용이하도록 하였습니다. 이에 사단(사단론), 성명(성명론), 확충(확충론), 장부(장부론), 광제(광제설), 사상인변증(사장인변증론)과 같이 표기하여 사용하고, 순서대로 번호를 붙여 해설 및 색인에 활용하였습니다. 예를 들어 '사단1'은 사단론의

첫 번째 조문을 지칭합니다.

나. 교열에서는 원문에서의 오탈자 등을 밝혔습니다.

다. 직역에서는 원문을 한문 문법에 의거해 읽었습니다.

라. 주석에서는 원문 내용을 이해하기 위한 설명들을 제시하였습니다. 단어의 활용, 한문학적 해석 방법, 단어와 구문의 사용 목적과 해석 된 의미 등 깊고 정확한 이해를 위한 설명들을 제시하였습니다.

마. 통역에서는 직역과 주석을 토대로 하고 필요한 경우 내용을 추가 하여 원문의 의미가 한글로 잘 전달될 수 있도록 하였습니다.

바. 해설에서는 전체적인 흐름을 이해하기 위한 보충 설명, 심층 이해 를 위한 해설과 상호 참조, 인용된 고사 및 원전의 원문, 이해를 위 해 필요한 그림과 표 등을 제시하였습니다.

사. 책 말미에는 중요 단어를 대상으로 색인을 제시하여 그 의미를 직 접 비교하여 확인할 수 있도록 하였습니다.

아. 각 사상인의 특징이 잘 드러나는 다음 캐릭터를 사용하여 본문 내 용의 이해가 쉽도록 하였습니다.

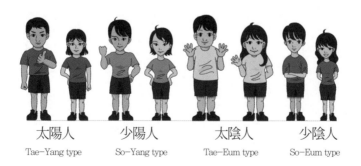

太陽人 少陽人 太陰人 少陰人
Tae-Yang type So-Yang type Tae-Eum type So-Eum type

1

성명론

性命論

성명1

天機有四 一曰地方 二曰人倫 三曰世會 四曰天時
천 기 유 사 일 왈 지 방 이 왈 인 륜 삼 왈 세 회 사 왈 천 시

[직역]

천기(天機)는 네 가지 요소를 지닌다. 첫째 지방(地方), 둘째 인륜(人倫), 셋째 세회(世會), 넷째 천시(天時)이다.

- 天(천): 통상적인 하늘(sky)이 아닌 자연(自然) 또는 인간 세상을 의미한다. 황로(黃老) 이론에 기반을 둔『황제내경』에서는 자연이나 환경을 의미하지만, 유학(儒學)에 기반을 둔『동의수세보원』에서는 인간 세상 또는 인간 사회에 중점을 두고 있다.

- 天機(천기): '천(天)'은 인간 세상 또는 세계를 의미하고, '기(機)'는 기틀, 메커니즘, 이론 또는 변화 법칙을 의미한다. 4개의 세상을 사는 이치, 사회생활의 원칙, 특성, 단계 등으로 설명할 수 있으며, 사단(四端: 仁義禮智, 유학의 네 가지 기본적인 단서 또는 요인)이 세상의 사회적 틀 속에서 드러나는 것을 각각, 천시(天時), 세회(世會), 인륜(人倫), 지방(地方)으로 명명하였다.『동의수세보원』에서는 인(仁), 의(義), 예(禮), 지(智)라는 단어를 직접적으로 사용하기보다, 기본 요인으로서의 천기(天機)와 사회 활동에서 직접적으로 드러나는 인사(人事)를 사용

하여 설명한다.

- 曰(왈): 『동의수세보원』에서 나열하여 설명할 때 1, 2, 3, 4로 번호를 매긴 경우가 없음을 고려한다면, 이는 확대 단계 또는 순차적 크기를 의미하는 것으로 보인다.

- 地方(지방): 나를 중심으로 살고 생활하는 내 주변의 일상 공간, 동서남북의 지역적 특성, 입으로 맛보듯 직접적으로 느껴야 하는 특징 등을 의미한다. 현재(시간), 이 장소(공간)를 기준으로 한 사고방식. 기본 요소로서의 1차원적 인간관계.

- 人倫(인륜): 두 사람 사이에서 1:1로 맺어져 있는 인간관계, 사람들 주변에서 나는 냄새를 코로 맡아서 알아차릴 수 있는 정도로 매우 가까운 관계를 의미한다. 즉각적인 인간관계를 중시하는 사고방식. 지방(地方)이 확장된 2차원적 인간관계.

- 世會(세회): 인륜이 얽혀서 만들어진 복잡한 사회생활의 만남, 눈으로 사람 사이의 상호 작용을 보면 알게 되는 현상을 의미한다. 변화해가는 복합적인 사회관계를 중심으로 하는 사고방식. 인륜(人倫)이 확장된 3차원적 인간관계.

- 天時(천시): 자연(천지)에 시간이 함께 더해져 역사적 맥락까지 포함되어 있는 지금 현재를 조망하는 것을 의미한다. 귀로 파악하게 되는 대세 또는 세상의 흐름. 역사적 흐름 속에서 조망하는 사고방식. 세회(世會)가 확장된 4차원적 인간관계.

[통역]

(사단에 따라) 천기(세상의 기본 이치)에 네 가지(핵심 요소)가 있는데, 1단계인 지방(내 주변의 구체적 상황), 2단계인 인륜(주변 사람들과의 인간관계), 3단계인 세회(사회적인 만남과 활동), 4단계인 천시(세상의 소문과 대세)이다.

* 성명론(37조)에서는 『동의수세보원』에서 활용될 기본적인 단어와 정의들을 제시한다. 자연 현상의 기본 법칙인 천기(天機), 천기가 인간 사회에 적용된 인사(人事), 개인적인 일상생활에서의 모습들인 지행(知行)에 대하여 설명하고, 본성의 이해와 발현이 중요함을 강조하였다.

* 성명1에서 천기에 대하여 제시하며, 성명3과 성명4로 연결된다.

* 성명1과 성명2에서는 시공(時空)과 물성(物性)이 확대되어가는 순서(1차원→4차원)를 숫자와 함께 제시하고 있는데, 이러한 확대 논리는 『대학(大學)』의 '修身齊家治國平天下(수신제가치국평천하: 자기수양을 토대로, 가정이 정리되고, 나라가 안정되며, 천하가 평안해진다)'에서도 찾을 수 있다.

성명2

人事有四 一曰居處 二曰黨與 三曰交遇 四曰事務
인사유사 일왈거처 이왈당여 삼왈교우 사왈사무

[직역]

인사(人事)는 네 가지 요소를 지닌다. 첫째 거처(居處), 둘째 당여(黨與), 셋째 교우(交遇), 넷째 사무(事務)이다.

- 人事(인사): 사단(四端)이 사회생활 속에서 구체적으로 드러나는 모습. 인간의 사회생활에서 기본이 되는 요소 또는 인간의 생물심리사회적 특성으로, 천시(天時)(성명1)에 대응(天人相應)하는 네 가지의 인사(人事)가 제시되었다. 천인상응(天人相應)은 사람과 세상(天)이 같은 구성 물질과 법칙으로 만들어져 있으며, 천-인 사이에 상호 영향을 준다는 이론.
- 居處(거처): 내가 생활하는 일정한 이곳/지금으로 일상적인 사회생활이 이루어진, 최소 단위로서의 사회관계가 이루어지는 공간을 의미한다. 가정이나 혈족 간에서의 사회관계로서, 인간관계의 실질적 최소 단위.
- 黨與(낭여): 사상이나 이익이 같은 운명 공동체 또는 확장된 친인척으로 구성된 마을 속에서의 친근한 사회관계를 의미한다. 거처(居處)가

확장된, 2차원적 인간관계.

– 交遇(교우): 사회에서의 일들을 꾸려나가기 위한 사회적 만남들 속에서 맺어진, 생소한 사람들 간의 사회적 교우관계를 의미한다. 당여(黨與)가 확장된, 3차원적 복잡다단한 인간관계.

– 事務(사무): 인간의 사회생활을 통해 오랜 기간 동안 완성해가는 거시적 수준의 사회 활동이나 업무, 장기적인 프로젝트, 국가적 대사를 의미한다. 교우(交遇)가 확장된, 4차원의 실질적인 인간관계.

[통역]

(사단에 따라) 인사(인간이 사는 사회생활의 이치)에 네 가지(핵심 요소)가 있는데, 1단계인 거처(가족에서의 일상적 사회관계), 2단계인 당여(친근한 일족 마을의 어울림), 3단계인 교우(사회적 교우와 사귐), 4단계인 사무(거시적인 사회 활동)이다.

* 성명2에서 인사(人事)에 대해 설명하며, 성명5와 성명6으로 연결된다.
* 초본권(6-9)에서는, 거처(居處)를 '부부치거(夫婦治居)', 당여(黨與)를 '장유치군(長幼治群)', 교우(交遇)를 '군신치교(君臣治交)', 사무(事務)를 '부자치사(父子治事)'에 각각 비유하였다. 인사(人事)의 해석과 이해에 참고한다.

성명3

耳聽天時 目視世會 鼻嗅人倫 口味地方
이 청 천 시 목 시 세 회 비 후 인 륜 구 미 지 방

[직역]

이(耳)는 천시(天時)를 듣고, 목(目)은 세회(世會)를 보며, 비(鼻)는 인륜(人倫)을 맡고, 구(口)는 지방(地方)을 맛본다.

[통역]

(성명1에서의 천기를 받아들이는 얼굴의 기관으로,) 이(귀)는 천시(세상의 소문과 대세)를 듣고, 목(눈)은 세회(사회적인 만남과 활동들)를 보며, 비(코)는 인륜(주변 사람들과의 인간관계)을 (냄새) 맡고, 구(입)는 지방(내 주변의 구체적 상황)을 맛본다.

* 성명1~2가 확대되는 순서였다면, 성명3~10은 인체를 기준으로 위→아래 방향으로 제시한다. 성명3의 특성을 성명4로 설명하며, 성명5의 특성을 성명6으로, 성명7의 특성을 성명8로, 성명9의 특성을 성명10으로 설명한다.

* 성명36에 성명3의 이해를 위한 추가 설명이 문답으로 제시되어 있으

며, '비후인륜 구미지방(鼻嗅人倫 口味地方)'에 대한 설명은 이곳을 참고한다.

* 사람의 얼굴에는 외부 천기(天機: 天時, 世會, 人倫, 地方)의 변화를 감지하고 몸으로 받아들이는 4개의 특화된 기관(耳目鼻口)이 있다. 예를 들어, 눈은 세회(世會)를 가장 잘 알아차리고 그 변화를 몸으로 받아들이는데, 이에 비해서 입은 세회(世會)를 알아차리는 능력이 제일 약하다.

* 본문의 내용을 단면적으로 드러내는 표현으로, '풍문으로 먼 곳에서 진행되는 일을 전해 들었다(耳聽天時)', '나는 어떠한 상황인지 척 보면 바로 안다(目視世會)', '너희들이 하는 일에서 뭔가 수상한 냄새가 난다(鼻嗅人倫)', '똥인지 된장인지 직접 맛을 보아야만 안다(口味地方)'가 있다.

성명4

天時極蕩也 世會極大也 人倫極廣也 地方極邈也
천시 극 탕 야 세 회 극 대 야 인 륜 극 광 야 지 방 극 막 야

[직역]

천시(天時)는 아주 거침없고, 세회(世會)는 아주 크며, 인륜(世會)은 아주 넓고, 지방(地方)은 아주 멀다.

- 極(극): 아주, 극도로, 지극히. 무한하게 큰 정도로.
- 蕩(탕): 넓게 펼쳐 흐른다. 인간의 힘이 미치지 못할 정도로 도도하게 시간이 흘러가는 것.
- 大(대): 부피와 규모가 매우 크다.
- 廣(광): 범위나 폭이 아주 넓다. 인간 사이의 관계가 얽히고설킨 큰 망(網)과 같다.
- 邈(막): 눈에 잘 보이지 않을 정도로, 아주 먼 거리까지 땅이 펼쳐져 있다.

[통역]

(성명1과 성명3에 있어서,) 천시(세상의 소문과 대세)는 무한하게 탕(넓게 펼쳐진)하며, 세회(사회석 만남과 활동)는 매우 대(규모가 큰)하고, 인륜(사람들과의 인간관계)은 매우 광(폭이 큰)하고, 지방(내 주변의 상황)

은 매우 막(거리가 긴)하다.

* 천시(天時)는 공간(천)+시간(시)의 4차원 특성, 세회(世會)는 부피의 3차원 특성, 인륜(人倫)은 면적의 2차원 특성, 지방(地方)은 선의 1차원 특성을 지니며, 모든 세상의 활동들은 이러한 4개의 천시(天時) 및 인사(人事)로 요약되고 설명될 수 있다.

성명5

肺達事務 脾合交遇 肝立黨與 腎定居處
폐 달 사 무 비 합 교 우 간 립 당 여 신 정 거 처

[직역]

폐(肺)는 사무(事務)를 도달시키며, 비(脾)는 교우(交遇)를 화합시키며,
간(肝)은 당여(黨與)를 세우고, 신(腎)은 거처(居處)를 정하니,

－達(달): 도달시키다. 소통시키다. 잘 이루어지도록 하다. 목표하는 사
　무(事務)가 완성되도록 하다.

－合(합): 화합시키다. 모이거나 합쳐 하나의 단체(모임)가 되게 하다. 아
　우르도록 하다.

－立(입/립): 정립하다. 똑바로 서다. 확고히 서다. 이루어지다. 정해지
　다. 입신양명(立身揚名: 사회적으로 인정받고 출세하는 것).

－定(정): 안정시키다. 다스리다, 평정하다, 머무르다. 자신의 위치와 역
　할을 찾아서 자리 잡다.

[통역]

(성명2에서의 인사를 주관하는 몸통의 기관으로,) 폐장은 사무(거시적
사회 활동)가 달(잘 이루어 성취되도록)하며, 비장은 교우(사회적 교우와

사귐)를 합(활동 목적에 적합하도록)하며, 간장은 당여(친근한 일족과의 어울림)를 립(자신의 입지를 확고히 세우도록)하고, 신장은 거처(친족과의 일상적 관계)를 정(안정되어 머무르게)한다.

* 사람의 몸 안에는 4개의 기관(폐비간신)이 있는데, 이들이 각각 네 가지 인사(人事: 事務, 交遇, 黨與, 居處)를 담당한다. 천기(天機)-이목비구(耳目鼻口)-폐비간신(肺脾肝腎)-인사(人事)가 차원 및 상하 위치에 있어서 서로 연결되는데, 예를 들어, 인륜(人倫)-비(鼻)-간장(肝臟)-당여(黨與)가 서로 연결되어 있다.

성명6

事務克修也 交遇克成也 黨與克整也 居處克治也
사 무 극 수 야   교 우 극 성 야   당 여 극 정 야   거 처 극 치 야

[직역]

(그리하여) 사무(事務)는 닦아질 수 있고, 교우(交遇)는 이뤄질 수 있으며, 당여(黨與)는 정돈될 수 있고, 거처(居處)는 다스려질 수 있다.

– 克(극): '할 수 있다'로 해석되면 능(能)과 같은 능력을 의미하며, 'A를 해야 한다'는 당위의 뜻을 지니기도 한다. 원문 '사무극수야(事務克修也)'를 해석할 경우, '사무(事務)는 닦는 대상이다', '사무(事務)는 닦여지는 대상이다', '사무(事務)는 닦여져야 한다'는 방식으로 해석한다.

[통역]

(성명2와 성명5에 있어서,) 사무(거시적 사회 활동)는 수(공평하고 치우치지 않게 진행)해야 하며, 교우(사회적 교우와 사귐)는 성(사회 활동에 내실이 있음)해야 하며, 당여(친근한 일족과의 어울림)는 정(관계가 잘 정돈되어 있음)해야 하며, 거처(친족과의 일상적 관계)는 치(안정되도록 관리됨)해야 한다.

* 몸 안의 장부(臟腑: 肺脾肝腎)에서 인사(人事: 事務, 交遇, 黨與, 居處)가 잘 발현된 경우를 설명한다.

* 성명3~6의 내용을 그림으로 요약하면 다음과 같다.

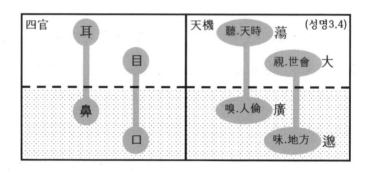

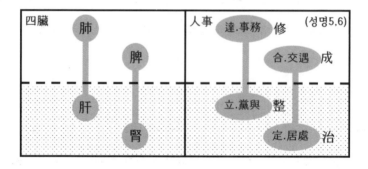

성명7

頷有籌策 臆有經綸 臍有行檢 腹有度量
함 유 주 책 억 유 경 륜 제 유 행 검 복 유 도 량

[직역]

함(頷)은 주책(籌策)을 지니고 억(臆)은 경륜(經綸)을 지니며, 제(臍)는 행검(行檢)을 지니고, 복(腹)은 도량(度量)을 지니니

– 有(유): 들어 있다, A 안에 있다, A를 갖추고 있다, 안배시킨다, 결부 시킨다, A라는 능력을 지닌다, A에 해당한다와 같이 해석된다.

– 籌策(주책): 필요한 계책을 만들고, 일을 기획하고 추진하여 완성해내 는 현실적인 기획력과 추진력.

– 經綸(경륜): 경험에서 얻은 현실적 능력. 현실에서의 구체적인 방법을 알고 실행할 수 있는 능력.

– 行檢(행검): 자신의 생각과 행동을 과도하지 않게 관리, 제어, 단속함. 절도 있는 몸가짐과 행동. 예절에 맞는 행동.

– 度量(도량): 자신의 그릇 크기와 한계(量)를 정확하게 알아내고 분석 하는(度) 능력. 구체적인 사안에 현명하게 대처하는 능력. '도(度)'는 헤 아린나는 뜻일 경우 '탁'으로도 읽는다. 여기서는 '도'로 읽는다.

[통역]

(몸 앞쪽의,) 함(턱)에는 주책(일을 완성해내는 기획력과 추진력)이 있고, 억(가슴)에는 경륜(경험에서 얻은 현실적인 능력)이 있고, 제(배꼽)에는 행검(절도 있는 몸가짐과 행동)이 있고, 복(아랫배)에는 도량(구체적인 사안을 잘 파악함)이 있다.

* 성명7~8에서 몸의 앞쪽(頷臆臍腹: 四知)과 사심(邪心)을, 성명9~10에서 몸의 뒤쪽(頭肩腰臀: 四行)과 태심(怠心)을 제시한다.

* 생각(知)을 담당하는 몸의 앞쪽은 네 부분(頷臆臍腹)으로 나눌 수 있는데, 각각 주책(籌策), 경륜(經綸), 행검(行檢), 도량(度量)을 담당한다. 한의학에 있어서 몸의 앞쪽과 뒤쪽을 나누는 기준으로는 통상 입-항문의 축이 사용되는데, 『동의수세보원』 본문에서 얼굴과 귀, 눈, 코, 입은 하늘과 연결된 것으로서 앞뒤 어디에도 해당되지 않는다.

* 초본권(原人, 四統-1)에서 '首能伸 肱能收 腹能放 股能屈 … 耳能聽 目能視 舌能言 頤能貌(수능신 굉능수 복능방 고능굴 … 이능청 목능시 설능언 이능모)'와 같이 얼굴과 신체의 기관을 4개로 나누었는데, 이를 통해 얼굴의 기관들(성명3)과 몸의 부분(성명7, 성명9)이 이제마의 이론에서 어떻게 발전했는지 알 수 있다.

성명8

籌策不可驕也 經綸不可矜也 行檢不可伐也 度量不可夸也
주 책 불 가 교 야 경 륜 불 가 긍 야 행 검 불 가 벌 야 도 량 불 가 과 야

[직역]

주책(籌策)은 교만해서는 안 되고, 경륜(經綸)은 자랑해서는 안 되며, 행검(行檢)은 내세워서도 안 되고, 도량(度量)은 과시해서도 안 된다.

- 不可(불가): A해서는 안 된다. A할 수 없다. '可'는 당위의 뜻이다.
- 驕(교): 교만하다. 겸양을 모른다. 잘난 척하고 뽐내고 건방지다. 스스로를 낮출 줄 모른다.
- 矜(긍): 자신의 행동과 능력에 자신감을 가지며, 밖으로 드러내어 자랑한다.
- 伐(벌): 행동하는 것을 뽐내고, 자랑하고, 뻐긴다. 긍벌(矜伐: 겉으로 드러내어서 보여주며 자랑한다).
- 行檢不可伐(행검불가벌): '벌(伐)'을 비평한다는 의미로 해석하여 '행동이 절도 있음에 이를 남들에게 적용해서 과도하게 억제 또는 비판한다'고 이해할 수도 있으나, 전체적으로 '교(驕)', '긍(矜)', '벌(伐)', '과(夸)'들은 의미상 일관성을 갖고 있는 것으로 보는 것이 적절하여 '벌(伐)'을 '밖으로 내세워 크게 자랑한다'는 의미로 해석하였다. 자벌(自

伐)은 자기의 공(功)을 스스로 드러내어 자랑한다는 의미로 해석한다.

[통역]

(성명7에 이어서,) 주책(일을 완성하는 추진력)에 있어서 교(능력 있음에 교만함)하지 말아야 한다. 경륜(현장과 과제에서의 능력)에 있어서 긍(자신감에 드러내 자랑함)하지 말아야 한다. 행검(절도 있는 몸가짐과 행동)에 있어서 벌(공적을 뽐내며 자랑함)하지 말아야 한다. 도량(구체적 사안을 상세히 파악함)에 있어서 과(과장하여 돋보이려 함)하지 말아야 한다.

성명9

頭有識見 肩有威儀 腰有材幹 臀有方略
두 유 식 견 견 유 위 의 요 유 재 간 둔 유 방 략

[직역]

두(頭)는 식견(識見)을 지니고, 견(肩)은 위의(威儀)를 지니며, 요(腰)는 재간(材幹)을 지니고, 둔(臀)은 방략(方略)을 지니니

- 識見(식견): 지식(識)과 견문(見). 사물이나 현상, 변화 등에 대한 구체적인 지식과 이를 토대로 만들어진 지혜로서, 현재의 상황을 잘 알아보고 조망할 수 있는 능력.
- 威儀(위의): 가지고 있는 능력이 밖으로 드러나는 위엄(威) 있는 모습(儀). 몸가짐과 태도에서 드러나는 인간관계와 사회적 능력.
- 材幹(재간): 구체적으로 지니고 있는 본인의 재능(材), 재주나 능력, 수완, 자질 등. 일을 풀어내는 수완과 재주. 일을 맡아내고 담당하는 능력.
- 方略(방략): 일을 해나가기 위한 구체적인 방법(方)과 계략(略)을 만들어내고 수행하는 능력.
- 臀(둔): 궁둥이, 바닥, 볼기, 밑. 허리 아래부터 허벅다리 위 좌우로 살이 두두룩한 부분.

[통역]

(몸 뒤쪽의,) 두(머리)에는 식견(현상과 변화에 대한 지혜)이 있고, 견(어깨)에는 위의(능력이 드러나는 위엄)가 있으며, 요(허리)에는 재간(구체적인 재능과 수완)이 있고, 둔(궁둥이)에는 방략(상세한 방법과 계략)이 있다.

* 행동(行)을 담당하는 몸의 뒤쪽을 네 부분(頭肩腰臀)으로 나눌 수 있는데, 각각 식견(識見), 위의(威儀), 재간(材幹), 방략(方略)을 담당한다. 몸의 뒤쪽은 이마의 위쪽부터 시작되는데, 머리에 해당되는 부분은 '이마 쪽 머리털–정수리–뒤통수 머리카락'에 해당된다.

성명10

識見必無奪也 威儀必無侈也 材幹必無懶也 方略必無竊也
식 견 필 무 탈 야 위 의 필 무 치 야 재 간 필 무 나 야 방 략 필 무 절 야

[직역]

식견(識見)은 반드시 약탈하지 말아야 하고, 위의(威儀)는 반드시 사치하지 말아야 하며, 재간(材幹)은 반드시 나태하지 말아야 하고, 방략(方略)은 반드시 절도하지 말아야 한다.

– 無(무): 부정사와 금지사로 모두 해석이 가능하다.

– 識見必無奪也(식견필무탈야): '식견은 반드시 약탈함이 없어야 한다', 혹은 '식견은 반드시 약탈하지 말아야 한다'로 해석할 수 있다. '必'의 당위적 의미에 비중을 두고 금지사의 의미를 선택하여 우리말로 옮겼다.

– 奪(탈): 강제로, 보는 앞에서 노략질하는 것을 의미한다.

– 侈(치): 자기 것인 양 뻐긴다, 폼을 잡는다, 자랑한다는 의미로 사용되었다.

– 懶(나): 나태하다, 게으르다, 태만하다, 노력하지 않는다는 뜻이다.

– 竊(절): 사람들이 보지 않을 때 몰래, 슬쩍 뺏어오는 것으로서, 표절이나 절도 등을 의미한다.

[통역]

(성명9에 이어서,) 식견(현상과 변화에 대한 지혜)은 탈(남의 것을 강제로 빼앗음)하지 말아야 한다. 위의(능력이 드러나는 위엄)는 치(남의 것을 빌어서 뽐냄)하지 말아야 한다. 재간(구체적인 재능과 수완)은 나(재주만을 믿고 게을러짐)하지 말아야 한다. 방략(상세한 방법과 계략)은 절(몰래 슬쩍 뺏어옴에 이용)하지 말아야 한다.

* 성명7~10의 내용을 그림으로 요약하면 다음과 같다.

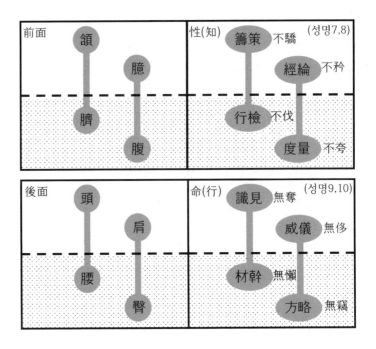

성명11

耳目鼻口 觀於天也 肺脾肝腎 立於人也 頷臆臍腹 行其知也
이 목 비 구 관 어 천 야 폐 비 간 신 입 어 인 야 함 억 제 복 행 기 지 야
頭肩腰臀 行其行也
두 견 요 둔 행 기 행 야

[직역]

이(耳) · 목(目) · 비(鼻) · 구(口)는 하늘을 살펴보고, 폐(肺) · 비(脾) · 간(肝) · 신(腎)은 사람을 세우며, 함(頷) · 억(臆) · 제(臍) · 복(腹)은 그 지(知, 앎)를 실행하고, 두(頭) · 견(肩) · 요(腰) · 둔(臀)은 그 행(行, 행위)을 실행한다.

- 耳目鼻口 觀於天也(이목비구 관어천야): '이목비구(耳目鼻口)는 살피는(觀) 도구이며'로 해석하며, '어(於)'는 목적어(天)를 이끄는 어조사가 된다. '이목비구는 하늘의 변화를 살피는 도구가 된다'로 해석한다.
- 肺脾肝腎 立於人也(폐비간신 입어인야): '폐비간신(肺脾肝腎)은 사람 노릇을 하도록 만들어주는 기관이다'라는 뜻이다.

[통역]

(성명3, 천기를 알아차리는 얼굴의 네 기관인) 이목비구는 천(천기, 세상의 기본 이치)을 관(보고 이해)하는 기관이고, (성명5, 인사를 담당하는

몸속의 네 기관인) 폐비간신은 인(인사, 사회생활의 기본 이치)에서 입(실제 시행)하는 기관이고, (성명7, 몸 앞쪽 네 부분인) 함억제복은 (천기와 인사를 이해하는) 지(앎)를 행(담당)하는 기관이고, (성명9, 몸 뒤쪽 네 부분인) 두견요둔은 (천기와 인사가 구체적으로 드러나는) 행(행동)을 행(담당)하는 기관이다.

* 성명11~14에서 사관(四官), 사장(四臟), 사지(四知) 및 사행(四行)에 대한 비교 설명을 제시한다.

* 『중용(中庸)』(제20장)에서, 성(性)은 천도(天道)이며, 노력하는 것은 인도(人道)에 해당한다고 보았다(誠者 天之道也 誠之者 人之道也). 본문의 '지행(知行)'은 인도(人道)로서의 인지(認知)-행동(行動)을 의미한다.

* 천기(天機), 인사(人事) 및 지행(知行)에서의 신체 부위들을 그림으로 표시하면 다음과 같다.

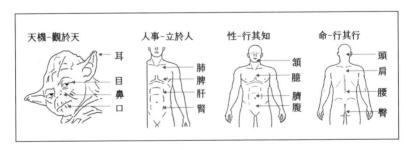

성명12

天時大同也 事務各立也 世會大同也 交遇各立也 人倫大同也
천 시 대 동 야 사 무 각 립 야 세 회 대 동 야 교 우 각 립 야 인 륜 대 동 야
黨與各立也 地方大同也 居處各立也
당 여 각 립 야 지 방 대 동 야 거 처 각 립 야

[직역]

천시(天時)는 대동(大同)하나 사무(事務)는 각립(各立)하고, 세회(世會)는

대동하나 교우(交遇)는 각립하며, 인륜(人倫)은 대동하나 당여(黨與)는 각

립하고, 지방(地方)은 대동하나 거처(居處)는 각립한다.

- 大同(대동): 모두 같다. 동일한 이론이다. 모든 사물에 동일하게 영향

  을 끼친다. 천기(天機)는 보편적으로 공유되는 것이다.

- 各立(각립): 각자 서다. 상황에 따라 다르다. 실제로 드러나는 현실적

  인 모습은 서로 다르다. 인사(人事)는 사람 또는 상황마다 다르다.

[통역]

(성명4와 성명6에서,) 천시(세상의 소문과 대세)는 대동(항상 동일하게

적용됨)하지만 사무(거시적 사회 활동)는 각립(사람과 상황에 따라 다름)

한다. 세회(사회적 반남과 활동)는 대동(항상 동일하게 적용됨)하지만 교

우(사회적 교우와 사귐)는 각립(사람과 상황에 따라 다름)한다. 인륜(주

변 사람들과의 인간관계)은 대동(항상 동일하게 적용됨)하지만 당여(친근한 일족과의 어울림)는 각립(사람과 상황에 따라 다름)한다. 지방(내 주변의 상황)은 대동(항상 동일하게 적용됨)하지만 거처(친족과의 일상적 생활)는 각립(사람과 상황에 따라 다름)한다.

* 자연에서의 천기(天機: 天時, 世會, 人倫, 地方)는 세상과 인간의 모든 경우에 동일하게 적용되지만, 천기(天機)가 사회 활동에서 구체적으로 발현되는 인사(人事: 事務, 交遇, 黨與, 居處)는 각자의 또는 각각의 상황에 따라 다를 수밖에 없다.

성명13

籌策博通也 識見獨行也 經綸博通也 威儀獨行也 行檢博通也
주 책 박 통 야 식 견 독 행 야 경 륜 박 통 야 위 의 독 행 야 행 검 박 통 야
材幹獨行也 度量博通也 方略獨行也
재 간 독 행 야 도 량 박 통 야 방 략 독 행 야

[직역]

주책(籌策)은 박통(博通)하나 식견(識見)은 독행(獨行)하고, 경륜(經綸)은

박통하나 위의(威儀)는 독행하며, 행검(行檢)은 박통하나 재간(材幹)은 독

행하며, 도량(度量)은 박통하나 방략(方略)은 독행한다.

— 博通(박통): 두루 통한다. 보편적인 지적 사고의 능력은, 누구나에게

　동일하게 주어진다.

— 獨行(독행): 홀로 실행한다. 제각각의 행동들은, 성숙한 인격을 지니

　는가의 여부에 따라서 서로 다르게 드러난다.

[통역]

(성명8과 성명10에서,) 주책(일을 완성하는 추진력)은 박통(누구에게나

보편적으로 주어짐)하지만, 식견(현상과 변화에 대한 지혜)은 독행(개개

인의 노력에 따라 나름)한다. 경륜(현장과 과제에 있어서의 능력)은 박통

(누구에게나 보편적으로 주어짐)하지만, 위의(능력이 드러나는 위엄)는

독행(개개인의 노력에 따라 다름)한다. 행검(절도 있는 몸가짐과 행동)은 박통(누구에게나 보편적으로 주어짐)하지만, 재간(구체적인 재능과 수완)은 독행(개개인의 노력에 따라 다름)한다. 도량(구체적인 사안을 상세히 파악함)은 박통(누구에게나 보편적으로 주어짐)하지만, 방략(상세한 방법과 계략)은 독행(개개인의 노력에 따라 다름)한다.

* 몸 앞쪽에 배정된 생각과 앎에 해당되는 것(籌策, 經綸, 行檢, 度量)은 보편적인 능력이겠지만, 이 네 가지가 몸 뒤쪽에 배정되어 구체적으로 드러나는 행동(識見, 威儀, 材幹, 方略)은 자신의 노력(修)에 따라 달라진다.

성명14

大同者天也 各立者人也 博通者性也 獨行者命也
대동자천야 각립자인야 박통자성야 독행자명야

[직역]

대동(大同)은 하늘의 몫이요, 각립(各立)은 사람의 것이며, 박통(博通)은 성(性)에 해당하고, 독행(獨行)은 명(命)에 해당한다.

– 命(명): 흔히 명령, 운명, 하늘이 부여한 것 등의 의미로 쓰이지만, 여기에서는 천부적이며 선천적인 '성(性)'과 상대적 의미로서 '살면서 나타나는 것'이라는 의미로 사용되었다. 마치 '정(情)'이 '성(性)'과 상대적으로 쓰여 '성정(性情)'으로 불리면서 짝을 이루는 경우와 비슷한데, '성(性)'은 기초적인 속성으로서 타고난 것이며 '정(情)'은 현실적으로 나타나는 반응으로서 사람이나 상황마다 다르다.

[통역]

(성명12와 성명13에서,) 대동(항상 동일하게 적용됨)은 천(천기, 세상의 기본 이치)이며, 각립(사람과 상황에 따라 다름)은 인(인사, 사회생활의 기본 이지)이다. 박동(누구에게나 보편적으로 주어짐)은 성(개인이 선천적으로 타고난 능력이나 특성)이며, 독행(개개인의 노력에 따라 다름)은

명(현실에서 후천적으로 구체화됨)이다.

 * 性命論(성명론, 성명)이라는 편명의 이유로서, 타고난 것과 드러난 것
   을 설명하는 기본 이론이다.

* 성명12와 성명13에 대한 부가적인 설명이다. 대동(大同)은 하늘의 몫
  이고, 각립(各立)은 사람의 몫이라는 것이다. 성(性)은 원래부터 타고
  나는 것으로 하늘에서 품부받은 것이며, 명(命)은 각자 실행되는 모습
  이며 인간의 생활에서 구체적으로 현현되는 것이다. 천기(天機)와 인사
  (人事) 사이의 상호 관계를 보여준다. 인간 사회의 핵심 원리는 동일하
  지만, 사회생활에서 드러나는 것은 상황마다 다르다. 개개인이 선천적
  으로 타고난 특성은 몇 가지로 동일하겠지만, 행동으로 드러나는 모습
  은 성숙함의 여부에 따라서 모두 다를 수밖에 없다.

* 성명11(耳目鼻口 觀於天也 肺脾肝腎 立於人也 頷臆臍腹 行其知也
  頭肩腰臀 行其行也)과 성명14(大同者天也 各立者人也 博通者性也
  獨行者命也)는 서로 대구를 이룬다.

* 유가(儒家)의 성정론(性情論)과 이제마의 성명론(性命論)은 서로 다
  르므로, 이제마의 독창적인 이론에 토대를 두고 있는『동의수세보원』의
  해석에 유학의 전통을 그대로 적용하면 해석의 오류에 빠지게 된다. 그
  러므로, 고전(古典)에서 일부를 인용한 이유는 자신의 이론을 보다 쉽

게 이해시키기 위한 것으로만 이해하여야 한다.

＊『중용(中庸)』(제1장)에서 인용하였다. 원문은 "天命之謂性 率性之謂
道 修道之謂敎(천명지위성 솔성지위도 수도지위교)"이고, "하늘이 주
는 것을 성이라 하고, 성에 따르는 것을 도라 하고, 도를 닦는 것을 교
라 한다."라고 해석한다.

성명15

耳好善聲 目好善色 鼻好善臭 口好善味
이 호 선 성 목 호 선 색 비 호 선 취 구 호 선 미

[직역]

이(耳)는 선성(善聲)을 좋아하고, 목(目)은 선색(善色)을 좋아하며, 비
(鼻)는 선취(善臭)를 좋아하고, 구(口)는 선미(善味)를 좋아한다.

— 善(선): 착하다, 좋다, 선하다, 훌륭하다, 정당하다, 도덕적 기준에 맞
는다, 본성이 성숙하게 발현되었다, 이상하지 않다는 의미를 지닌다.
본문에서는 도덕적인 것과는 무관하게 사회적으로 좋은 것, 적당한 것,
사회적으로 받아들여지는 것을 의미하며, 악(惡) 또한 이와 마찬가지
로 의미에 있어서 사회적인 관점에서 평가되는 것이다.

[통역]

(성명3에 이어서,) 이(귀)는 선성(훌륭한 소리)을 좋아하고, 목(눈)은 선색
(훌륭한 색)을 좋아하고, 비(코)는 선취(훌륭한 냄새)를 좋아하고 구(입)는
선미(훌륭한 맛)를 좋아한다.

* 성명15~18에서 이목비구(耳目鼻口: 얼굴)와 폐비간신(肺脾肝腎: 사

장(四臟)에 대한 추가적인 설명이 제시되었다. 성명3~6을 참고한다.

* 성명15~18에서 호선(好善)과 오악(惡惡)에 대한 설명을, 성명19~22
에서는 이들의 구체적인 적용을 제시하고, 성명23에서 성명15~22의
내용 요약을 제시한다.

* 천기(天機)를 알아차리는 기관들(耳目口鼻)은, 처음부터 선(善)한 것,
즉 착한 것을 좋아한다.

성명16

善聲順耳也 善色順目也 善臭順鼻也 善味順口也
선 성 순 이 야 선 색 순 목 야 선 취 순 비 야 선 미 순 구 야

[직역]

선성(善聲)은 이(耳)에 순조롭고, 선색(善色)은 목(目)에 순조로우며, 선취(善臭)는 비(鼻)에 순조롭고, 선미(善味)는 구(口)에 순조롭다.

– 順(순): 순하다, 순조롭다, 순편(順便)하다, 순응하다, 껄끄럽지 않고, 부드럽고 자연스럽게 어울린다. 상대어가 되는 '역(逆)'은 거스르다, 거역하다, 불편하다는 뜻으로 사용된다.

[통역]

(성명15의) 선성(훌륭한 소리)은 귀에 편하고, 선색(훌륭한 색)은 눈에 편하고, 선취(훌륭한 냄새)는 코에 편하고, 선미(훌륭한 맛)는 입에 편하(기 때문이)다.

* 성명15의 이유를 제시하는데, 좋은 것이라면 듣고, 보고, 냄새 맡고, 맛보는 데 있어 편안하기 때문이다.

성명17

肺惡惡聲 脾惡惡色 肝惡惡臭 腎惡惡味
폐 오 악 성 비 오 악 색 간 오 악 취 신 오 악 미

[직역]

폐(肺)는 악성(惡聲)을 싫어하고, 비(脾)는 악색(惡色)을 싫어하며, 간
(肝)은 악취(惡臭)를 싫어하고, 신(腎)은 악미(惡味)를 싫어한다.

‒ 惡: 악할/나쁠(악), 미워하다(오)의 두 가지 의미가 모두 사용되었다.
   앞의 '오(惡)'는 싫어하다, 뒤의 '악(惡)'은 나쁘다는 뜻이다.

‒ 惡(악): 나쁘다, 못되었다는 도덕적 기준에서의 평가보다는, 어울리지
   않는, 조화를 이루지 않는 것과 같은 사회적 관점에서 평가되는 것이
   다.

[통역]

폐장은 악성(조화롭지 않은 소리)을 싫어한다. 비장은 악색(조화롭지 않
은 색)을 싫어한다. 간장은 악취(조화롭지 않은 냄새)를 싫어한다. 신장
은 악미(조화롭지 않은 맛)를 싫어한다.

* 몸속의 기관(肺脾肝腎)도 얼굴의 기관(耳目鼻口)과는 다른데 나쁜 것

을 싫어한다.

* '천시가 잘 발현되는 것을 좋아함'에 대해서는 이목비구(耳目鼻口)를 사용하여, '지행이 잘못되는 것을 싫어함'에 대해서는 폐비간신(肺脾肝腎)을 사용해서 설명하였다.

성명18

惡聲逆肺也 惡色逆脾也 惡臭逆肝也 惡味逆腎也
악 성 역 폐 야 악 색 역 비 야 악 취 역 간 야 악 미 역 신 야

[직역]

악성(惡聲)은 폐(肺)를 거역하고, 악색(惡色)은 비(脾)를 거역하며, 악취
(惡臭)는 간(肝)을 거역하고, 악미(惡味)는 신(腎)을 거역한다.

– 逆(역): 거스르다, 거역하다, 불편하다, 껄끄럽다. 상대어인 '순(順)'은
  순하다, 순조롭다, 순편(順便)하다, 순응하다, 껄끄럽지 않고, 부드럽
  고 자연스럽게 어울린다는 뜻으로 사용된다.

[통역]

(성명17의) 악성(조화롭지 않은 소리)은 폐장에 거스른다. 악색(조화롭지
않은 색)은 비장에 거스른다. 악취(조화롭지 않은 냄새)는 간장에 거스른
다. 악미(조화롭지 않은 맛)는 신장에 거스른다.

* 성명16과 성명18은 순편(順便)과 역행(逆行)으로 상반되어 대구가 되
  며, 각각 호선(好善)과 오악(惡惡)의 이유로 제시되었다.

* 나쁜 또는 싫은 소리/색/냄새/맛은 네 기관이 느끼기에 불편하고 거스르기 때문이다.

성명19

頷有驕心 臆有矜心 臍有伐心 腹有夸心
함 유 교 심 억 유 긍 심 제 유 벌 심 복 유 과 심

[직역]

함(頷)은 교심(驕心)을 지니고, 억(臆)은 긍심(矜心)을 지니며, 제(臍)는 벌심(伐心)을 지니고 복(腹)은 과심(夸心)을 지닌다.

– 교(驕), 긍(矜), 벌(伐), 과(夸)는 모두 동일한 의미로서 성숙하지 못한 행동 또는 마음가짐을 의미한다. 성명8에서, '籌策不可驕也 經綸不可 矜也 行檢不可伐也 度量不可夸也(주책불가교야 경륜불가긍야 행검 불가벌야 도량불가과야)'라고 제시되어 있으며, 이는 '주책은 교만해서 는 안 되고, 경륜은 자랑해서는 안 되며, 행검은 내세워서도 안 되고, 도량은 과시해서도 안 된다'고 번역되었다.

[통역]

(성명7에 이어서,) 함(턱)에는 교심(능력 있음에 교만함)이 들어 있고, 억 (가슴)에는 긍심(자신감에 드러내 자랑함)이 들어 있고, 제(배꼽)에는 벌 심(공적을 뽐내며 자랑함)이 들어 있고, 복(아랫배)에는 과심(과장하여 돋보이려 함)이 들어 있다.

* 성명19~22에서 함억제복(頷臆臍腹: 四知)과 두견요둔(頭肩腰臀: 四行)에 대한 추가적인 설명이 제시되었다. 성명7~10을 참고한다.

* 함억제복(頷臆臍腹)의 네 부분에 마음(知)이 배정되어 있다. 앞에서 성숙(成熟)한 사람의 마음(知)인 주책(籌策), 경륜(經綸), 행검(行檢), 도량(度量)에 대해서 설명하였다면, 여기에서는 성숙하지 못한 인성(人性)을 지녔을 때 어떠한지를 설명한다.

성명20

驕心驕意也 矜心矜慮也 伐心伐操也 夸心夸志也
교 심 교 의 야 긍 심 긍 려 야 벌 심 벌 조 야 과 심 과 지 야

[직역]

교심(驕心)은 생각을 교만하게 하고, 긍심(矜心)은 사려(思慮)를 자랑하며, 벌심(伐心)은 거조(據操)를 내세우고, 과심(夸心)은 뜻을 과시한다.

- 意(의): 내 자신의 의지 또는 장기적으로 추구하고 지향하는 생각.
- 慮(려): 이리저리 생각해보고, 헤아려보고, 근심하여 도모하는 것을 찾아냄.
- 操(조): 굳게 다잡은 마음이나 잘 정리된 감정과 행동.
- 志(지): 나의 본마음, 잘 정리되고 요약된 개인적인 감정과 생각, 지향점을 의미한다.

[통역]

(성명8과 성명19에 이어서,) 교심(능력 있음에 교만한)은 교의(일을 완성히는 추진력인 주책을 믿고 교만하려는 생각을 함)이며, 긍심(자신감에 드러내 자랑함)은 긍려(현장과 과제에서의 능력인 경륜에 자신감을 갖고 자랑할 기회를 찾음)이며, 벌심(공적을 뽐내며 자랑함)은 벌조(절도

있는 몸가짐과 행동인 행검을 내세우며 자랑하려는 꾸준함)이며, 과심 (과장하여 돋보이려 함)은 과지(구체적인 사안을 상세히 파악하는 도량을 과장하여 돋보이려는 속마음)이다.

성명21

頭有擅心 肩有侈心 腰有懶心 臀有慾心
두 유 천 심 견 유 치 심 요 유 라 심 둔 유 욕 심

[직역]

두(頭)는 천심(擅心)을 지니고, 견(肩)은 치심(侈心)을 지니며, 요(腰)는
나심(懶心)을 지니고, 둔(臀)은 욕심(慾心)을 지닌다.

— 擅(천): 멋대로 하다. 마음대로 하다. 천행(擅行: 혼자 판단해서 결정
  하고 행동함), 자천(恣擅: 방자하게 자기 마음대로 행동하는 것).

[통역]

(성명9에 이어서,) 두(머리)에는 천심(남의 것을 맘대로 하려는 마음)이
있고, 견(어깨)에는 치심(남의 것을 빌어 뽐내려는 마음)이 있고, 요(허리)
에는 나심(재주만 믿고 나태하려는 마음)이 있고, 둔(궁둥이)에는 욕심
(몰래 뺏어오려는 탐내는 마음)이 있다.

* 해석에 있어 앞의 성명10을 참고한다.
* 두견요둔(頭肩腰臀)의 네 부분에 행동(行)이 배정되어 있다. 앞에서
  성숙한 사람의 행동(行)인 식견(識見), 위의(威儀), 재간(材幹), 방략(方

略)에 대해서 설명하였다면, 성명21에서 성숙하지 못한 인성을 지녔을 때 어떠한지를 설명한다.

성명22

擅心奪利也 侈心自尊也 懶心自卑也 慾心竊物也
천 심 탈 리 야 치 심 자 존 야 나 심 자 비 야 욕 심 절 물 야

[직역]

천심(擅心)은 이익을 약탈하고, 치심(侈心)은 자신을 높이며, 나심(懶心)
은 자신을 낮추고, 욕심(慾心)은 사물을 훔친다.

– 自尊(자존): (실제로는 부족하고 낮은 신분이지만) 애써서 자신을 드
 러내고 높은 사람인 것처럼 과장해보이려는 행동.
– 自卑(자비): 스스로 품위가 낮고 저속한 행동을 한다. (자신의 행동이
 높고 훌륭하다는 생각에) 행동이나 성질이 너절하고, 더럽고, 비루한
 사람의 행동을 한다.

[통역]

(성명10, 성명21의) 천심(맘대로 하려는 독단적 마음)은 탈리(현상과 변
화에 대한 지혜인 식견을 악용해서 이로움을 빼앗아 옴)이고, 치심(크게
떠벌려 뽐내는 마음)은 자존(능력이 드러나는 위엄인 위의가 지나쳐서
스스로를 치켜세움)이고, 나심(나태하게 되는 마음)은 자비(인간관계(예
절)에서의 재능과 수완인 재간을 자만하여 저속하고 품위 없게 행동함)

이고, 욕심(사물을 탐내는 마음)은 절물(상세한 방법과 계략인 방략을 악용해서 물건을 몰래 빼앗는 행동)이다.

* 성숙하지 못한 사람이 이익을 농단하고 남의 것을 빼앗는 경우를 설명하고 있다.

* 성명19에서 성명22의 내용을 그림으로 설명하면 아래와 같다.

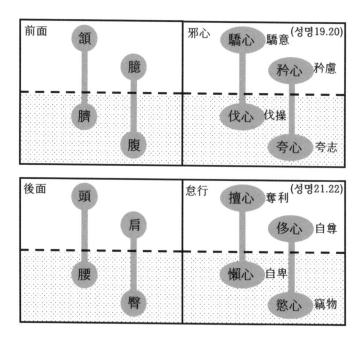

※ 성명론(性命論)의 기본 구조는 다음과 같이 정리될 수 있다.

세상의 이치		4차원	3차원	2차원	1차원
천기(天機)		천시(天時)	세회(世會)	인륜(人倫)	지방(地方)
		이(耳)	목(目)	비(鼻)	구(口)
인사(人事)		사무(事務)	교우(交遇)	당여(黨與)	거처(居處)
		폐(肺)	비(脾)	간(肝)	신(腎)
몸에서의 발현		상초(上焦)	중상초(中上焦)	중하초(中下焦)	하초(下焦)
지(知: 性)		주책(籌策)	경륜(經綸)	행검(行檢)	도량(度量)
		함(頷)	억(臆)	제(臍)	복(腹)
행(行: 命)		식견(識見)	위의(威儀)	재간(材幹)	방략(方略)
		두(頭)	견(肩)	요(腰)	둔(臀)

※ 성명론에서 제시한 사심신물(事心身物)의 기본 구조를 사상인(四象
人)에게 구체적으로 적용하면 다음의 표와 같다.

	태양인(太陽人) (仁强禮弱)	소양인(少陽人) (義强智弱)	태음인(太陰人) (禮强仁弱)	소음인(少陰人) (智强義弱)
사단(四端)의 본질 (天機)	천시(天時)	세회(世會)	인륜(人倫)	지방(地方)
구체화된 사단 (四端) (人事)	교우(交遇)	사무(事務)	거처(居處)	당여(黨與)
성숙한 인격 (邪心/責心)	벌심(伐心: 伐操)/행검(行檢)	과심(夸心: 夸志)/도량(度量)	교심(驕心: 驕意)/주책(籌策)	긍심(矜心: 矜慮)/경륜(經綸)
실천적 행동 (怠行/責氣)	욕심(慾心: 竊物)/방략(方略)	나심(懶心: 自卑)/재간(材幹)	치심(侈心: 自尊)/위의(威儀)	탈심(奪心: 奪利)/식견(識見)

- 성명론에 제시된 내용들과 사단론 및 확충론의 원칙들을 함께 활용하여 사상인별 미성숙한 인격과 나태한 행동 또는 성숙한 인격과 실천적 행동에 적용하자면 아래의 설명과 같다.

- 태양인은 천시(天時)를 본성으로 인강예약(仁强禮弱)의 특성을 지니고 있기 때문에, 사회적 모습에서 자잘한 예절을 따지기보다는 큰 이상과 시류에 따른 생소한 사람들과의 교우(交遇)에 강점을 보이게 된다.
- 태양인이 (부족한 마음공부로) 성숙한 사람이 되지 못할 경우에는 자신의 공적을 뽐내고 자랑하는 벌심(伐心)을 갖게 되니, 스스로의 절도 있는 몸가짐과 행동을 잘 관리하는 행검(行檢)의 마음을 길러야 한다. 태양인이 (미성숙한 마음에) 실천적이지 못한 경우에는 세상사를 탐내어 상황을 불문하고 강제로 취하려는 행동을 하는 욕심(慾心)을 갖게 되니, 상세한 방법과 계략을 갖춤과 동시에 절도에 맞게 실천할 방략(方略)을 갖추도록 노력해야 한다.

- 소양인은 세회(世會)를 본성으로 의강지약(義强智弱)의 특성을 지니고 있기 때문에, 사회적 모습에서 사적(私的)인 것보다는 사회생활에서의 공정함(의로움)을 중심으로 처리하는 사무(事務)에 강점을 보이게 된다.
- 소양인이 (부족한 마음공부로) 성숙한 사람이 되지 못할 경우에는 작

은 것도 과장하여 돋보이고자 하는 과심(夸心)을 갖게 되니, 구체적인 사안들과 나의 능력을 상세히 파악하는 도량(度量)의 마음을 길러야 한다. 소양인이 (미성숙한 마음에) 실천적이지 못한 경우에는 타성에 젖어 자만하고 나태하여 저속한 행동을 하는 나심(懶心)을 갖게 되니, 지금 이곳의 상황에 필요한 구체적인 재능과 수완을 갖춘 재간(材幹)을 갖추도록 노력해야 한다.

- 태음인은 인륜(人倫)을 본성으로 예강인약(禮强仁弱)의 특성을 지니고 있기 때문에, 사회적 모습에서 큰 이상이나 시류보다는 내가 위치한 시간/장소/직위/상황에 따른 인간관계를 중시하는 거처(居處)에 강점을 보이게 된다.

- 태음인이 (부족한 마음공부로) 성숙한 사람이 되지 못할 경우에는 능력 있음에 잘난 체하려는 교심(驕心)을 갖게 되니, 세상의 일들을 완성해나가는 능력인 주책(籌策)의 마음을 길러야 한다. 태음인이 (미성숙한 마음에) 실천적이지 못한 경우에는 격식만 지나치게 치켜세워 떠벌리는 행동을 하는 치심(侈心)을 갖게 되니, 자신의 훌륭함이 시간에 따라 일처리에서 자연스레 드러나게 되는 위의(威儀)를 갖추도록 노력해야 한다.

- 소음인은 지방(地方)을 본성으로 지강의약(智强義弱)의 특성을 지니

기 때문에, 사회적 모습에서 공정한 사회관계와 일처리보다 지금/이곳에 함께하는 내 사람을 중시하는 당여(黨與)에 강점을 보이게 된다.

- 소음인이 (부족한 마음공부로) 성숙한 사람이 되지 못할 경우에는 작은 지식을 드러내어 자랑하는 긍심(矜心)을 갖게 되니, 현장과 과제에서의 경험과 능력인 경륜(經綸)의 마음을 길러야 한다. 소음인이 (미성숙한 마음에) 실천적이지 못한 경우에는 지금 이곳에서의 근시안적 이로움을 가져오려 행동하는 탈심(奪心)을 갖게 되니, 현재의 현상과 미래의 변화에 대해 폭넓고 지혜로운 행동인 식견(識見)을 갖추도록 노력해야 한다.

성명23

人之耳目鼻口 好善無雙也 人之肺脾肝腎 惡惡無雙也
인 지 이 목 비 구 호 선 무 쌍 야　인 지 폐 비 간 신　오 악 무 쌍 야
人之頷臆臍腹 邪心無雙也 人之頭肩腰臀 怠心無雙也
인 지 함 억 제 복 사 심 무 쌍 야　인 지 두 견 요 둔　태 심 무 쌍 야

[직역]

사람의 이(耳)·목(目)·비(鼻)·구(口)는 선을 좋아함이 짝할 바가 없다.

사람의 폐(肺)·비(脾)·간(肝)·신(腎)은 악을 미워함이 짝할 바가 없다.

사람의 함(頷)·억(臆)·제(臍)·복(腹)은 마음을 기울게 가짐이 짝할 바

가 없다. 사람의 두(頭)·견(肩)·요(腰)·둔(臀)은 마음을 태만하게 가짐

이 짝할 바가 없다.

- 邪心(사심): 바르지 않고 사악한 마음. 천성에 어그러진 마음. 노력하

　지 않아 성숙하지 않은 마음.

- 怠心(태심): 나태한 마음. 게으르거나 게을리하는 마음.

- 無雙(무쌍): 짝할 상대가 없다, 무적(無敵: 맞설 사람이 없다)이라는

　의미.

[통역]

(성명15, 얼굴의 네 기관인) 이목비구는 호선(천시가 잘 발현된 훌륭한 것을 좋아하는 능력)이 매우 뛰어나며, (성명17, 몸속의 네 기관인) 폐비간신은 오악(지행이 잘못된 조화롭지 않은 것을 싫어하는 능력)이 매우 뛰어나다. (성명19, 앞쪽 네 부분인) 함억제복은 사심(성숙하지 않은 마음을 가짐)이 매우 쉬우며, (성명21, 뒤쪽 네 부분인) 두견요둔은 태심(게으른 행동을 하려는 마음을 가짐)이 매우 쉽다.

* 성명23에서 성명15~22까지의 내용을 요약한다.

* 호선(好善)과 오악(惡惡)을 단순히 윤리의 문제인 것으로 해석하기보다 생리심리학적 측면에서 이해할 필요가 있다.『동의수세보원』의 '좋고 착하고 바람직한 것(善)'과 '나쁘고 바람직하지 않은 것(惡)'을 생리심리학적 전통 위에서 살펴본다면,『내경(內經)』「조경론(調經論)」에 기술되어 있는 음양(陰陽)으로서의 '희로(喜怒: 좋아서 기뻐함과 나쁘기에 화를 냄)'와 칼 구스타프 융(Carl Gustav Jung)의 '만족(pleasure)'과 '고통(pain)', 또는 '긍정적(positive)' 및 '부정적(negative)' 정서(affect)로 재해석될 수 있다.

성명24

堯舜之行仁 在於五千年前 而至于今天下之稱善者 皆曰堯舜
요순지행인 재어오천년전 이지우금천하지칭선자 개왈요순
則人之好善 果無雙也
즉인지호선 과무쌍야

桀紂之行暴 在於四千年前 而至于今天下之稱惡者 皆曰桀紂
걸주지행포 재어사천년전 이지우금천하지칭악자 개왈걸주
則人之惡惡 果無雙也
즉인지오악 과무쌍야

以孔子之聖三千之徒受敎 而惟顏子三月不違仁 其餘日月至焉, 而
이공자지성삼천지도수교 이유안자삼월불위인 기여일월지언 이
心悅誠服者只有七十二人 則人之邪心 果無雙也
심열성복자지유칠십이인 즉인지사심 과무쌍야

以文王之德百年而後崩 未洽於天下 武王周公繼之 然後大行 而管
이문왕지덕백년이후붕 미흡어천하 무왕주공계지 연후대행 이관
叔蔡叔猶以至親作亂 則人之怠行 果無雙也
숙채숙유이지친작란 즉인지태행 과무쌍야

[직역]

요(堯) · 순(舜)이 인정(仁政)을 행한 것은 5천 년 전이지만, 지금까지도
천하에서 선(善)을 일컫는 이들은 모두 '요 · 순'을 거론하니, 사람이 선
을 좋아하는 것으로 과연 대직할 바가 없다.

걸(桀) · 주(紂)가 폭정을 행한 것은 4천 년 전이지만, 지금까지도 천하에
서 악(惡)을 일컫는 이들은 모두 '걸 · 주'를 거론하니, 사람이 악을 미워

하는 것으로 과연 대적할 바가 없다.

공자(孔子)와 같은 성인으로서 3천의 무리가 가르침을 받았으되, 오직 안연(顏淵)만이 3개월간 인(仁)을 어기지 않았고, 나머지 제자들은 날로 달로 어기었으며, 마음으로 기뻐하고 진심으로 복종한 이는 고작 72명일 뿐이었다. 그러니 사람이 마음을 사악하게 가지는 것으로 과연 대적할 바가 없다.

문왕(文王)과 같은 덕성으로 100년 지나 붕어하여도 천하를 채 무젖게 하지 못하였고, 무왕(武王)과 주공(周公)이 그 뒤를 잇고 난 뒤에야 크게 행해졌으며, 관숙(管叔)과 채숙(蔡叔)은 오히려 지친(至親)의 신분으로 난을 일으켰다. 그러니 사람이 행실을 태만하게 가지는 것으로 과연 대적할 바가 없다.

- 堯舜(요순): 고대 중국의 요 임금과 순 임금을 통칭. 유학에서의 모범이 되는 태평한 시대의 현명한 임금을 비유적으로 지칭하는 말.
- 桀紂(걸주): 중국 하나라의 임금인 걸(桀)과 은나라의 임금인 주(紂)로서, 천하의 폭군을 비유적으로 지칭하는 말.
- 孔子(공자): 중국 춘추 시대의 사상가(B.C.551~B.C.479). 노나라 사람으로 여러 나라를 두루 돌아다니면서 인(仁)을 윤리와 정치의 이상으로 하는 도덕주의와 덕치 정치를 강조하였다. 『시경』과 『서경』 등의 중국 고전을 정리하였으며, 제자들이 엮은 『논어』에 사상과 행적이 잘

드러난다.

- 文王(문왕): 중국 주(周)나라 무왕의 아버지로, 이상적인 성인 군주의 전형. 은나라 말기(기원전 12세기 경) 능력 있는 유학자들을 모아 국정을 바로잡고 융적(戎狄)을 토벌하여 아들 무왕이 주나라를 세울 수 있도록 기반을 닦았다.
- 武王(무왕): 중국 주나라의 제1대 왕으로, 이상적인 성인 군주 및 현군(賢君)의 전형. 은 왕조를 무너뜨리고 주 왕조를 창건하였으며, 중국의 봉건 제도를 만들었다.
- 周公(주공): 중국 주나라 문왕의 아들. 형인 무왕을 도와 은나라를 멸망시키고, 주나라의 기초를 튼튼히 하였다. 예악제도(禮樂制度)를 정비하였으며,『주례(周禮)』를 집필한 것으로 알려져 있다.
- 管叔(관숙): 중국 주나라 문왕의 셋째 아들로, 무왕이 죽은 뒤 채숙(蔡叔) 등과 함께 삼감의 난(三監의 亂)을 일으켰으나, 주공에 의해 진압되었다.『맹자』「공손추(公孫丑) 상」(제1장)에 "以文王之德百年而後崩 未洽於天下 武王周公繼之 然後大行(이문왕지덕백년이후붕 미치어 천하 무왕주공계지 연후대행)"이라고 했다.

[통역]

(성명23의 예로서,) 요·순 임금의 어진 정치가 5천 년 전의 일임에도 불구하고 오늘까지도 세상 사람들이 선한 사람을 '요·순'이라고 말하

니, 이는 사람들의 호선(착한/천시가 잘 발현됨을 좋아함)에 가장 전형적인 예이다.

걸·주의 폭행이 4천 년 전의 일임에도 불구하고 오늘까지도 세상 사람들이 나쁜 사람을 '걸·주'라고 말하니, 이는 사람들의 오악(나쁜/지행이 잘못된 것을 싫어함)에 가장 전형적인 예이다.

공자와 같은 성인에게 3천 명의 제자가 가르침을 받았으나, 오직 안자만이 3달 동안 인(어짊)에서 벗어나지 않았을 뿐 나머지는 겨우 며칠이나 몇 달을 넘기지 못했으며, 진심으로 기쁘게 따랐던 사람은 72명에 지나지 못했을 뿐이다. 이는 사람의 사심(성숙하지 않은 마음을 가짐)에 가장 전형적인 예이다.

문왕이 100년 동안이나 덕으로 다스리고 죽었음에도 세상에 펼쳐지기에는 부족했었고, 무왕과 주공이 이를 계승한 다음에야 (덕이) 크게 펼쳐졌으며, 관숙과 채숙은 가까운 친척임에도 불구하고 반란을 일으켰다. 이는 사람의 태행(게으른 행동을 하려 함)에 가장 전형적인 예이다.

* 성명24에서는 성명14와 성명23의 구체적인 예를 고사(古事)를 인용하여 설명하였으며, 성명25~29에서 그 의미를 상세하게 해설한다.

성명25

耳目鼻口 人皆可以爲堯舜 頷臆臍腹 人皆自不爲堯舜
이 목 비 구 인 개 가 이 위 요 순 함 억 제 복 인 개 자 불 위 요 순

肺脾肝腎 人皆可以爲堯舜 頭肩腰臀 人皆自不爲堯舜
폐 비 간 신 인 개 가 이 위 요 순 두 견 요 둔 인 개 자 불 위 요 순

[직역]

이(耳) · 목(目) · 비(鼻) · 구(口)를, 사람들은 모두 요 · 순이 될 수 있지만, 함(頷) · 억(臆) · 제(臍) · 복(腹)은, 사람들이 모두 그대로 요 · 순이 되지는 못한다. 폐(肺) · 비(脾) · 간(肝) · 신(腎)은, 사람들이 모두 요 · 순이 될 수 있지만, 두(頭) · 견(肩) · 요(腰) · 둔(臀)은 사람들이 모두 그대로 요 · 순이 되지는 못한다.

[통역]

(천기를 받아들이는) 이목비구에 있어서 모든 사람들이 요 · 순(가장 성숙한 사람)과 같을 수는 있지만, (천기와 인사를 이해하는) 함억제복에 있어서는 모든 사람들이 요 · 순(가장 성숙한 사람)이 되지는 못한다. (천기를 간직하는) 폐비간신에 있어서 모든 사람들이 요 · 순(가장 성숙한 사람)과 같을 수는 있지만, (천기와 인사의 실제적 행동인) 두견요둔에 있어서는 모든 사람이 요 · 순(가장 성숙한 사람)이 되지는 못한다.

* 성명25에서 성명24의 내용을 설명한다.

* 천기(天機)를 받아들이는 이목비구(耳目鼻口)와 신체 앞부분인 함억제복(頷臆臍腹)을 연결시켰으며, 인사(人事)를 지니는 폐비간신(肺脾肝腎)과 신체의 뒷부분인 두견요둔(頭肩腰臀)을 연결시켰다. 해석에 성명11을 참고한다.

* 천기(天機)를 받아들이는 얼굴의 기관인 이목비구(耳目鼻口)나 사람의 몸으로 체화(體化)된 폐비간신(肺脾肝腎)은 모두 순수할 수 있겠지만, 사람의 생각(마음)이나 행동들은 모두 성숙해지도록 스스로 노력해야 한다.

성명26

人之耳目鼻口 好善之心 以衆人耳目鼻口論之
인 지 이 목 비 구 호 선 지 심 이 중 인 이 목 비 구 론 지
而堯舜未爲加一鞭也
이 요 순 미 위 가 일 편 야

人之肺脾肝腎 惡惡之心 以堯舜肺脾肝腎論之
인 지 폐 비 간 신 오 악 지 심 이 요 순 폐 비 간 신 논 지
而衆人未爲少一鞭也
이 중 인 미 위 소 일 편 야

人皆可以爲堯舜者 以此
인 개 가 이 위 요 순 자 이 차

人之頷臆臍腹之中 誣世之心 每每隱伏也 存其心養其性
인 지 함 억 제 복 지 중 무 세 지 심 매 매 은 복 야 존 기 심 양 기 성
然後人皆可以爲堯舜之知也
연 후 인 개 가 이 위 요 순 지 지 야

人之頭肩腰臀之下 罔民之心 種種暗藏也 修其身立其命
인 지 두 견 요 둔 지 하 망 민 지 심 종 종 암 장 야 수 기 신 입 기 명
然後人皆可以爲堯舜之行也
연 후 인 개 가 이 위 요 순 지 행 야

人皆自不爲堯舜者 以此
인 개 자 불 위 요 순 자 이 차

[직역]

사람의 이(耳)·목(目)·비(鼻)·구(口)가 선을 좋아하는 마음은, 뭇사람

들의 이·목·비·구로 논하자면 요·순이 아직은 채찍 하나 더한 것도 아니다. 사람의 폐(肺)·비(脾)·간(肝)·신(腎)이 악을 미워하는 마음은, 요·순의 폐·비·간·신으로 논하자면 뭇사람들이 아직은 채찍 하나 덜한 것도 아니다. 사람이 모두 요·순이 될 수 있다는 것은 이 때문이다. 사람의 함(頷)·억(臆)·제(臍)·복(腹) 안에는 세상을 속이는 마음이 매양 은밀하게 숨어 있다. 그 마음을 보존하고 그 성(性)을 기른 뒤에야 사람은 모두 요·순의 지(知)를 실행할 수 있다. 사람의 두(頭)·견(肩)·요(腰)·둔(臀) 아래에는 백성을 속이는 마음이 갖가지 남몰래 내장되어 있다. 그 몸을 닦고 그 명(命)을 세운 뒤에야 사람은 모두 요·순의 행(行)을 실행할 수 있다. 사람이 모두 그대로 요·순이 되지 못한다는 것은 이 때문이다.

– 誣世(무세): 세상을 속이는.
– 罔民(망민): 백성을 속이는.

[통역]

(성명24~25에 이어서,) 사람들의 (천기를 받아들이는) 이목비구는 호선(착한/천시가 잘 발현된 것을 좋아함)의 마음이니, 보통 사람들의 이목비구로 말하면 요·순(의 이목비구)에 채찍 하나만큼 더한 것도 아니다. 사람들의 (천기의 발현을 맡은) 폐비간신은 오악(나쁜/지행이 잘못된 것

을 싫어함)의 마음이니, 요·순의 폐비간신으로 말하면 보통 사람들(의 폐비간신)에서 채찍 하나만큼 덜한 것도 아니다. 사람들이 모두 요·순과 같을 수 있다는 것은 이것 때문이다.

사람들의 (앞쪽 네 부분인) 함억제복 안에는 세상을 속이는 은밀한 마음이 잠복해 있다. 존기심양기성(본성을 잘 살펴서 성숙한 인격을 갖춤) 한 다음에야 사람들이 모두 요·순의 지(천기와 인사를 이해함)가 될 수 있다.

사람들의 (뒤쪽 네 부분인) 두견요둔 밑에는 사람들을 속이는 여러 가지 마음이 숨겨져 있다. 수기신입기명(행동을 바르게 하고 본성을 찾는 것) 한 다음에야 사람들이 모두 요·순의 행(천기와 인사의 실제적인 행동)이 될 수 있다. 사람들이 모두 (지금 상태) 그대로 요·순과 같을 수 없다는 것은 이것 때문이다.

* 성명26에서 요·순(堯舜)과 중인(衆人)을 비교하여 성숙한 사람과 성숙하지 못한 사람의 특징을 설명한다.

* 성명30에서 '존기심양기성(存其心養其性)'을 위한 구체적인 노력 방법(慧覺)을 설명하며, 확충16에서 노력이 부족한 사상인의 특성을 구체적으로 세시힌다. 성명31에서 '수기신입기명(修其身立其命)'을 위한 구체적인 노력 방법(資業)을 설명하며, 확충17에서 노력이 부족한 사상인의 특성을 구체적으로 제시한다.

* 『동의수세보원』의 핵심을 엿볼 수 있는 이제마의 인성론이 제시되었다.

- '존기심양기성(存其心養其性)', '수기신입기명(修其身立其命)'은 자신의 본성(心性)을 바르게 이해하고 적절하게 발현할 수 있도록 하며, 자신의 성숙한 인성으로 행동에서 본성이 옳게 드러남(身命)을 의미한다.

- 이는 로버트 클로닌저(Robert Cloninger)의 생물심리학적 인성론이 강조하는 자신의 기질(temperament)에 대한 올바른 이해와 함께 기질을 잘 활용하기 위한 인성 증진(character development)으로 재해석할 수 있다.

* 『맹자』 「진심장(盡心章) 상」(제1장)에 "孟子曰 盡其心者 知其性者 知其性 則知天矣 存其心 養其性 所以事天也 殀壽不貳 修身以俟之 所以立命也(맹자왈 진기심자 지기성자 지기성 즉지천의 존기심 양기성 소이사천야 요수불이 수신이사지 소이입명야. 맹자가 말했다. "자신의 마음을 다하면 자신의 성을 안다. 자신의 성을 알면 하늘을 알게 되는 것이다. 자신의 마음을 살피고 자신의 성을 기르는 것이 하늘을 섬기는 방법이다. 요절하거나 수를 누리는 것은 둘이 아니니 자신의 덕을 닦아서 천명을 기다리는 것이 천명을 세우는 방법이다.")"라고 했다.

성명27

耳目鼻口之情 行路之人 大同於協義 故好善也 好善之實
이 목 비 구 지 정 행 로 지 인 대 동 어 협 의 고 호 선 야 호 선 지 실
極公也 極公 則亦極無私也
극 공 야 극 공 즉 역 극 무 사 야

肺脾肝腎之情 同室之人 各立於擅利 故惡惡也 惡惡之實
폐 비 간 신 지 정 동 실 지 인 각 립 어 천 리 고 오 악 야 오 악 진 실
極無私也 極無私 則亦極公也
극 무 사 야 극 무 사 즉 역 극 공 야

頷臆臍腹之中 自有不息之知 如切如磋
함 억 제 복 지 중 자 유 불 식 지 지 여 절 여 차
而驕矜伐夸之私心卒然敗之 則自棄其知 而不能博通也
이 교 긍 벌 과 지 사 심 졸 연 패 지 즉 자 기 기 지 이 불 능 박 통 야

頭肩腰臀之下 自有不息之行 赫兮喧兮
두 견 요 둔 지 하 자 유 불 식 지 행 혁 혜 훤 혜
而奪侈懶竊之慾心卒然陷之 則自棄其行 而不能正行也
이 탈 치 라 절 지 욕 심 졸 연 함 지 즉 자 기 기 행 이 불 능 정 행 야

[직역]

이(耳) · 목(目) · 비(鼻) · 구(口)의 정(情)은 길을 가는 사람이 의리에 협
조하는 데에서 대동(大同)하는 것이다. 그러므로 선을 좋아한다. 선을
좋아하는 실질은 참으로 공정하다. 참으로 공정하니 또한 참으로 사사
로움이 없다.

폐(肺) · 비(脾) · 간(肝) · 신(腎)의 정은 같은 집안의 사람이 이익을 부리

는 데에서 각립(各立)하는 것이다. 그러므로 악을 미워한다. 악을 미워하는 실질은 참으로 사사로움이 없다. 참으로 사사로움이 없으니 또한 참으로 공정하다.

함(頷)·억(臆)·제(臍)·복(腹)의 안에는 본래 쉬지 않는 지(知)가 있어 자른 듯 간 듯하다. 그러나 교만하고 자랑하며 내세우고 과시하는 사심(邪心)이 갑자기 그를 무너뜨리면, 스스로 그 지(知)를 버려서 박통(博通)할 수 없다.

두(頭)·견(肩)·요(腰)·둔(臀)의 아래에는 본래 쉬지 않는 행(行)이 있어 훤한 듯 의젓한 듯하다. 그러나 약탈하고 사치하며 나태하고 훔치는 욕심(慾心)이 갑자기 그를 빠뜨리면, 스스로 그 행(行)을 버려서 정행(正行)할 수 없다.

- 協義(협의): 옳은 것을 위해 서로 돕는다. 바른 것을 따른다.
- 擅利(천리): 이익을 멋대로 차지하다. 이익을 자기 마음대로 사용하다.

[통역]

(천기를 받아들이는) 이목비구의 실제 예시는 길거리의 사람들도 협의(공적인 정의를 따름)에는 대동(동일한 생각으로 같이 행동함)하는 것이니, 이것이 호선(착한/천시가 잘 발현된 것을 좋아함)이다. 호선(착한 것

을 좋아함)의 참뜻은 매우 공정하다는 것이다. 매우 공정하다는 것은 또한 사심이 없다는 것이다.

(천기의 발현을 맡은) 폐비간신의 실제 예시는 한 집안 사람들도 천리(개인적으로 이익을 챙김)에는 각립(개개인이 다르게 행동함)하는 것이니, 이것이 오악(나쁜/지행이 잘못된 것을 싫어함)이다. 오악(나쁜 것을 싫어함)의 참뜻은 매우 사심이 없다는 것이다. 매우 사심이 없다는 것은 또한 매우 공정하다는 것이다.

(앞쪽 네 부분인) 함억제복 안에는 끊임없이 노력하는 지(성숙한 앎과 마음가짐)가 있으나, 교긍벌과(능력 있음에 교만함, 자신감에 드러내 자랑함, 공적을 뽐내며 자랑함, 과장하여 돋보이려 함)와 같은 사심에 굴복하여 그 지(성숙한 마음)를 버리고 박통(동일하게 주어졌기에 누구나 사용할 수 있음)하지 못하게 된다.

(뒤쪽 네 부분인) 두견요둔 밑에는 끊임없이 노력하는 행(훌륭한 행동)이 있으나, 탈치나절(남의 것을 강제로 빼앗음, 남의 것을 빌어서 뽐냄, 재주만 믿고 게으름, 몰래하는 도둑질)과 같은 욕심(사물을 탐내는 마음)에 빠져 그 행(훌륭한 행동)을 버리고 정행(올바른 행동)을 못 하게 된다.

*『대학』(진(傳) 3장)에, "詩云 瞻彼淇澳 菉竹猗猗 有斐君子 如切如磋 如琢如磨 瑟兮僩兮 赫兮喧兮 有斐君子 終不可諠兮 如切如磋者 道學也 如琢如磨者 自修也 瑟兮僩兮者 恂慄也 赫兮喧兮者 威儀也 有

斐君子終不可諠兮者 道盛德至善 民之不能忘也(시운 첨피기욱 녹죽의의 유비군자 여절여차 여탁여마 슬혜한혜 혁혜훤혜 유비군자 종불가훤혜 여절여차자 도학야 여탁여마자 자수야 슬혜한혜자 순률야 혁혜훤혜자 위의야 유비군자종불가훤혜자 도성덕지선 민지불능망야. 『시경』에 이르기를, "저 기수의 물굽이 바라보니 푸른 대나무가 무성하네. 의젓하신 군자는 깎은 듯 다듬은 듯하며 쪼은 듯 갈아낸 듯하다. 훤하고도 뚜렷한 의젓하신 군자는 끝내 잊을 수 없어라."라고 했다. 깎은 듯 다듬은 듯하다는 것은 배움을 말하며, 쪼은 듯 갈아낸 듯하다는 것은 스스로 수양함을 말한다. 점잖고 위엄이 있다는 것은 엄하고 뚜렷함이다. 훤하고 뚜렷하다는 것은 위의가 있다는 것이고, 의젓한 군자를 끝내 잊을 수 없다는 것은 성덕의 지선함을 백성들이 잊을 수 없음을 말하는 것이다.)"라고 했다.

성명28

耳目鼻口 人皆知也 頷臆臍腹 人皆愚也
이 목 비 구 인 개 지 야 함 억 제 복 인 개 우 야

肺脾肝腎 人皆賢也 頭肩腰臀 人皆不肖也
폐 비 간 신 인 개 현 야 두 견 요 둔 인 개 불 초 야

[직역]

이(耳)·목(目)·비(鼻)·구(口)는 사람이 모두 지혜롭지만, 함(頷)·억
(臆)·제(臍)·복(腹)은 사람이 모두 우둔하다.

폐(肺)·비(脾)·간(肝)·신(腎)은 사람이 모두 현명하지만, 두(頭)·견
(肩)·요(腰)·둔(臀)은 사람이 모두 불초하다.

[통역]

(천기를 받아들이는) 이목비구는 모든 사람들이 지(지혜로움)하지만, (지
에 해당되는 몸의 앞쪽인) 함억제복은 모든 사람들이 우(어리석음)하다.
(천기가 체화된) 폐비간신은 모든 사람들이 현(슬기로움)하지만, (행에
해당되는 몸의 뒤쪽인) 두견요둔은 모든 사람들이 불초(못나고 능력 없
음)하다.

* 성명28~29에서 지(知), 현(賢), 우(愚), 불초(不肖)로 설명한다.

＊『중용(中庸)』(제4장)에, “子曰 道之不行也 我知之矣 知者過之 愚者 不及也 道之不明也 我知之矣 賢者過之 不肖者不及也(자왈 도지불 행야 아지지의 지자과지 우자불급야 도지불명야 아지지의 현자과지 불 초자불급야. 공자가 말하기를, “도가 행해지지 못하는 이유를 내가 알 았다. 지혜로운 자는 지나치고, 어리석은 자는 미치지 못하기 때문이 다. 도가 밝아지지 못하는 이유를 내가 알았다. 어진 자는 지나치고 어 질지 못한 자는 미치지 못하기 때문이다.”라고 했다.)”라고 했다.

성명29

人之耳目鼻口 天也 天知也
인 지 이 목 비 구　천 야　천 지 야

人之肺脾肝腎 人也 人賢也
인 지 폐 비 간 신　인 야　인 현 야

[我之頷臆臍腹] 我自爲心而未免愚也 我之免愚 在我也
　아 지 함 억 제 복　　아 자 위 심 이 미 면 우 야　아 지 면 우　재 아 야

我之頭肩腰臀 我自爲身 而未免不肖也 我之免不肖 在我也
아 지 두 견 요 둔　아 자 위 신　이 미 면 불 초 야　아 지 면 불 초　재 아 야

– 문맥으로 보아 원문에 '我之頷臆臍腹(아지함억제복)'이 누락된 것으로
　보인다. 원문을 보완하고, 해석과 해설에 괄호와 함께 추가하여 설명하
　였다.

[직역]

사람의 이(耳) · 목(目) · 비(鼻) · 구(口)는 하늘이요, 하늘의 지혜이다.

사람의 폐(肺) · 비(脾) · 간(肝) · 신(腎)은 사람이요, 사람의 현명함이다.

(나의 함頷 · 억臆 · 제臍 · 복腹은), 나 스스로 마음으로 삼은 것이로되

아직 우둔함을 벗어나지 못했다. 내가 우둔함을 벗어나는 것은 나에게

달려 있다.

나의 두(頭) · 견(肩) · 요(腰) · 둔(臀)은, 나 스스로 몸으로 삼은 것으로 되, 아직 불초함을 벗어나지 못했다. 내가 불초함을 벗어나는 것은 나에게 달려 있다.

[통역]

(천기를 받아들이는) 사람의 이목비구는 천(자연)이니, 천지(자연 또는 세상의 지혜)이다.

(천기의 발현을 맡은) 사람의 폐비간신은 인(사람의 사회생활)이니, 인현(사회생활에서의 슬기로움)이다.

[(몸 앞쪽인) 나의 함억제복은] 나 스스로 마음으로 삼은 것이지만 아직 우(어리석음)를 벗어나지 못했다. 내가 어리석음을 벗어나는 것은 나(의 노력 여부)에게 달려 있다. (몸 뒤쪽인) 나의 두견요둔은 나 스스로 몸으로 삼은 것이지만 아직 불초(못나고 능력 없음)를 벗어나지 못했다. 내가 못나고 능력 없음에서 벗어나는 것은 나(의 노력 여부)에게 달려 있다.

성명30

天生萬民 性以慧覺 萬民之生也 有慧覺則生 無慧覺則死
천 생 만 민 성 이 혜 각 만 민 지 생 야 유 혜 각 즉 생 무 혜 각 즉 사
慧覺者 德之所由生也
혜 각 자 덕 지 소 유 생 야

[직역]

하늘이 만민을 낳았으되, 혜각(慧覺)으로 성(性)하였다. 만민이 살아감에 혜각이 있으면 살고 혜각이 없으면 죽는다. 혜각은 덕(德)이 말미암아 나오는 곳이다.

- 性(성): 성품으로 갖다, 본성으로 가지다. 동사로 해석한다.
- 德(덕): 덕성으로 품다, 덕으로 체화하다. 『예기』 「악기(樂記)」에 "德者 得也(덕자 득야)"라고 했다. '덕(德)'은 몸으로 얻어서 마음으로 간직한 것이다.
- 성명30과 성명31에서의 성(性)과 명(命)에 대한 설명은 성명14에서 '博通者性也 獨行者命也(박통자성야 독행자명야)'라 언급한 내용을 참고한다. '박통(보편적으로 주어짐)은 성(개인이 선천적으로 타고난 능력이나 특성)이며, 독행(개개인의 노력에 따라 다름)은 명(현실에서 후천적으로 구체화됨)이다.'라고 설명하였다. 이에, 본문에서의 '성(性)'은 하늘이 백성에게 자신의 합리적 이법을 구현시킨 것으로 본성에 해당

1. 성명론(性命論) | **85**

된다. '명(命)'은 구체적으로 해야 하는 사업 또는 만들어지는 일을 말한다.

[통역]

하늘이 모든 사람들을 만들 때 혜각(스스로를 되돌아보는 총명한 지혜)을 성(타고난 본성과 능력)으로 주었는데, 세상 사람들이 살아가는 데 혜각이 있으면 살고 혜각이 없으면 죽으니, 혜각은 덕(훌륭한 사회생활)이 만들어지는 토대이다.

* 성명30~33에서 혜각(慧覺)과 자업(資業)에 대하여 제시한다.

성명31

天生萬民 命以資業 萬民之生也 有資業則生 無資業則死
천 생 만 민 명 이 자 업 만 민 지 생 야 유 자 업 즉 생 무 자 업 즉 사
資業者 道之所由生也
자 업 자 도 지 소 유 생 야

[직역]

하늘이 만민을 낳되 자업(資業)으로 명(命)하였다. 만민이 살아감에 자
업이 있으면 살고 자업이 없으면 죽는다. 자업은 도(道)가 말미암아 나
오는 곳이다.

─ 命(명): 명령을 내리다, 부여하다, 품부(稟賦)하다.

─ 道(도): 살아갈 길, 방법, 원리. 하늘이 부여한 자업(資業: 바탕, 산업,
생업)을 구현하는 것이 바로 도라는 것이다. 형이상학적인 도(즉, 天
道)와는 약간 거리가 있는 개념이다. 굳이 구분하자면, 인도(人道)에
해당한다고 볼 수 있다.

[통역]

(성명30에 이어서,) 하늘이 모든 사람을 만들 때 자업(스스로 노력하는
활동력)으로 명(현실에서 후천적으로 구체화됨)하게 하였는데, 세상 사

람들이 살아가는 데 자업이 있으면 살고 자업이 없으면 죽으니, 자업은

도(본성이 드러나는 이치)가 만들어지는 토대이다.

성명32

仁義禮智 忠孝友悌 諸般百善 皆出於慧覺
인 의 예 지 충 효 우 제 제 반 백 선 개 출 어 혜 각

士農工商 田宅邦國 諸般百用 皆出於資業
사 농 공 상 전 택 방 국 제 반 백 용 개 출 어 자 업

[직역]

인(仁)·의(義)·예(禮)·지(知), 충(忠)·효(孝)·우(友)·제(悌) 등 제반

모든 선(善)은 모두 혜각(慧覺)에서 나온다.

사(士)·농(農)·공(工)·상(商), 전(田)·택(宅)·방(邦)·국(國) 등 제반

모든 용(用)은 모두 자업(資業)에서 나온다.

[통역]

인의예지, 충효우제와 같은 모든 선(착함 또는 좋은 품성)은 모두 혜각

(스스로를 되돌아보는 총명한 지혜)에서 나온다.

사농공상, 전택방국과 같은 모든 용(쓰임 또는 사회 활동)은 모두 자업

(스스로 노력하는 활동력)에서 나온다.

성명33

慧覺 欲其兼人而有教[效]也
혜각 욕기겸인이유교 효 야

資業 欲其廉己而有功也
자업 욕기렴기이유공야

慧覺私小者 雖有其傑巧如曹操 而不可爲教[效]也
혜각사소자 수유기걸교여조조 이불가위교 효 야

資業橫濫者 雖有其雄猛如秦王 而不可爲功也
자업횡람자 수유기웅맹여진왕 이불가위공야

― 曹操(조조): 조조(曹操)로 수정되어야 한다. 조(曺)는 조(曹)와 동자로
서, 성씨로 사용할 때 한국은 조(曺), 중국은 조(曹)를 사용한다.

― 慧覺 欲其兼人而有教[效]也(혜각 욕기겸인이유교[효]야): '敎(가르칠
교)'는 '效(본받을 효)'의 오자(誤字)로 보이는데, 다음 구절의 '공(功)'과
짝을 이루는 글자로 보는 것이 문맥상 타당하기 때문이다. '공(功)'과
'효(效)'는 모두 공적, 공효, 효험, 증거의 뜻으로 같은 의미이다. 이에
중괄호[ ]와 함께 병기하였으며, 해석 및 해설에 사용하였다.

[직역]

혜각(慧覺)은 남과 아울러서 효험을 지니기를 원한다.

자업(資業)은 자기를 청렴하게 하여 공적을 지니기를 원한다.

혜각이 사사롭고 소소하면 설령 그 걸출하고 교묘하기가 조조와 같더라도 효험을 이룰 수 없다. 자업이 제멋대로 무람없으면 설령 그 웅걸차고 맹렬하기가 진시황과 같더라도 공적을 이룰 수 없다.

- 傑巧(걸교): 뛰어나고 훌륭한 재주와 책략.
- 曹操(조조): 曹操(조조). 중국 후한의 마지막 승상이었으며, 삼국시대의 무황제(武皇帝)를 말한다. 정치, 행정, 전쟁 모두에 있어서 탁월한 능력을 지닌 영웅호걸이지만, 유학자들을 단순한 수단 이상으로 대우하지 않았다.
- 橫濫(횡람): 비정상적이고 뒤엉킨 상태. 제멋대로 권력을 남발하거나 남용하다.
- 秦王(진왕): 진시황. 중국 최초의 황제로 도량형 통일 등 통일된 중국의 기틀을 만들었으나, 유학자들에게는 분서갱유 등의 사건을 통해 역사상 최대의 폭군으로 기록되었다.

[통역]

(성명32에 이어서,) 혜각(총명한 지혜)은 타인과 더불어 교[효](좋은 가르침 (또는 본받음))를 가지려 한다. 자업(노력하는 활동)은 자신을 청렴하게 하여 공(사회적인 업적)을 가지려 한다.

혜각(총명한 지혜)에 개인적이고 작은 욕심이 있으면, 비록 조조처럼 훌륭한 재주가 있더라도 교[효](좋은 가르침 (또는 본받음))가 될 수 없다. 자업(노력하는 활동)이 제멋대로 권력을 남용하면, 비록 진왕(진시황)처럼 뛰어나고 용감하더라도 공(뛰어난 업적)이 될 수는 없다.

성명34

好人之善 而我亦知善者 至性之德也
호 인 지 선 이 아 역 지 선 자 지 성 지 덕 야

惡人之惡 而我必不行惡者 正命之道也
악 인 지 악 이 아 필 불 행 악 자 정 명 지 도 야

知行積 則道德也
지 행 적 즉 도 덕 야

道德成 則仁聖也
도 덕 성 즉 인 성 야

道德非他 知行也
도 덕 비 타 지 행 야

性命非他 知行也
성 명 비 타 지 행 야

[직역]

남의 선을 좋아하여 나도 또한 지선(知善)하는 것은, 지성(至性)의 덕이다.

남의 악을 미워하여 내가 반드시 행악(行惡)하지 않는 것은, 정명(正命)의 도이다.

지(知)·행(行)이 쌓이면 도(道)·덕(德)이 된다. 도·덕이 이뤄지면 인

성 명 론 · 性 命 論

(仁)·성(聖)이 된다.

도·덕은 다름 아니라 지·행이요, 성(性)·명(命)은 다름 아니라 지·행이다.

- 道德(도덕): 자연의 도(道)와 인간의 덕(德)을 지칭하는 것이다.
- 仁聖(인성): 인덕(仁德)과 성명(聖明)으로, 어진 덕성, 마음과 밝은 지혜를 의미한다.

[통역]

다른 사람의 착함을 좋아하면서 동시에 나도 지선(착한 것을 알려고 함)하려는 것은 지성(가장 좋은 본성을 알려고 하는)의 덕(훌륭한 행동)이다. 다른 사람의 나쁨을 싫어하면서 동시에 나도 반드시 행악(나쁜 것을 실행)하지 않으려는 것은 정명(본성이 올바르게 구현됨)의 도(지킬 도리)이다.

지·행(아는 것과 실행하는 것)이 쌓이면 도·덕(자연의 이치와 인간의 행동)이 되며, 도·덕(자연의 이치와 인간의 행동)이 (현실에서) 이루어지면 인·성(어진 마음과 밝은 지혜)이 된다. 도·덕(자연의 이치와 인간의 행동)은 다른 것이 아니라 지·행(아는 것과 행동하는 것)이며, 성·명(본성 및 구현된 것)은 다른 것이 아니라 지·행(아는 것과 행동함)이다.

* 성명론(性命論)에서의 '성명(性命)'이 무엇인지를 '性命非他 知行也
(성명비타 지행야)'라고 한 번 더 설명(성명11과 성명14 참조)하는데, 실
행의 중요성을 강조한다. 천기(天機)와 인사(人事)라는 근본적인 본성
(本性)이나 사회의 법칙들이 내 몸에서도 잘 발휘되는 것, 그리고 자신
을 잘 알고 바르게 행동하는 것이 중요하다는 것을 요약하여 제시하였
다.

성명35

或曰 擧知而論性 可也 而擧行而論命 何義耶
혹 왈 거 지 이 론 성 가 야 이 거 행 이 론 명 하 의 야

曰 命者 命數也 善行 則命數自美也
왈 명 자 명 수 야 선 행 즉 명 수 자 미 야
惡行 則命數自惡也 不待卜筮而可知也
악 행 즉 명 수 자 악 야 부 대 복 서 이 가 지 야

詩云 永言配命 自求多福 卽此義也
시 운 영 언 배 명 자 구 다 복 즉 차 의 야

[직역]

혹자가 말했다.

"지(知)를 들고 성(性)을 논하는 것은 그럴 수 있다. 그러나 행(行)을 들고 명(命)을 논하는 것은 무슨 뜻인가?"

내가 말했다.

"명은 명수(命數)이다. 선을 행하면 명수는 절로 아름다워진다. 악을 행하면 명수는 절로 추악해진다. 이는 점을 치지 않더라도 알 수 있다. 『시경』에 '영원히 천명에 짝하여, 스스로 많은 복을 구하리라'라고 했는데 바로 이 뜻이다."

– 擧知而論性(거지이논성): '거론(擧論)'은 어떠한 사물이나 주제를 놓

고 그들의 이치를 이야기하는 것을 의미한다. '擧A而論B'는, A를 예로

들어서 B의 의미와 이치를 이야기한다는 것이다.

- 命數(명수): 정해진 수. 운명, 품급, 사주 등처럼 정해진 운수, 운명,

  몫 등을 의미한다.

- 自美(자미)와 自惡(자악): '자(自)'는 스스로, 자연히, 저절로를 의미한

  다. '미(美)'는 좋아진다로, '악(惡)'은 나빠진다로 해석한다.

- 詩(시): 『시경』 대아(大雅), 「문왕(文王)」을 말한다.

[통역]

(성명34에 대해서,) 어떤 사람이 이렇게 물었다. "지(스스로 안다는 것)를

들어서 성(타고난 본성)을 말하는 것은 가능한 것 같다. 그러나 행(성숙

하게 행동하는 것)을 들어서 명(본성이 구현됨)을 이야기하는 것은 (논리

적으로) 어떤 뜻인가?"

나는 이렇게 설명한다. "(여기에서의) 명은 명수(정해진 운명)이다. 선행

(좋은 행동)하면 명수(정해진 운명)가 저절로 좋아진다. 악행(나쁜 행동)

을 하면 명수(정해진 운명)가 저절로 나빠진다. (이는 운명이 어떻게 될

지) 점을 치지 않아도 알 수 있는 것이다. 『시경』에 있는 '영원토록 하늘

의 뜻에 따라 스스로 많은 복을 받는다.'라는 구절이 이러한 의미이다."

* 성명35~37에서 본문 내용 이해를 위한 문답과 비유가 추가적으로 제

시되었다.

* 나의 행동이 곧 수명(壽命)을 결정하니, 바르게 행동하면 오래 건강하
  게 살 수 있다.

* 성명(性命)은 지행(知行)과 같은 것이다. 명수(命數)는 명맥실수(命脈
  實數)로도 이해될 수 있는데, 초본권(病變, 二統)에 사용되었던 이제마
  가 만들어낸 단어로 삶의 질(quality of life) 또는 수명(life expectancy)
  의 의미를 지니기도 한다.

* 『맹자』「이루(離婁) 상」에 "孟子曰 愛人不親 反其仁 治人不治 反其智
  禮人不答 反其敬 … 行有不得者皆反求諸己 其身正而天下歸之 詩
  云永言配命 自求多福(맹자왈 애인불친 반기인 치인불치 반기지 예인
  부답 반기경 … 행유부득자개반구저기 기신정이천하귀지 시운영언배
  명 자구다복. 맹자가 말했다. "남을 사랑했는데 친하지 않으면 나의 인
  (仁)을 돌아보고, 사람을 다스렸는데 다스려지지 않으면 나의 지(智)를
  돌아보며, 남에게 예로 대우하였는데 보답이 없으면 나의 경(敬)을 돌
  아본다. … 행하였지만 마음에 흡족하지 않았다면 모두 돌이켜 자신에
  게서 찾고, 나의 몸이 바루어지면 천하가 귀의해올 것이다. 『시경』에 '영
  원히 천명에 짝할지니 스스로 많은 복을 구할 것이네'라고 했다.")"라고
  했다.

성명36

或曰 吾子之言曰 耳聽天時 目視世會 鼻嗅人倫 口味地方
혹왈 오자지언왈 이청천시 목시세회 비후인륜 구미지방
耳之聽天時 目之視世會 則可也 而鼻何以嗅人倫
이지청천시 목지시세회 즉가야 이비하이후인륜
口何以味地方乎
구하이미지방호

曰 處於人倫 察人外表 黙探各人才行之賢不肖者 此非嗅耶
왈 처어인륜 찰인외표 묵탐각인재행지현불초자 차비후야
處於地方 均嘗各處人民生活之地利者 此非味耶
처어지방 균상각처인민생활지지리자 차비미야

[직역]

혹자가 말했다.

"당신이 말하기를, '이(耳)는 천시(天時)를 듣고, 목(目)은 세회(世會)를 보며, 비(鼻)는 인륜(人倫)을 맡고, 구(口)는 지방(地方)을 맛본다'고 했다. 이가 천시를 듣고 목이 세회를 보는 것은 그럴 듯하다. 그러나 비가 어떻게 인륜을 (냄새) 맡으며, 구가 어떻게 지방을 맛보는가?"

내가 말했다.

"인륜에 거처하면서 사람의 외표(外表)를 살펴 각인의 재행(才行)이 현명한지 그릴지 않은지를 조용히 탐지하니, 이것이 (냄새) 맡는 것이 아니겠는가? 지방에 거처하면서, 각처의 백성들이 생활하는 곳의 이로움을 골고루 맛보니, 이것이 맛보는 것이 아니겠는가?"

성 명 론 · 性 命 論

[통역]

(성명3에 대해서,) 어떤 사람이 이렇게 물었다. "네가 말한 내용 중에서, '귀는 천시를 듣고, 눈은 세회를 보며, 코는 인륜을 냄새 맡고, 입은 지방을 맛본다'고 하였는데, 귀가 천시를 듣고, 눈이 세회를 보는 것은 그럴 것 같지만, 코는 어떻게 인륜을 냄새 맡고 입은 어떻게 지방을 맛보는가?"

나는 이렇게 설명한다. "인륜(주변 사람들과의 인간관계 속)에 살면서 사람들의 겉모습을 살펴보고 그들의 재능과 행동이 슬기로운지 못났는지 가만히 탐색하는데, 이것이 냄새를 맡는 것이 아니겠는가? 지방(내가 사는 주변의 구체적인 모습 속)에 살면서 각 지방의 백성들이 생활하는 곳의 이로움을 골고루 맛보니(직접 몸으로 경험하니) 이것이 맛보는 것이 아니겠는가?"

* 성명3의 이해를 위한 추가적인 설명을 문답으로 제시하였다.

성명37

存其心者 責其心也 心體之明暗 雖若自然 而責之者清
존 기 심 자 책 기 심 야 심 체 지 명 암 수 약 자 연 이 책 지 자 청

不責者濁
불 책 자 탁

馬之心覺 黠於牛者 馬之責心 黠於牛也 鷹之氣勢 猛於鴟者
마 지 심 각 힐 어 우 자 마 지 책 심 힐 어 우 야 응 지 기 세 맹 어 치 자

鷹之責氣 猛於鴟也
응 지 책 기 맹 어 치 야

心體之淸濁 氣宇之强弱 在於牛馬鴟鷹者 以理推之而猶然
심 체 지 청 탁 기 우 지 강 약 재 어 우 마 치 응 자 이 리 추 지 이 유 연

況於人乎
황 어 인 호

或相倍蓰 或相千萬者 豈其生而輒得 茫然不思
혹 상 배 사 혹 상 천 만 자 기 기 생 이 첩 득 망 연 불 사

居然自至而然哉
거 연 자 지 이 연 재

[직역]

그 마음을 보존하는 것은 그 마음을 책문(責問)하는 것이다. 심체(心體)

가 밝은지 어두운지는 설령 자연스러운 듯해도 책문하는 경우는 맑고

책문하지 않는 경우는 흐릿하다.

말의 심각(心覺)이 소보다 영민한 것은 말이 마음을 책문함이 소보다 영

리하기 때문이다. 매의 기세(氣勢)가 올빼미보다 사나운 것은 매가 기세

를 책문함이 올빼미보다 사납기 때문이다.

심체가 맑거나 흐린 것, 기우(氣宇)가 강하거나 약한 것이 소나 말, 올빼
미나 매에게 나타나는 것은, 이치로 살펴보면 오히려 그럴 듯하다. 하물
며 사람에게 있어서랴?

혹은 두 배 다섯 배, 혹은 천 배, 만 배가 차이 나는 것이 어찌 태어나면
서 문득 얻고, 망연히 생각하지도 않았는데 떡하니 저절로 다가와 그렇
게 된 것이겠는가!

- 心體(심체): 마음과 몸.
- 責心(책심): 마음과 생각, 의지나 본성을 책망함(꾸짖다, 나무라다, 재
  촉하다), 책임을 지우다.
- 淸濁(청탁): 맑고 흐림.
- 心覺(심각): 마음이 깨닫다. 마음이 드러나다. 자각하다. 자신의 마음
  에 대해서 인지한다.
- 黠(힐): 영리하다, 교활하다, 간교하다.
- 氣宇(기우): 씩씩한 기상과 배포나 아량. 신체적 특성이 드러나는 모습.
- 倍蓰(배사): 곱절(2배)과 다섯 곱절(5배).
- 存其心(존기심): 자신의 마음을 잘 살펴본다.
- 居然自至(거연자지): 가만히 있었는데 저절로 다가오다. 아무것도 안
  하고 있었는데 자연히 되었다.

[통역]

(성명26의) 존기심(본성을 살피는 것)이라는 것은 (스스로 따져보아) 마음이 제 역할을 다하도록 하는 것이다. 심체(마음과 몸)의 밝고 어두움이 비록 자연스러운 것이라 해도, 책(본성을 잘 살펴보면)하면 맑게(기질을 잘 드러냄) 되고, 불책(자각하지 못하면)하면 흐릿(기질을 못 드러냄)하게 된다.

말의 본래 마음이 소보다 영리한 것은, 말의 책심(마음의 본성을 살피는 것)이 소보다 영리하기 때문이다. 매의 기세가 올빼미보다 사나운 것은, 매의 책기(행동의 본성을 살피는 것)가 올빼미보다 맹렬하기 때문이다.

마음의 본체가 잘 드러나거나 또는 드러나지 않음과 기우(신체적 씩씩함과 배포)의 강하고 약한 것이 소와 말, 올빼미와 매에 나타나는 것은 논리적으로 맞을 것 같으니, 하물며 사람에게도 마찬가지가 아니겠는가?

(『맹자』에서 이야기했듯, 사람의 마음과 행동에 있어서의 차이가) 2배나 5배, 천 배나 만 배 만큼 다른 것은, (행동으로 노력하지도 않았으면서도) 태어나면서 바로 얻을 수 있거나, (자각하기 위한) 어떠한 노력도 없이 저절로 생기는 것이 아니다.

* 『맹자』「등문공(滕文公) 상」(제10장)에, "夫物之不齊 物之情也 或相倍 蓰 或相什百 或相千萬(부물지부제 물지정야 혹상배사 혹상십백 혹상

천만. 맹자가 말하기를, "물건이 한결같지 않음이 사물의 실정이다. 그러므로 값의 차이가 혹은 서로 두 배 , 다섯 배가 되고, 혹은 열 배, 백 배가 되며, 혹은 천 배, 만 배가 된다."라고 했다.)"라고 했다.

사단론

四端論

사단1

人稟臟理 有四不同
인 품 장 리 유 사 부 동

肺大而肝小者 名曰太陽人
폐 대 이 간 소 자 명 왈 태 양 인

肝大而肺小者 名曰太陰人
간 대 이 폐 소 자 명 왈 태 음 인

脾大而腎小者 名曰少陽人
비 대 이 신 소 자 명 왈 소 양 인

腎大而脾小者 名曰少陰人
신 대 이 비 소 자 명 왈 소 음 인

[직역]

사람이 장리(臟理)를 부여받음에 네 가지 같지 않음이 있다.

폐(肺)가 크고 간(肝)이 작은 경우는 '태양인(太陽人)'이라 이름하고,

간이 크고 폐가 작은 경우는 '태음인(太陰人)'으로 이름하며,

비(脾)가 크고 신(腎)이 작은 경우는 '소양인(少陽人)'이라 이름하고,

신이 크고 비가 작은 경우는 '소음인(少陰人)'이라 이름한다.

– 稟(품): 선천적으로 타고난 기품이나 바탕이 되는 생물학적 기반을 지

니고 있다.

- 臟理(장리): 장부의 이치. '리(理)'라는 용어가 남다른 점이 있다. 흔히 천리, 자연지리처럼 인간에 내장되기 전의 온전한 이법, 이치, 결을 뜻한다. 이런 리가 사람에게 구현되거나 부여된 것은 '성(性)'(이성적인 측면을 '性'으로, 감성적인 측면은 별도로 '情'으로 부르기도 함)이라고 부른다. 이제마는 '장리(臟理)'라고 하여 사람이 품부받아 태어난 것을 이름하고 있는데, 그의 독창적인 용어 사용이다.

[통역]

사람이 타고난 장부의 생병리 특성에 따라 서로 다른 네 가지 유형이 있다.

폐장이 크고 간장이 작은 사람을 태양인이라 하며, (이와 반대로) 간장이 크고 폐장이 작은 사람을 태음인이라고 한다. 비장이 크고 신장이 작은 사람을 소양인이라 하며, (이와 반대로) 신장이 크고 비장이 작은 사람을 소음인이라고 한다.

* 사단론(四端論, 26條)에서는 『동의수세보원』에서 활용될 기본적인 생리, 병리 이론들을 제시하고 설명한다.
* 성명1에서 사상인의 장부(臟腑) 대소(大小)의 특성을, 성명2에서 사단(四端)의 강약(强弱)에 따른 취약점을 제시한다. 장부(臟腑: 肺脾肝腎)

의 대소(大小, 사단1)는 인의예지(仁義禮智)의 강약(强弱, 사단2)에도 동일하게 적용된다.

* 성명1에서는 사상인(四象人)을 처음으로 제시하면서, 가장 중요한 생병리(生病理) 특성을 설명한다. '사상인'은 사상인변증7에서 나온 단어로, 태소음양인(太小陰陽人) 또는 태양인(太陽人)/소양인(少陽人)/태음인(太陰人)/소음인(少陰人)을 통칭하는 의미로 사용된다. 의원론(醫源論)에서 "余生於醫藥經驗 五六千載後 因前人之述 偶得四象人臟腑性理 著得一書 名曰 壽世保元 原書中 張仲景所論 太陽病 少陽病 陽明病 太陰病 少陰病 厥陰病 以病證名目 而論之也 余所論 太陽人 少陽人 太陰人 少陰人 以人物名目 而論之也(여생어의약경험 오륙천재후 인전인지술 우득사상인장부성리 저득일서 명왈 수세보원 원서중 장중경소론 태양병 소양병 양명병 태음병 소음병 궐음병 이병증명목 이론지야 여소론 태양인 소양인 태음인 소음인 이인물명목 이론지야)"라고, 사상인의 명칭이 병증(病症: 질병의 증상)이 아니라 장부생리(臟腑生理: 개개인의 생병리 특성)를 기준으로 이름을 붙인 것이라고 설명하였다. 이러한 해설은, 『동의수세보원』에서 병리(病理) 설명 과정을 통해 장중경(張仲景)의 육경변증(六經辨證, 5-5)과 『황제내경』(黃帝內經)』의 육경병(六經病, 5-6)을 비교하였기에, 혹시 모를 오해를 미리 방지하려는 의도였다.

* 사단(四端: 仁義禮智)에 대한 언급은 사단2와 사단8에서만 찾아볼 수 있지만, 『동의수세보원』은 사단(四端: 仁義禮智)을 중심으로 한 생리심리사회적 의학이론이다. 사단(四端: 仁義禮智)은 천기(天機: 天時, 世會, 人倫, 地方)와 인사(人事: 事務, 交遇, 黨與, 居處), 그리고 천기(天機)를 받아들이는 얼굴의 기관(耳, 目, 鼻, 口)과 사단이 체화된 몸속의 장부(臟腑: 肺, 脾, 肝, 腎), 생리 작용의 매개인 성정(性情: 哀, 怒, 喜, 樂)에 서로 통한다.

※ 이제마의 생리심리학(臟腑論)에는 다음과 같은 원칙들이 적용된다.

1. 4개의 장부는 2개의 생리심리사회적 기능계(軸)로 묶인다. [사단12].
   → 폐-간(Pae-Gan, 肺-肝) 기능계는 에너지의 사용과 저장을, 비-신(Be-Shin, 脾-腎) 기능계는 소화와 배설을 담당한다.
2. 4개의 장부는 음양(陰陽)으로 묶이며, 한쪽이 크면(대문자) 다른 쪽은 작다(소문자). [사단1], [사단4], [사단14].
   → Pg (太陽人), pG (太陰人), Bs (少陽人), bS (少陰人)의 네 가지 유형이 만들어진다.
3. 4개 장부의 신진대사 및 상호 작용 기전은 성정(性情: 哀怒喜樂)으로 설명된다. [사단10], [사단14], [확충1].

4. 동일 음양(陰陽) 속성은 서로 영향을 주어 성(性)/정(情)이 동시에 커지거나 작아진다. [사단10], [사단22].

→ 태양인(太陽人, Pg)의 에너지의 사용(本性)을 보조하기 위해서 소화기능(표현형)이 촉진(→Bs)된다.

5. 신체적 특성은 장부(臟腑: 肺脾肝腎)의 대소(大小)로, 심리사회적 특성은 사단(四端: 仁義禮智)의 강약(强弱)으로 설명된다.

6. 신체적 질병은 장부 기능의 대소에 따라 나타나며, 심리사회적 문제는 약한 기능의 미성숙으로 설명된다.

* 사상인의 장국(臟局) 특성은 다음 그림으로 요약할 수 있으며, 실선은 타고난 특성의 대소이며 점선은 그 영향으로 부수적으로 만들어진 특성을 의미한다.

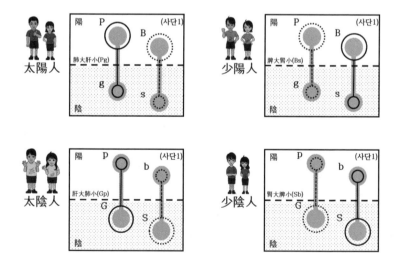

사단2

人趨心慾 有四不同
인 추 심 욕   유 사 부 동

棄禮而放縱者 名曰鄙人
기 례 이 방 종 자   명 왈 비 인

棄義而偸逸者 名曰懦人
기 의 이 투 일 자   명 왈 나 인

棄智而飾私者 名曰薄人
기 지 이 식 사 자   명 왈 박 인

棄仁而極慾者 名曰貪人
기 인 이 극 욕 자   명 왈 탐 인

[직역]

사람이 심욕(心慾)을 뒤좇음에 네 가지 같지 않음이 있다.

예(禮)를 버리고 방종을 방치하는 경우를 '비인(鄙人)'이라 이름하고,

의(義)를 버리고 일탈을 훔치는 경우를 '나인(懦人)'이라고 이름하며,

지(智)를 버리고 사익을 꾸미는 경우는 '박인(薄人)'이라 이름하고,

인(仁)을 버리고 욕심을 극진하게 하는 경우는 '탐인(貪人)'이라 이름한다.

- 趨(추): 뒤따르다. 달린다. A하게 되는 경향이 있다. '추'에는 방향을 가지기에 직역에서 그 의미를 '추향(趨向)'으로 옮겼다.

- 心慾(심욕): 마음의 방향성이나 욕망. 마음의 하고자 하는 것. 여기에서는 태생적으로 발달하지 못하여 부족하게 되는 부분이나 (장점에 동반해서 나타나는) 단점으로 인해서, 후천적으로 노력이 필요한 부분을 의미한다. 심욕(心慾) 자체가 없을 수는 없으나, 문제는 이것을 절제하거나 보완할 수 있는가이다.

- 棄(기): 갖고 있다가 버린 것, 원래 적다의 두 가지 의미로 해석이 가능하다. 본문에서는 원래부터 적은 상태를 설명하는 것으로 해석하였다.

- 棄禮而放縱者(기례이방종자): (인(仁)이 많음에 동반해서, 원래부터) 예(禮)가 부족한 사람으로서, 방종한 특성을 지닌 사람으로 해석하였다.

- 放縱(방종): 발자취를 마음대로 풀어놓았다. 스스로 절제하지 못하고 심욕에 이끌리는 대로 내버려 두는 것을 뜻한다.

- 鄙人(비인): 촌사람이라서 식견이 좁고, 아는 것도 적은 사람. 폭넓게 보지 못하여 시야가 좁은 사람.

- 偸逸(투일): 무사 안일함과 사익을 훔치는 것으로, 정의와 공평함을 무시하는(棄義) 행동 특성. 일탈을 훔치는 것으로, 편안함만을 누리려는 안일(安逸)과 의미상으로 연동된다. '투(偸)'는 내 것이 아닌 것을 내 것으로 몰래 만들다는 뜻으로, 원리원칙에서 몰래 벗어나 거기에 안주

하는 것이다.

- 懦人(나인): 겁먹고 도망가는 겁쟁이.

- 飾私(식사): 사사로운 이익을 거짓으로 꾸며대는 것. 사사롭게 과장과 거짓으로 꾸미는 것으로, 지혜와 총명함이 없는(棄智) 행동 특성.

- 薄人(박인): 야박하다, 척박하다, 업신여기다, 엷다, 얇다. 덕과 지식이 얕다.

- 極慾(극욕): 욕심을 끝까지 부리는 것. '극(極)'은 극진하게 하다, 끝까지 추구하다. 사사로운 욕심과 물욕이 아주 많은 것으로, 대중에 대한 박애와 긍휼함이 없는(棄仁) 행동 특성.

- 貪人(탐인): 사물에 대한 집착이나 탐하는 욕심이 매우 많은 사람.

[통역]

사람이 빠지기 쉬운 욕심에도 (인의예지의 부족함에 따라) 서로 다른 네 가지 유형이 있다. 공손한 예절과 절차를 무시하고 제멋대로인 사람을 비인(천박하고 도량이 좁은 사람)이라고 하며, 정의와 공평함을 무시하고 눈앞의 이익과 편안함만 찾는 사람을 나인(나약한 겁쟁이)이라고 하며, 지혜와 총명함을 무시하고 사사롭게 꾸며대는 사람을 박인(지식이 얕은 싱거운 사람)이라고 하며, 대중을 아끼는 마음을 무시하고 재물에 대한 집착이 많은 사람을 탐인(탐욕스러운 사람)이라고 한다.

* 사단2의 비(鄙)·나(懦)·박(薄)·탐(貪)은 각각 태양인(太陽人), 소음 인(少陰人), 소양인(少陽人), 태음인(太陰人)의 미성숙한 지행(知行) 인 심욕(心慾)에 해당되며, 사단4, 사단5 및 사단8에서는 비박탐나(鄙 薄貪懦)의 순서로 제시되었다. 몸속의 네 장부(臟腑: 肺, 脾, 肝, 腎) 는 사단(四端: 仁, 義, 禮, 智)을 각각 간직하고 관리하는데, 태양인(太 陽人)은 폐대간소(肺大肝小)이기에 인(仁)이 강(强)하고 예(禮)가 약 (弱)하므로 '기례이방종(棄禮而放縱), 비인(鄙人)'이 될 가능성이 매우 높다. 태음인(太陰人)은 간대폐소이기에 예(禮)가 강(强)하고 인(仁) 이 약(弱)하므로 '기인이극욕(棄仁而極慾), 탐인(貪人)'이 될 가능성이 매우 높다. 소양인(少陽人)은 비대신소이기에 의(義)가 강(强)하고 지 (智)가 약(弱)하므로 '기지이식사(棄智而飾私), 박인(薄人)'이 될 가능 성이 매우 높다. 소음인(少陰人)은 신대비소이기에 지(智)가 강(强)하 고 의(義)가 약(弱)하므로 '기의이투일(棄義而偸逸), 나인(懦人)'이 될 가능성이 매우 높다.

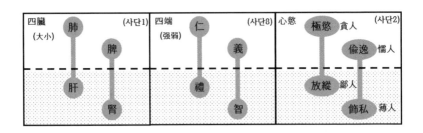

* 사단1과 사단2를 연결하는 과정에 생략되어 있는 몇 개의 논리적 단계가 추가되어야 하는데, 사장(四臟: 肺脾肝腎)과 사단(四端: 仁義禮智)의 직접적인 비교는 생략된 이후 사단8에서 설명된 것으로 보인다. 예를 들어, '棄禮而放縱者 名曰鄙人(기례이방종자 명왈비인, 장부2)'를 설명하기 위한 논리의 흐름은 다음과 같이 정리할 수 있다.

ⓐ 폐비간신(肺脾肝腎: 四臟)은 애노희락(哀怒喜樂, 性), 인의예지(仁義禮智: 四端)에 순서대로 대응(사단8)된다.

ⓑ 폐(肺)-간(肝)과 비(脾)-신(腎)이 하나의 묶음(짝지)을 이루듯(사단12), 애(哀)-희(喜)와 노(怒)-락(樂) 그리고 인(仁)-예(禮)와 의(義)-지(智)가 각각 짝을 이룬다.

ⓒ 태양인(太陽人)은 폐대(肺大)와 간소(肝小)를 특징으로 지닌다(사단1). 태양인 장부(臟腑: 肺-肝)에서의 대소(大小)가 결정되는 기전(사단14~16)이 사단(四端: 仁-禮)에서의 강약(强弱)에도 적용되면, 태양인은 인강(仁强)과 예약(禮弱)을 특징으로 지닌다.

ⓓ 그러나, (장부4에서의 설명처럼) 장부(臟腑)의 대소(大小)는 확정된 상태(天理之變化)이지만, 사단(四端)의 강약(强弱)에서 부족한 것은 마음공부의 수준(人慾之闊狹)에 따라서 그 욕심의 정도가 천차만별로 다르다(有萬不同) (사단4).

ⓔ 태양인들 중에서, 자신의 선천적 예약(禮弱)을 극복하려는 노력이 부족한 사람들은 기례(棄禮)하여 방종(放縱)한 비인(鄙人, 성명2)이 된다.

* 초본권(사단론-10)에서는 태양인(太陽人)이 '放縱之過 交人有害之 怒心(방종지과 교인유해지노심)'하며, 소양인(少陽人)이 '自私之過 大與事之哀心(자사지과 대여사지애심)'하며, 태음인(太陰人)이 '物慾 之過 好家居之樂心(물욕지과 호가거지락심)'하며, 소음인(少陰人)이 '安逸之過 黨人有利之喜心(안일지과 당인유리지희심)'하다고 기술하 였다. 이는 사상인(四象人: 太陽人, 少陽人, 太陰人, 少陰人)과 부족 한 인의예지(仁義禮智: 放縱, 飾私, 物慾, 偸逸), 인사의 발현(交遇, 事務, 居處, 黨與) 그리고 정(情: 怒, 哀, 樂, 喜)을 하나로 연결하여 설명한 것이다.

* 사단2에서의 태양인에 대한 설명을 성명론에서의 사상인별 특성과 함 께 살펴보면 다음 그림과 같다.

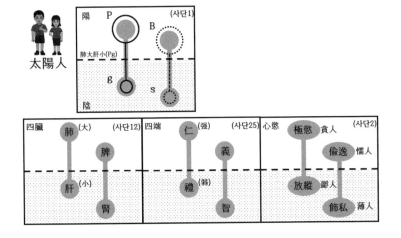

＊『맹자』「진심(盡心) 하」(제15장)에 "孟子曰 聖人百世之師也 伯夷柳下
惠是也 故聞伯夷之風者 頑夫廉 懦夫有立志 聞柳下惠之風者 薄夫
敦 鄙夫寬 奮乎百世之上 百世之下聞者 莫不興起也 非聖人而能若
是乎 而況於親炙之者乎(맹자왈 성인백세지사야 백이유하혜시야 고
문백이지풍자 완부렴 나부유립지 문유하혜지풍자 박부돈 비부관 분호
백세지상 백세지하문자 막불흥기야 비성인이능약시호 이황어친자지
자호)"라고 했다. 맹자가 말했다. "성인은 백세의 스승이니 백이와 유
하혜가 그런 분이다. 그러므로, 백이의 풍모를 들으면 완악한 사람은
청렴해지고, 나약한 사람은 뜻을 세우게 된다. 유하혜의 풍모를 들은
사람은 각박한 사람은 돈독해지고 비루한 사람은 관대해진다. 백세 전
에 노력하면 백세 후에 그 풍모를 들은 사람은 누구도 흥기하지 않을
이가 없을 것이다. 성인이 아니라면 이와 같을 수 있겠는가. 더구나 성
인에게 직접 훈도를 받은 사람에 있어서랴!"

사단3

五臟之心 中央之太極也 五臟之肺脾肝腎 四維之四象也
오 장 지 심 중 앙 지 태 극 야 오 장 지 폐 비 간 신 사 유 지 사 상 야

中央之太極 聖人之太極 高出於衆人之太極也
중 앙 지 태 극 성 인 지 태 극 고 출 어 중 인 지 태 극 야

四維之四象 聖人之四象 旁通於衆人之四象也
사 유 지 사 상 성 인 지 사 상 방 통 어 중 인 지 사 상 야

[직역]

오장 가운데 심(心)은 중앙인 태극(太極)이요,

오장 가운데 폐(肺) · 비(脾) · 간(肝) · 신(腎)은 사유(四維)인 사상(四象)

이다.

중앙인 태극(太極)은 성인(聖人)의 태극이 중인(衆人)의 태극보다 높이

뛰어나고,

사유인 사상(四象)은 성인의 사상이 중인의 사상보다 널리 통한다.

— 五臟(오장): 한의학에 있어서의 오장은 다섯 개의 장부인 간심비폐신

(肝心脾肺腎)을 통칭한다. 본문에서의 논리는, 이해의 편의를 위해서

한의학의 오장에서 시작하지만, 궁극적으로는 이를 두 개의 그룹으로

나누어 심(心)=중앙(中央)/태극(太極), 폐비간신(肺脾肝腎)=사유(四

維)/사상(四象)이 되어가는 논리를 전개해간다. 이에, 사단3에서만 심(心)을 '심장'으로 번역하고, 이후 다른 곳에서는 '마음'으로 번역하였다.

- 太極(태극): 우주가 무극에서 태극으로 나아가며 만물을 화생하는 과정을 밝혀주는 개념이다. 즉 천지가 아직 열리지 않았고 혼돈으로 음양이 아직 나뉘지 않은 상태를 가리켰다.(주돈이(周敦頤),『태극도설(太極圖說)』, "無極而太極, 太極動而生陽, 動極而静, 静而生陽, 静極復動, 一動一静, 互爲其根, 分陰分陽, 兩儀立焉") 이를 두고 주희(朱熹)는 "'극'은 도리의 지극함으로, 천지만물의 리를 총괄한 것이 '태극'이다(極是道理之极至, 總天地万物之理便是太极,「朱子太極圖說解」)"라고 했다. 즉 '태극'은 '리(理)'라고 본 것이다. 이제마는 이 개념을 활용하여 오장 가운데 중앙에 있는 주재자로서의 심(心)을 지칭하였다.

- 四維(사유): 네 개의 동아줄 또는 벼리. 천지 사방을 받드는 네 개의 동아줄. 현실에서의 네 방향. 현실에 적용되어 현실화될 사단(四端).『관자(管子)』「목민(牧民)」에서는 "國有四維 一維絶則傾 二維絶則危 三維絶則覆 四維絶則滅 傾可正也 危可安也 覆可起也 滅不可復錯也 何謂四維 一曰禮 二曰義 三曰廉 四曰恥(국유사유 일유절즉경 이유절즉위 삼유절즉복 사유절즉멸 경가정야 위가안야 복가기야 멸불가부착야 하위사유 일왈례 이왈의 삼왈렴 사왈치)"라고 이야기한다. '사유

(四維)'는 나라를 다스리는 네 가지 강령인, 예(禮), 의(義), 렴(廉), 치(恥)를 가리킨다. '유(維)'는 그물의 벼리로서 사물이 안정되도록 떠받치는 역량이나 인사를 뜻한다. 혹은 동서남북 네 방향이나 사계절, 사단을 뜻하기도 한다. 어느 것이나 태극인 중심 원리를 떠받들어 유지시키는 존재인 것이다.

- 高出(고출): 높이 뛰어나다. 뛰어나고 고상함을 드러내 보이다.

- 旁通(방통): 널리 두루 통한다. 자세하고 분명하게 안다.

- 聖人(성인)과 衆人(중인): 자질이 뛰어나거나 또는 보통인 것을 대표하는 사람. 태극(太極)을 성인의 태극과 중인의 태극, 또한 사유(四維)를 성인의 사유와 중인의 사유로 구분하고 있다. 즉, 태극과 사유는 성인과 중인 모두 지니고 있지만, 성인과 중인의 자질 특성에 의하여 그 성격과 수준은 달라진다.

[통역]

오장 중에서 심장은 (분화되기 이전의 조화로움을 의미하는) 중앙의 태극이다. 오장 중에서 폐비간신은 (네 가지로 분화된) 네 방향의 사상이다.

중앙의 태극에 있어서, 성인의 태극(조화로움)은 보통 사람들의 태극(조화로움)보다 더 고상하고 뛰어나다. 네 방향의 사상에 있어서, 성인의 사상(분화된 모습)은 보통 사람들의 사상(분화된 모습)과 그 기전이 동일하다.

* 사단3~9에서 (성숙한) 성인(聖人)과 (미성숙한) 중인(衆人)의 심(心)과 폐비간신(肺脾肝腎)에 대하여 설명하고 있으며, 이를 통해 타고난 장국(臟局, 사단1)과 성숙해야 하는 인성(人性, 사단2)에 대한 이해를 넓히고 있다.

* 사단3에서 오장(五臟: 肝心脾肺腎)이라는 단어가 사용되기는 하였으나, 이는 자신의 이론을 설명하기 위하여 잠깐 빌려 사용된 것으로 기존의 동양의학에서의 한의학과 달리『동의수세보원』에서의 심(心)은 구체적인 장부가 아니고 사장(四臟: 肺脾肝腎)만이 실질적인 신체 기관이다.

* 사단3에서 심(心, 사단3, 사단6~9, 장부17)의 기능이 구체적으로 처음 제시되었는데, 의학적으로는 심장의 역할과 기능에 의문을 제기한 왕청임(王淸任)의『의림개착(醫林改錯)』에서 영향을 받았으며, 철학적으로는 유학(儒學)에서 영향을 받은 것으로 보인다.

* 심(心)은 마음으로서의 태극(太極)이고, 폐비간신(肺脾肝腎)은 태극(太極)이 구체적인 현실에서 드러나는 사유(四維: 天地의 네 방향, 東西南北, 春夏秋冬, 乾坤艮巽, 仁義禮智)의 하나로서 구체적인 신체 장기(四象)를 의미한다. 심(心)은 태극(太極)으로서 분화(分化)되기 이전의 중심 및 조화로움 그 자체를 의미하는 반면, 폐비간신(肺脾肝腎)은 구체적인 상황에 맞추어서 사단(四端)이 구체적으로 발현된 현실이다.

사단4

太少陰陽之臟局 短長 四不同 中有一大同 天理之變化也
태 소 음 양 지 장 국 단 장 사 부 동 중 유 일 대 동 천 리 지 변 화 야
聖人與衆人 一同也
성 인 여 중 인 일 동 야

鄙薄貪懦之心地 淸濁 四不同 中有萬不同 人慾之闊狹也
비 박 탐 나 지 심 지 청 탁 사 부 동 중 유 만 부 동 인 욕 지 활 협 야
聖人與衆人 萬殊也
성 인 여 중 인 만 수 야

[직역]

태양(太陽), 소양(少陽), 태음(太陰), 소음(少陰)의 장국(臟局)이 지닌 장
단(長短)은 네 가지로 같지 않되 그 가운데 하나로 크게 같으니 천리(天
理)가 변화해서이다. 성인은 중인들과 더불어 하나로 같다.

비심(鄙心), 박심(薄心), 탐심(貪心), 나심(懦心)의 심지(心地)가 지닌 청
탁(淸濁)이 네 가지로 같지 않되 그 가운데 만 가지로 다르니 인욕(人
慾)이 넓고 좁아서이다. 성인은 중인들과 더불어 만 가지로 다르다.

– 太少陰陽之臟局 短長(태소음양지장국 단장): 사상인의 장국. 사상인
이 가지고 있는 장부의 대소 또는 생리병리적 특성. 특정 생리 기능의
발달이나 부족, 그리고 이로 인한 사회적 기능의 장점과 단점을 말한
다.

- 臟局(장국): 장리(臟理, 사단1)와 유사한 개념으로서, 장부가 구성된 형국(形局) 또는 장부(臟腑)의 대소(大小)를 의미한다.

- 臟局(장국)과 心地(심지): 서로 대구를 이루며, 단장(短長)과 청탁(淸濁)으로 연결된다. 심지(心地)는 마음의 형국 또는 근본적인 바탕. 장국(臟局)은 사단3에서의 폐비간신에 의해 만들어진 것이며, 심지(心地)는 사단3의 마음에 의해서 만들어진 것이다.

- 四不同 中有一大同(사부동 중유일대동): 네 개의 유형으로 나누어지지만(四不同), 그럼에도 불구하고 동일한 것(大同)이 있다.

- 大同(대동): 세상의 이치가 적용되는 것은 동일하다. 생물심리학적인 기전은 누구에게나 동일하게 적용되기 때문에 성인이나 일반 대중이나 모두 폐대간소, 간대폐소, 비대신소, 신대비소의 네 가지 장국 유형 중 하나를 갖게 된다.

- 天理(천리): 누구나 동일하게 네 가지 종류(폐대간소, 간대폐소, 비대신소, 신대비소) 장국 중의 하나를 갖게 된다.

- 四不同 中有萬不同(사부동 중유만부동): 기본적인 장국의 차이에 더해서 사람의 욕심 또는 성숙함의 차이에 따라서 엄청나게 다양한 변형(variants)까지도 있다. 예를 들어 비/박/탐/라에 적고, 많고, 진하고, 옅은 것 등이 더해져 아주 많은 종류(A', A'', A''', A''', B'', B''' 등의 다양한 변종)이 있다.

- 闊狹(활협): 욕심이 많이 외부로 보여지거나 또는 조금만 드러난다.

욕심은 개개인의 성숙의 정도에 따라서 외부로 나타나는 것이 달라지는 것이지, 타고나기에 원래부터 적거나 많은 것이 아니다.

[통역]

(사단1에서 제시한) 사상인(태소음양인)들의 생병리 기능들의 발달과 부족이 4개 유형별로 서로 다른데, 그래도 동일한 것이 있으니 (사단에 따라 정해진다는) 세상의 기본 변화 법칙은 동일하게 적용된다. (이것이,) 성인과 보통 사람들에 있어 모두 동일한 것이다.

(사단2에서 제시한) 비박탐나로 대표되는 (타고난) 마음 본 바탕의 맑거나 탁한 것이 네 가지로 서로 다른데, 추가적으로 (성숙함의 차이에 따라) 엄청 다양할 수 있으니 자신의 욕심을 적게 또는 많이 드러낸다. (이것이,) 성인과 보통 사람들에 있어서 엄청나게 다른 것이다.

* 사단4에서, 사단1은 '천리지변화(天理之變化)'에 의한 결과인 것으로, 사단2는 '인욕지활(人慾之闊)'에 의한 결과인 것으로 설명한다.
* 사단2에서 미성숙한 상태(心地의 淸濁)를 처음 제시할 때는 비인(鄙人: 棄禮而放縱), 나인(懦人: 棄義而偸逸), 박인(薄人: 棄智而飾私), 탐인(貪人: 棄仁而極慾)의 순서가 사용되었으나, 이후 활용(사단4, 사단5 및 사단8)에서는 계속적으로 비인(鄙人: 棄禮而放縱, 太陽人), 박인(薄人: 棄智而飾私, 少陽人), 탐인(貪人: 棄仁而極慾, 太陰人), 나

인(懦人: 棄義而偸逸, 少陰人)의 순서로 사용되고 있다.

* 폐비간신(肺脾肝腎)은 모든 사람(聖人과 衆人)이 동일한 방식으로 타 고나지만, 심(心)은 성인(聖人)과 중인(衆人)이 다르다. 성숙한 인성을 갖기 위한 마음공부의 완성도에 따라서 욕심(慾心)이 드러나는 수준에 확연한 차이를 보인다.

사단5

太少陰陽之短長變化 一同之中 有四偏 聖人 所以希天也
태소음양지단장변화 일동지중 유사편 성인 소이희천야

鄙薄貪懦之淸濁闊狹 萬殊之中 有一同 衆人 所以希聖也
비박탐나지청탁활협 만수지중 유일동 중인 소이희성야

[직역]

태양(太陽), 소양(少陽), 태음(太陰), 소음(少陰)이 지닌 장단(長短)이 변화(變化)하는 것은 하나로 같은 가운데에 네 가지 치우친 모습을 갖는다. 그래서 성인은 하늘을 희망한다.

비심(鄙心), 박심(薄心), 탐심(貪心), 나심(懦心)이 지닌 청탁(淸濁)이 넓고 좁은 것(闊狹)은 만 가지로 다른 가운데 하나의 같음을 지니고 있다. 그래서 중인은 성인을 희망한다.

– 短長變化(단장변화): 사상인의 생병리적 특징에 있어서, 기능이 발달 안 된(短) 또는 발달한(長) 것으로 나누어지는(變化) 것. 예를 들어, (큰 폐와 작은 간을 특징으로 하는)태음인은 발달하지 않은(短) 간 기능과 발달한(長) 폐 기능을 특징으로 한다.

– 聖人(성인) 또는 聖(성): 인격적으로 성숙한 사람으로, 대구를 이루는 '衆人(중인)'은 보통 사람을 의미한다. 성인의 사유지사상(四維之四象)

은 보통 사람들과 동일하지만, 이를 조화롭게 관리하는 중앙지태극(中央之太極)은 보통 사람들보다 월등하게 뛰어나다(사단3 참고).

- 希(희): 바라다, 동경하다. 희망하다.

- 天(천): 인간은 사단(四端)에 근거해서 장국을 가지게 되었다는 자연의 이치. 『동의수세보원』에서는 하늘(天)은 『황제내경』에서의 자연(自然)과 유사하게 사용되었다.

- 一同之中 有四偏 聖人 所以希天也(일동지중 유사편 성인 소이희천야): 장부들의 구성이 네 가지 장부 유형(四維)으로 편향되어지는데(四偏), 성인도 역시 하늘의 뜻(세상의 기본 원리)을 따라서 (보통 사람들과 동일하게) 네 개의 장부 유형을 갖는다는 뜻이다.

- 萬殊之中 有一同 衆人 所以希聖也(만수지중 유일동 중인 소이희성야): 욕심에 따라 사람의 마음들은 다양한 모습으로 나타나지만, 그 가운데에도 하나의 원칙(희망)을 갖고 있으니(一同), 보통 사람들은(衆人) 성인처럼 착한 본성을 갖기를 희망한다(所以希聖)는 뜻이다.

[통역]

(사단4를 보충해서,) 태소음양(사상인의 고유한 생리적 특성들)의 발달과 부족이 4개(의 유형으)로 달라지는 것에는 모든 사람들에게 공통(일관적으로 적용)되는 것이 있다. 성인노 하늘(자연)의 이치를 동경(닮아서 자신의 몸에 적용)한다.

비박탐나의 (취약한) 마음들이 맑거나 탁하거나 욕심이 적게 또는 많이 드러냄이 매우 다양하지만 그래도 한 가지 공통점이 있다. 보통 사람들은 (성숙한 인성을 가진) 성인을 동경(닮고 싶어)한다.

* 사단4와 사단5를 통해, 생물학적 특성을 설명한 태소음양인(太小陰陽人, 사단1)과 인성의 수양 부족을 지칭하는 비박탐나(鄙薄貪懦, 사단2)를 하나의 관점에서 통합해 보아야 함을 알 수 있다.

사단6

聖人之臟 四端也 衆人之臟 亦四端也
성인지장 사단야 중인지장 역사단야

以聖人一四端之臟 處於衆人萬四端之中 聖人者 衆人之所樂也
이 성인일사단지장 처어중인만사단지중 성인자 중인지소락야

聖人之心 無慾也 衆人之心 有慾也
성인지심 무욕야 중인지심 유욕야

以聖人一無慾之心 處於衆人萬有慾之中 衆人者 聖人之所憂也
이 성인일무욕지심 처어중인만유욕지중 중인자 성이지소우야

[직역]

성인(聖人)의 장(臟)은 사단(四端)이요, 중인(衆人)의 장도 또한 사단이다. 성인의 '하나인 사단의 장(臟)'으로 중인의 '만 가지 사단의 가운데'에 처하니, 성인이란 중인이 즐거워하는 대상이다.

성인의 심(心)은 무욕(無慾)하고, 중인의 심은 유욕(有慾)하다. 성인의 '하나인 무욕의 심(心)'으로 중인의 '만 가지 유욕의 가운데'에 처하니, 중인이란 성인이 우려하는 대상이다.

– 四端(사단): 생물학적 또는 생병리학적 특성으로서의 인의예지(仁義
禮智)를 말한다. 위에서 사유지사상(四維之四象, 사단3)와 사편(四

偏, 사단5)으로 제시되었던 사장(四臟: 肺脾肝腎)이 사단(四端: 仁義

禮智)을 담고 있음을 전제로 하고 있다. 이와 함께, 사단(四端)은 사장

(四臟)과 그들의 조합(臟局)이 만들어지는 단서(端緒)이며, 결과적으

로 폐비간신(肺脾肝腎)은 사단(四端)이 몸에서 체화된 것이다.

- 一(일)과 萬(만): '일(一)'과 '만(萬)'은 리일분수(理一分殊)에서 원용한

개념이다. 즉, 성인(聖人)의 경우 온전한 리(理)를 체득하여 세상을 하

나로 관통하였기에 온전하다는 뜻에서 '하나' 또는 '일(一)'로 특칭(特

稱)하는 것이고, 중인(衆人)의 경우 저마다 리(理)를 나누어 갖고 제각

각 다르게 발현되었기에 '만 가지', '갖가지' 또는 '만(萬)'으로 규정하는

것이다.

- 聖人一四端之臟 處於衆人萬四端之中 聖人者 衆人之所樂也(성인

일사단지장 처어중인만사단지중 성인자 중인지소락야): 두 가지 의미

로 해석될 수도 있다. A. 성인의 장이 중인의 장과 같은 것이기 때문

에, 중인은 (자기와 같은 몸뚱이를 갖고 있는) 성인에 대해서 동질감을

갖고 좋아(樂, 요)하고 따른다. B. 성인의 장이 중인의 장과 같은 것인

데, 중인이 천성적으로 더 성숙하고 완벽한 성인을 보았기 때문에 즐

거워(樂, 락)하고 행복해한다. 다만, 여기에서는 B의 해석을 사용하였

다. 왜 즐거워할까? 성인은 중인이 되기를 바라는(희망하는) 사람이므

로, 중인은 성인을 마음으로 즐거워한다. 본문에서의 락(樂)은 일시적

인 기쁨이 아니라 장구(長久)한 기쁨으로, 희구(希求)하는 대상이기에

즐거워하는 것이다. 특히 대구를 이루는 '우(憂)'를 고려할 때, '즐거워하다' 또는 '흐뭇해하다'로 옮기는 것이 더 적절하다.

- 樂(락): 즐기다, 즐거워하다, 즐겁게 하다. (악) 노래, 풍류. (요) 좋아하다.

- 所樂(소락): 즐겁고 행복해하는 대상, 좋아하고 따르려고 하는 대상.

- 處(처): 위치하다, 멈추다, 거주하다, 누리다, 보살피다, 처리하다, 대비하다, 대처하다. 결단하다.

- 所憂(소우): 우려하는 대상. '우(憂)'는 가엾게 여기다, 걱정하다, 애태우다의 의미를 갖는다. 해석에 있어서는 성인의 인(仁)이 발현된 것이므로, 안쓰러워함으로 번역하였다.

[통역]

(사단5를 확장해서,) 성인이 가진 장부(생리심리학적 특성)도 사단(인의예지가 몸속에 체화된 것)이고, 보통 사람들의 장부도 역시 사단이 발현된 것이다. 사단이 갖가지로 발현된 보통 사람들의 사단(이 발현된 장부)은 사단이 온전하게 발현된 성인의 장부를 즐겁게 여겨 본받으려 한다.

(성숙한 인성의) 성인이 가진 마음은 욕심이 없으나, (성숙하지 못한) 보통 사람들의 마음은 욕심이 있다. 성인의 욕심 없는 온전한 마음은 보통 사람들의 갖가지 욕심들을 보면서 걱정하고 안쓰러워한다.

* 사단6에서 사단3~5의 내용을 보완한다.

* 사단(四端)이 체화(體化)된 생물학적 장(臟)은 성인(聖人)이나 보통 사람 모두 동일하지만, 성인은 무욕(無慾)이고 중인(衆人)은 유욕(有慾)이라는 점에서 가장 큰 차이를 보인다. 무욕(無慾)에 대한 상세한 설명은 사단9를 참고한다.

사단7

然則天下衆人之臟理 亦皆聖人之臟理 而才能 亦皆聖人之才能也
연 즉 천 하 중 인 지 장 리 역 개 성 인 지 장 리 이 재 능 역 개 성 인 지 재 능 야

以肺脾肝腎 聖人之才能 而自言曰 我無才能云者
이 폐 비 간 신 성 인 지 재 능 이 자 언 왈 아 무 재 능 운 자
豈才能之罪哉 心之罪也
기 재 능 지 죄 재 심 지 죄 야

사 단 론 · 四 端 論

[직역]

그러하니, 천하 중인(衆人)의 장리(臟理)는 또한 모두 성인의 장리(臟理)와 같고, (천하 중인의) 재능(才能)도 또한 성인의 재능과 같다. 폐(肺)·비(脾)·간(肝)·신(腎) 등 성인과 같은 재능을 갖고도 스스로 말하기를, "나는 재능이 없다"라고 하니 어찌 재능이 잘못이라고 하겠는가? 마음이 잘못한 것이다.

– 臟理(장리): 장(臟)의 국면(局面) 또는 형세에서 돌아가는 이치. 생병리학적 기전 또는 생리심리적 특징.

– 才能(재능): 안에 갖추어져 있되 아직 발현되지 않은 것을 '재(才)', 능력을 '능(能)'이라고 하는데, 흔히 지식, 경험, 체력, 지력 등을 말한다. 사단(仁義禮智)이 체화(體化)된 장부(肺脾肝腎)와 재능을 동일시하는 것을 고려하여, 사단(仁義禮智)의 사회적 발현을 의미하는 것으로 해

2. 사단론(四端論) | 135

석하였다.

- 我無才能云者 豈才能之罪哉(아무재능운자 기재능지죄재): '나는 재
능이 없다'고 투덜거려 말하는 것이 어떻게 재능이 없어서인가.

- 心之罪也(심지죄야): 마음을 잘 사용하지 못한 죄이다. 또는, 보통 사
람들의 마음이 문제이다.

- 我無才能云者 豈才能之罪哉 心之罪也(아무재능운자 기재능지죄재
심지죄야): '나는 재능이 없다'고 투덜거리는 사람이 있는데, 그 이유를
생각해보면 진짜 재능이 없는 것이 아니라 자신의 마음을 사용해서 (폐
비간신에서) 재능을 (끌어내) 발현시키지 못한 것이다. 즉, 마음을 잘
운용하지 못한 탓이다.

[통역]

그렇기 때문에, 세상 보통 사람들의 장리(생리심리적 특징 또는 생병리
학적 기전)는 또한 모두 성인의 생병리학적 기전과 동일하며, (보통 사람
들의 사회적) 재능(재주와 능력)도 또한 모두 성인의 재능과 동일하다.
(자신의) 폐비간신에 성인과 똑같은 재능이 (이미 내재되어) 있음에도 스
스로 투덜거리며 "나는 재능이 없다"고 말하는데, 어떻게 재능(이 부족
한) 탓이라고 하겠는가. 이것은 (끌어내지 못한 자신의) 마음 탓이다.

* 사단7은 사단4의 구체적인 활용을 제시한다.

* 성인(聖人)과 중인(衆人)의 장리(臟理)와 그 속에 잠재되어 있는 재능 (才能)은 동일하지만, (성숙한) 성인(聖人)은 (성숙하지 못한) 중인(衆 人)과는 달리 잠재되어 있는 재능을 마음(心)을 사용해서 끌어내고 구 체적으로 발현시킬 수 있다. 예를 들어, 소음인(少陰人)은 성인과 중인 모두에 있어서 신대비소(腎大脾小), 즉 지강의약(智強義弱)의 특성을 지니고 있다. 중인은 의약(義弱)으로 인해 사회적으로 '棄義而偸逸/懦 人(기의이투일/나인: 정의와 공평함을 무시하고 눈앞의 이익과 편안함 만 찾는 나약한 겁쟁이, 사단2)'가 되지만, 성인은 성숙한 마음으로 비 (脾) 속에 내재되어 있는 의(義)를 잘 발현시킬 수 있어서 나인(懦人)이 되지 않는 것이다.

사단8

浩然之氣 出於肺脾肝腎也 浩然之理 出於心也
호연지기 출어폐비간신야 호연지리 출어심야

仁義禮智 四臟之氣 擴而充之 則浩然之氣 出於此也
인의예지 사장지기 확이충지 즉호연지기 출어차야

鄙薄貪懦 一心之慾 明而辨之 則浩然之理 出於此也
비박탐나 일심지욕 명이변지 즉호연지리 출어차야

[직역]

호연지기(浩然之氣)는 폐(肺) · 비(脾) · 간(肝) · 신(腎)에서 나온다.

호연지리(浩然之理)는 심(心)에서 나온다.

인(仁) · 의(義) · 예(禮) · 지(智)는 사장(四臟)의 기(氣)요, 확대하여 채운

다면 호연지기는 여기에서 나올 것이다.

비(鄙) · 박(薄) · 탐(貪) · 나(懦)는 일심(一心)의 욕망으로, 밝혀서 변별

하면 호연지리는 여기에서 나올 것이다.

– 浩然之氣(호연지기):『맹자』「공손추(公孫丑) 상」에 나온다. '호연지기'

는 도덕적 수양을 통해 획득되는 기로서, 유가(儒家)에서 가장 훌륭한

수준의 기(氣)를 의미한다.

– 浩然(호연)(浩然之氣와 浩然之理): 유가에서와 전통적인 의미와는 조

금 다르게 본문에서의 '호연(浩然)'은 '가장 훌륭한 또는 좋은 것'이라는 의미로 사용된 것으로 보이는데, 이는 '호연'을 '理'와 붙여서 '호연지리'라는 새로운 단어를 만들어 사용한 것에서 알 수 있다.

－ 四臟(사장)과 一心(일심): 폐비간신의 네 장기와 마음. 심은 장기로서의 심장을 의미하지 않으므로, 해석에 있어서 모두 마음이라는 단어를 사용하였다. 『동의수세보원』에 있어서 신체의 장기는 분화된 실체로서의 폐비간신만 있을 뿐이며, 심장(heart)이라는 장기는 존재하지 않고 조화로운 태극으로서의 마음만 있다(사단3).

－ 擴而充之(확이충지): 단계적 확장. 넓히고 알맹이를 채운다.

－ 明而辨之(명이변지): 생긴 이유를 되돌아보고, 밝히고 스스로 반성하여 노력하는 것. 지혜롭게 잘 따져보아 옳고 그름을 가리는 것. '棄義而偸逸者 名曰 懦人(기의이투일자 명왈 나인, 사단2)'의 내용을 예로 들어 생각해본다면, 나인(懦人: 나약한 겁쟁이)의 문제점에 대해서 투일(偸逸: 눈앞의 이익과 편안함을 찾음)한 행동을 곰곰이 생각(明)해보고 부족한 점을 추론(辨)해나가면 기의(棄義: 정의와 공평함을 무시함)에서의 의(義)에 대한 정확한 의미(浩然之理)를 알게 된다.

[통역]

호연지기(가장 훌륭한 기)는 (인의예지기 체화되어 있는) 폐비간신에서 나오고, 호연지리(가장 훌륭한 리)는 (조화로운 태극 또는 성숙한 인성의) 마음에서 나온다.

인 · 의 · 예 · 지는 사장(네 개의 장부로 체화된)의 기인데, (도덕적 수양을 통해서) 확충(확장시켜 알맹이를 채움)하면 호연지기(인의예지에 따른 가장 좋은 사회적 행동)가 여기에서 나오는 것이다.

비 · 박 · 탐 · 나는 (부족한 인의예지에서 기인한) 마음의 욕심인데, 명변(잘 따져보아 잘못을 반성함)하면 호연지리(인의예지에 따른 가장 성숙한 마음)가 여기에서 나오는 것이다.

* 사단8은 『동의수세보원』에서 사장(四臟: 肺脾肝腎)과 사단(四端: 仁義禮智)의 상호 관련성을 직접적으로 제시하는 유일한 조문이다.

 * 사단3에서 태극(太極)과 사상(四象)이 심(心)과 폐비간신(肺脾肝腎)이라고 설명하였고, 사단8에서는 가장 훌륭한 심(心)과 폐비간신(肺脾肝腎)에 대해서 호연지리(浩然之理)와 호연지기(浩然之氣)를 사용하여 추가적으로 설명하고 있다.

 * 사단8에서 사단(四端)으로서의 인의예지(仁義禮智, 사단2와 사단8)와 부족한 인성을 대표하는 비박탐나(鄙薄貪懦, 사단2, 사단4, 사단5 및 사단8) 사이의 관계를 정리하여 제시한다. 사단8은 '태양인(太陽人), 소양인(少陽人), 태음인(太陰人), 소음인(少陰人)의 사상인(四象人)별로 강(强)하게 태어나 확충된 사단(四端)은 인(仁), 의(義), 예(禮), 지(智)이며, 약(弱)한 사단(四端)으로 인한 비(鄙), 박(薄), 탐(貪), 나(懦)라는

욕심(慾心)은 반성되어야 한다'로 해석되어야 한다.

* 사장(肺脾肝腎), 사단(仁義禮智) 그리고 심욕(鄙薄貪懦) 사이의 상호
  관계를 그림으로 설명하면 다음과 같다.

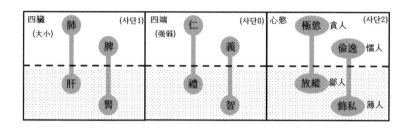

* 『동의수세보원』은 자신의 이론을 보다 쉽게 이해할 수 있도록 사서(四
  書)의 익숙한 구절들을 활용하였지만, 경서의 내용과 맥락을 그대로 가
  져온 것은 아니다. 『맹자』의 호연지기(浩然之氣)가 인용되었으나 이는
  '호연(浩然)'이라는 일부 단어를 활용하였을 뿐이다. 이제마의 이론을
  해석함에 있어 리기이원론(理氣二元論) 또는 리기일원론(理氣一元論)
  의 한 가지로만 귀결할 수 있는 것이 아니고, 『동의수세보원』에 내재된
  고유한 논리에 집중하여야 한다.

* 『맹자』「공손추(公孫丑) 상」(제2장)에, "我善養吾浩然之氣 … 其爲氣
  也 至大至剛 以直養而無害 則塞于天地之間 其爲氣也 配義與道 無

是 餒也(아선양오호연지기 ⋯ 기위기야 지대지강 이직양이무해 즉색 우천지지간 기위기야 배의여도 무시 뇌야)"라고 했다. "나는 호연지기 를 잘 길렀다. ⋯ 그 기뤔은 지극히 크고 강건하다. 곧음으로 기르되 해가 없으면 천지 사이를 메울 것이다. 그 기뤔은 의와 도와 짝을 이룬 다. 이것이 없으면 기는 오그라들 것이다."

사단9

聖人之心無慾云者 非淸淨寂滅 如老佛之無慾也
성 인 지 심 무 욕 운 자 비 청 정 적 멸 여 노 불 지 무 욕 야

聖人之心深憂天下之不治 故非但無慾也 亦未暇及於一己之慾也
성 인 지 심 심 우 천 하 지 불 치 고 비 단 무 욕 야 역 미 가 급 어 일 기 지 욕 야

深憂天下之不治 而未暇及於一己之慾者 必學不厭而敎不倦也
심 우 천 하 지 불 치 이 미 가 급 어 일 기 지 욕 자 필 학 불 렴 이 교 불 권 야

學不厭而敎不倦者 卽聖人之無慾也
학 불 렴 이 교 불 권 자 즉 성 인 지 무 욕 야

毫有一己之慾 則非堯舜之心也 暫無天下之憂 則非孔孟之心也
호 유 일 기 지 욕 즉 비 요 순 지 심 야 잠 무 천 하 지 우 즉 비 공 맹 지 심 야

[직역]

성인의 마음이 무욕(無慾)하다고 말하는 것은 도가와 불가의 무욕과 같은 청정(淸靜)이나 적멸(寂滅)은 아니다.

성인의 마음은 천하가 다스려지지 않음을 깊이 우려한다. 그래서 오직 무욕할 뿐만 아니라 또한 아직은 자신의 욕망에 미칠 겨를이 없었던 것이다.

천하가 다스려지지 않음을 깊이 우려하고 자신의 욕망에 미칠 겨를이 없었던 것은 (성인이) 반드시 배우되 물려하지 않고 가르치되 게을리하

지 않아서였다.

배우되 물려하지 않고 가르치되 게을리하지 않음이 바로 성인의 무욕이
다.

터럭 한끝만큼이라도 자신의 욕망을 갖고 있다면 요(堯)·순(舜)의 마음
은 아니다. 잠시라도 천하에 대한 우려를 지니지 않는다면 공자·맹자
의 마음은 아닌 것이다.

- 淸淨寂滅(청정적멸): 노자의 '청정무위(淸淨無爲: 맑고 깨끗해서 인
  위적인 것이 없다)'와 석가의 '적멸위락(寂滅爲樂: 생사의 괴로움에 대
  한 고요한 열반의 경지를 참된 즐거움으로 한다)'을 말한다.
- 未暇(미가): A할 여유가 없다.
- 一己之慾(일기지욕): 한 개인으로서의 욕심. 자신의 작은 욕심. 사적
  욕심.
- 學不厭而敎不倦(학불렴이교불권): 『논어』「술이(述而)」에 나오는 말로
  서, 공자(孔子)가 열심히 공부하고 교육한 것을 말한다.
- 厭(렴): 싫어하다, 물려한다, 염증을 내다. 너무 많아서 식상해하는 것
  을 의미한다.

[통역]

(사단6에 있어서,) '성인의 마음에 욕심이 없다'는 말은, 도교의 청정(인
위적이지 않음)이나 불교의 적멸(고요한 열반)과 같은 무욕(욕심 없음)을

의미하는 것이 아니다.

성인의 마음은 세상의 불치(질서가 없음 또는 유지되지 않음)를 깊이 우려하기 때문에, 욕심이 없을 뿐만 아니라 개인적인 욕심에는 (신경을 쓸) 여유가 없다. 세상의 불치를 깊이 우려하여 개인적인 욕심에 신경 쓸 여유가 없다는 것은, 끊임없이 배우고 부지런히 가르치는(성실하게 자신의 일을 해나간다는) 것이다. 끊임없이 배우고 부지런히 가르침(으로 다른 것에 신경 쓸 겨를이 없음)이, 곧 성인의 무욕이다. 털끝만큼이라도 개인적인 욕심이 남아 있다면 요·순의 마음이 아니다. 잠시라도 세상을 걱정하지 않는다면 공자와 맹자의 마음이 아니다.

* 사단9에서는 사단6의 '무욕(無慾)'과 '소우(所憂)'에 대하여 추가적인 설명을 제시한다.

* 『논어』「술이(述而)」(제7장)에, "默而識之 學而不厭 誨人不倦 何有於我哉(묵이식지 학이불렴 회인불권 하유어아재)"라고 했다. "묵묵히 마음에 새기고, 배우되 물려하지 않으며 남을 가르치되 게을리하지 않았으니, 이들이 나에게 무슨 어려움이 있겠는가."

사단10

太陽人 哀性遠散 而怒情促急 哀性遠散 則氣注肺 而肺益盛
태양인 애성원산 이노정촉급 애성원산 즉기주폐 이폐익성

怒情促急 則氣激肝 而肝益削 太陽之臟局 所以成形於肺大肝小也
노정촉급 즉기격간 이간익삭 태양지장국 소이성형어폐대간소야

少陽人 怒性宏抱 而哀情促急 怒性宏抱 則氣注脾 而脾益盛
소양인 노성굉포 이애정촉급 노성굉포 즉기주비 이비익성

哀情促急 則氣激腎 而腎益削 少陽之臟局 所以成形於脾大腎小也
애정촉급 즉기격신 이신익삭 소양지장국 소이성형어비대신소야

太陰人 喜性廣張 而樂情促急 喜性廣張 則氣注肝 而肝益盛
태음인 희성광장 이락정촉급 희성광장 즉기주간 이간익성

樂情促急 則氣激肺 而肺益削 太陰之臟局 所以成形於肝大肺小也
락정촉급 즉기격폐 이폐익삭 태음지장국 소이성형어간대폐소야

少陰人 樂性深確 而喜情促急 樂性深確 則氣注腎 而腎益盛
소음인 락성심확 이희정촉급 낙성심확 즉기주신 이신익성

喜情促急 則氣激脾 而脾益削 少陰之臟局 所以成形於腎大脾小也
희정촉급 즉기격비 이비익삭 소음지장국 소이성형어신대비소야

[직역]

태양인(太陽人)은 애성(哀性)이 멀리 발산하고 노정(怒情)이 촉급하다.

애성이 멀리 발산하니 기는 폐(肺)로 주입되고 폐는 더욱 왕성해진다.

노정이 촉급하니 기는 간(肝)을 격동시키고 간은 더욱 산삭(刪削)된다.

태양인의 장국(臟局)은 폐가 크고 간이 작은 데서 모습을 이루는 것이

다.

소양인(少陽人)은 노성(怒性)이 드넓게 포용하고 애정(哀情)이 촉급하다. 노성이 드넓게 포용하니 기는 비(脾)로 주입되고 비는 더욱 왕성해진다. 애정이 촉급하니 기는 신(腎)을 격동시키고 신은 더욱 산삭된다. 소양인의 장국은 비는 크고 신은 작은 데서 모습을 이루는 것이다.

태음인(太陰人)은 희성(喜性)이 광대히 확장하고 낙정(樂情)이 촉급하다. 희성이 광대히 확장하니 기는 간으로 주입되고 간은 더욱 왕성해진다. 낙정이 촉급하니 기는 폐를 격동시키고 폐는 더욱 산삭된다. 태음인의 장국은 간은 크고 폐는 작은 데서 모습을 이루는 것이다.

소음인(少陰人)은 낙성(樂性)이 깊숙이 확고하고 희정(喜情)이 촉급하다. 낙성이 깊숙이 확고하니 기는 신으로 주입되고 신은 더욱 왕성해진다. 희정이 촉급하니 기는 비를 격동시키고 비는 더욱 산삭된다. 소음인의 장국은 신은 크고 비는 작은 데서 모습을 이루는 것이다.

- 性(성): 인간의 천기를 받아들이고 체화해서 만들어진 자신만의 고유한 본성을 의미한다.

- 情(정): 자극에 대한 반응으로 나타나는 감정의 표현, 질감을 의미한다.

- 哀性遠散(애성원산): '원(遠)'은 부사로 '산(散)'을 수식한다. 이는 '노성굉포(怒性宏抱)', '희성광장(喜性廣張)', '락성심확(樂性深確)'에서도 동일하게 적용된다.

- 促急(촉급): 다급하게, 급박하게, 빠르게 재촉한다. 가깝게 박두하여

몹시 급함. 상황에 대한 반응으로서 절제 또는 자제할 수 없을 만큼 급하게 튀어나오는 모양을 설명한다.

– 所以(소이): ~는 것이다. 이유이다, 생물학적 기전이다.

– 益削(익삭): 칼(刀)로 고기(肉)를 작게(小) 다진다. 더욱 약해진다. 더욱 깎아낸다. 더욱 줄어든다.

– 太陽之臟局 所以成形於肺大肝小也(태양지장국 소이성형어폐대간소야): 앞의 내용을 바탕으로 끌어내는 결론을 서술하기에는 '所以太陽之臟局 成形於肺大肝小也(소이태양지장국 성형어폐대간소야)'로 서술되는 것이 적절할 듯하다. 그러나 '太陽之臟局(태양지장국)'을 앞으로 내어서 표제처럼 서술하였다.

[통역]

태양인은 애성원산(가련하게 여기는 마음은 멀리 퍼짐)하고 노정촉급(분노하는 감정은 급박하게 드러남)한다. 애성원산(멀리 퍼져나가는 성질의 가련하게 여김)으로 기가 폐장으로 주입(들어감)되어 폐장이 더욱 왕성해지고, 노정촉급(급박하게 드러나는 분노)으로 기가 간장에 격하게 부딪혀 간장이 더욱 깎이게 되니, 태양인의 장국(생리와 병리)이 폐대간소로 만들어지는 이유(기전)이다.

소양인은 노성굉포(공분(公憤)은 드넓게 감싸 안음)하고 애정촉급(서러움은 급박하게 드러남)한다. 노성굉포(드넓게 감싸 안는 공분)로 기가 비장으로 주입되어 비장이 더욱 왕성해지고, 애정촉급(급박하게 드러나는 서러움)으로 기가 신장에 격하게 부딪혀 신장이 더욱 깎여지게 되니, 소양인의 장국이 비대신소로 만들어지는 기전이다.

태음인은 희성광장(갖고 즐기려는 마음은 넓게 부풀음)하고 락정촉급(낙천적으로 생각함은 급박하게 드러남)한다. 희성광장(넓게 부푸는 지니고 즐기려는 마음)으로 기가 간장으로 주입되어 간장이 더욱 왕성해지고, 락정촉급(급박하게 드러나는 낙천적임)으로 기가 폐장에 격하게 부딪혀 폐장이 더욱 깎여지게 되니, 태음인의 장국이 간대폐소로 만들어지는 기전이다.

소음인은 락성광장(평안해지려는 마음이 대단히 견고함)하고 희정촉급(충족감에 대한 갈망은 급박하게 드러남)한다. 락성광장(대단히 견고한 평안해지려는 마음)으로 기가 신장으로 주입되어 신장이 더욱 왕성해지고, 희정촉급(급박하게 드러나는 흡족함에 대한 갈망)으로 기가 비장에 격하게 부딪혀 비장이 더욱 깎이게 되니, 소음인의 장국이 신대비소로 만들어지는 기전이다.

* 사단10에서 성정(性情)에 의해서 장국(臟局)이 형성되는 기전을 설명한다.

* 사단10~18, 사단22는 애노희락(哀怒喜樂)과 폐비간신(肺脾肝腎)의

작용 메커니즘을 상세히 설명한다. 애노희락(哀怒喜樂)은 사단10에서 처음으로 등장하며, 성(性, 사단10, 사단18, 사단22, 사단25)과 정(情, 사단10, 사단18, 사단22, 사단24), 기(氣, 사단13~16) 등으로 다양하게 활용된다.

* 사단10에서는 애노희락(哀怒喜樂)의 특성을 처음으로 제시하면서, 애성(哀性)이 멀리 쭉 뻗어나가며(遠散), 노성(怒性)이 크게 감싸서 끌어안고(宏抱), 희성(喜性)이 널리 부풀고 퍼지며(廣張), 락성(樂性)이 깊이 있게 매우 견고(深確)하다고 설명하였다. 사단13에서는 사단10을 보완하여, 애기(哀氣)는 곧게 수직으로 올라가고, 노기(怒氣)는 비스듬히 올라가며, 희기(喜氣)는 흩어져 천천히 내려가고, 락기(樂氣)는 떨어지거나 빠져들 듯 쑥 내려간다고 제시하였다.

* 『동의수세보원』에서의 애노희락(哀怒喜樂)은 『황제내경』의 노희사비공(怒喜思悲恐)과 기본적 생병리(生病理) 특성 및 변화의 메커니즘을 설명하는 '도구'라는 점에서는 동일하다. 그러나, 『황제내경』이 '기의 변화와 생물학적 반응을 초래하는 개인적 감정'이라고 보는 것과는 다르게, 『동의수세보원』에서는 '사회를 바라볼 때 또는 사회 활동 속에서 느끼는 사회적 감정'을 말한다. 예를 들어, 『황제내경』에서의 '노(怒)'는 간장(肝臟)의 오행 중 목(木)에 해당되는 개인적인 화났다는 감정으로 '기(氣)의 역상(逆上)'이라는 생병리(生病理) 기능을 지칭한다. 그러나, 『동의

수세보원』에서의 성정(性情)은 사회생활과 상호 작용에서 발생하는 것으로, '노(怒)'는 '소양인(少陽人)이 보통 사람들의 사회생활에서 서로 속이는 것을 눈으로 볼 때 분개하는 것(少陽之目 察於世會 而怒衆人之相侮也 怒性 非他 視也, 확충1)'으로 정의된다.

* 타고난 본성과 외부로 드러나는 감정에 대한 설명(확충1)을 다시금 옮겨 적으면 다음과 같다.

– 천기(天機)를 몸속으로 받아들인 것은 성(性)이고, 사회 속에서 나의 감정적 반응은 정(情)이다.

– 태양인의 타고난 본성인 애성(哀性)은 세상 돌아가는 것을 볼 때 보통 사람들이 서로 아끼지 않고 서로 속이는 것에 대한 안타까움과 안쓰러움, 외부로 드러나는 노정(怒情)은 사회관계에서 타인이 나를 업신여길 때 느끼는 분노, 꾸짖음 등을 말한다.

– 소양인의 타고난 본성인 노성(怒性)은 사회생활에서 보통 사람들이 서로 공정하지 않고 서로 업신여기는 것을 볼 때의 대중의 공분과 분개해함, 애정(哀情)은 일을 꾸려나갈 때 타인이 나를 속이는 것에 대해서 내가 느끼는 속상함, 서글픔이다.

– 태음인의 타고난 본성인 희성(喜性)은 씨족 마을이나 작은 지역사회의 인간관계 속에서 보통 사람들이 서로 도와주는 것을 경험할 때의 만족감, 기분 좋음, 흐뭇함과 즐거움, 락정(樂情)은 지역에서 살아나갈 때

타인이 나를 도와줄 때 느끼는 낙천적(낙관보다 감정적이고 더 높은 강도)인 생각, 느긋해짐, 안락함이다.

- 소음인의 타고난 본성인 락성(樂性)은 가까운 일가 친족 사이에서 보통 사람들이 서로의 뒷배를 지켜주는 것을 경험할 때의 안녕감, 안정감과 편안함, 희정(喜情)은 집안의 다른 사람들이 나의 안전을 지켜주는 것을 실감할 때 느끼는 고마움, 안도감, 충족감, 소속감, 행복감을 말한다.

* 성정(性情)에 의해 사상인(四象人) 장국(臟局)이 완성되는 기전은 다음과 같이 정리된다.

- 사상인(四象人) → 타고난 강한 성(性) → 해당 장부가 커짐(사단15) → 짝이 되는 정(情)이 영향을 받아 강(强)해짐(사단22) → 성정(性情)이 한쪽으로 쏠림 (사단14) → 장부(臟腑)에도 짝이 있음(사단12) → 짝이 되는 장부(臟腑)가 작아짐(사단16) → 고유한 장국(臟局, 사단1)의 완성

- 예를 들면, 태양인(太陽人) → 애성원산(哀性遠散) → 기주폐 이폐익성(氣注肺 而肺益盛) → 노정촉급(怒情促急) → (氣의 상승 → 肝은 肺의 짝 臟腑) → 간익삭(肝益削) → 태양지장국 폐대간소(太陽之臟局 肺大肝小)

사단11

肺氣直而伸 脾氣栗而包 肝氣寬而緩 腎氣溫而畜
폐 기 직 이 신 비 기 율 이 포 간 기 관 이 완 신 기 온 이 축

[직역]

폐(肺)의 기는 곧바르게 신장(伸張)하고, 비(脾)의 기는 조심스럽게 포용
(包容)하며, 간(肝)의 기는 너그럽게 완만(緩慢)하고, 신(腎)의 기는 온화
하게 축적(蓄積)한다.

– 直而伸(직이신): 굳세게, 곧게, 강하게. 펴다, 내뻗다. 쭉 뻗는다. 기세
   가 꺾이지 않고 내뻗는다. 사회적으로 넓게 펼쳐진다고 해석한다.

– 栗而包(율이포): 잘 여물 수 있도록 모으는(아우르는) 것, 조심스럽고
   신중하게 포용하는 것. 사회적 공분(公憤)은 보통 사람들을 의견이 하
   나의 방향이 되도록 모아준다.

– 寬而緩(관이완): 너그럽고 느슨하다. 폭이 넓고, 속도가 느리다. 느긋
   하게 풀려 있다. 여유 있다, 마음이 넓다.

– 溫而畜(온이축): 온화하고 부드럽게 저장하거나 쌓는다, 원만하게 쌓
   아둔다. 간직하고 쌓아둔다.

[통역]

(사단10에 이어서,) 폐장의 기운(멀리 퍼지는 가련해하는 마음)은 강하게 뻗어나가는 특성을 가지고 있고, 비장의 기운(드넓게 감싸 안는 공분)은 신중하고 조심스레 아우르는 특성을 가지고 있고, 간장의 기운(넓게 부푸는 흐뭇해하는 마음)은 폭넓고 느긋하며 여유로운 특성을 가지고 있으며, 신장의 기운(대단히 견고한 평안해하는 마음)은 쌓아서 간직하는 특성을 가지고 있다.

* 사단11에서 각 장부(臟腑: 肺脾肝腎)의 생리적(生理的), 병리적(病理的) 특성을 제시하였다.
* 사단11~12에서 폐비간신(肺脾肝腎)의 기본적인 생병리(生病理) 특성을 제시한다.

사단12

肺以呼 肝以吸 肝肺者 呼吸氣液之門戶也
폐 이 호 간 이 흡 간 폐 자 호 흡 기 액 지 문 호 야

脾以納 腎以出 腎脾者 出納水穀之府庫也
비 이 납 신 이 출 신 비 자 출 납 수 곡 지 부 고 야

[직역]

폐(肺)로써 내쉬고 간(肝)으로써 들이마신다. 간·폐는 기액(氣液)을 내쉬고 들이마시는 문이다.

비(脾)로써 들이고 신(腎)으로써 내보낸다. 신·비는 수곡(水穀)을 들이고 내보내는 곳간이다.

- 呼吸氣液(호흡기액): '기액(氣液)'은 기와 액체로서 신체의 활력이나 에너지로 해석한다. '호(呼)'가 내쉬다, 넓게 퍼지다, 밖으로 내어 보낸다, '흡(吸)'이 마시다, 들이쉬다, 끌어당기다, 모으다의 의미를 지니고 있으므로, 문맥에 따르면 '호흡(呼吸)'의 의미가 단순히 호흡기에서 숨을 내쉬는 것만을 의미하지는 않는다.
- 府庫(부고): 신체의 에너지와 영양분을 쌓아놓는 곳간으로서, 소화기관을 의미한다. '脾胃者 倉廩之官 五味出焉(비위자 장름지관 오미출언,『黃帝內經』)'의 의미를 반영한다.

[통역]

(사단11에 보충해서,) 폐장은 (숨이나 기를) 내보내고 간장은 (숨이나 기를) 끌어모으는데, 간장과 폐장은 활력의 사용과 축적의 통로가 된다. 비장은 받아들이고 신장은 내보내는데, 비장과 신장은 음식을 소화하고 배설하는 (소화)기관이 된다.

* 사단12에서 『동의수세보원』의 첫 번째 핵심 이론(1. 同流동류 사단)의 묶음 법칙)을 제시한다.

– 생리심리(四臟)를 두 개의 축(axis 또는 dimension)으로 묶을 수 있으며, 이는 애노희락(哀怒喜樂) 및 인의예지(仁義禮智)에도 그대로 적용된다.

– 활력의 사용과 축적은 폐장(肺臟, Pae)-간장(肝臟, Gan)이, 음식의 소화와 배설은 비장(脾臟, Be)-신장(腎臟, Shin)이 담당한다.

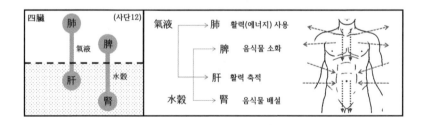

– 기액(氣液)을 호흡(呼吸)한다는 것은 에너지(氣血: 氣와 水液)를 저장하고 사용하는 통로나 수단(門戶)이다.

− 수곡(水穀)을 출납(出納)한다는 것은 음식(飮食: 고체를 먹고 액체를 마신다)을 소화시키고 배설하는 기관, 곳집(府庫) 즉 소화기관이다.

* 『황제내경』에서는 5개 장부의 상호 균형과 항상성이 상생(相生)과 상극(相克)을 통해 유지되어야 함을 제시하지만, 『동의수세보원』에서는 2개의 기능계(肝肺와 腎脾, 사단12)와 선천적인 쏠림(臟局短長, 사단4)이 있다는 것을 전제로 한다. 태양인을 기준으로 한다면, 다음과 같이 해석된다.

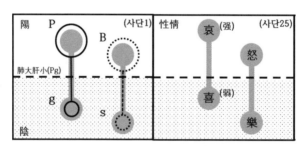

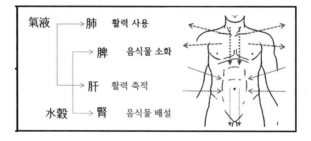

사단13

哀氣直升 怒氣橫升 喜氣放降 樂氣陷降
애 기 직 승 노 기 횡 승 희 기 방 강 락 기 함 강

[직역]

애기(哀氣)는 곧게 오르고, 노기(怒氣)는 빗겨 오르며, 희기(喜氣)는 흩
어져 내려오고, 락기(樂氣)는 떨어져 내려온다.

- 放(방): 방산(放散)하다, 흩어지다, 천천히 놓여지다.
- 陷(함): 뚝 떨어지다, 함정에 빠지다. '직(直)'의 정반대 의미로 사용되
  었다.

[통역]

(사단10에 이어서,) 애라는 본성의 기운(가련해하는 마음)은 (수직으로)
곧게 올라가고, 노라는 본성의 기운(대중의 공분)은 비스듬히 올라가며,
희라는 본성의 기운(갖고 즐기려는 마음)은 흩어져 내려가고, 락이라는
본성의 기운(평안해하려는 마음)은 떨어지듯 내려간다.

* 사단13에서 제시되는 애노희락(哀怒喜樂)의 기(氣)는 장부(臟腑) 간의
  상호 작용을 매개하는 생병리적 기능을 지닌다.

* 사단13~18은 사단10에 대한 부가 설명이면서, 동시에 애노희락(哀怒喜樂)의 특성(사단13), 짝지어 움직임(사단14), 순동(順動, 사단15), 역동(逆動, 사단16), 신체적 특성(사단17), 병리(사단18)에 대한 상세한 설명을 제시한다.

* 사단11과 사단13에서 설명된 폐비간신(肺脾肝腎)의 기(氣)와 애노희락(哀怒喜樂)의 기(氣)의 특성을 요약하면 다음과 같다.

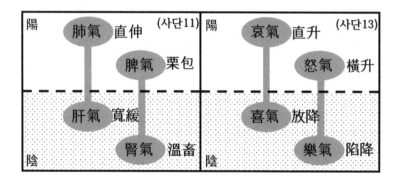

사단14

哀怒之氣上升 喜樂之氣下降 上升之氣過多 則下焦傷
애 노 지 기 상 승 희 락 지 기 하 강 상 승 지 기 과 다 즉 하 초 상
下降之氣過多 則上焦傷
하 강 지 기 과 다 즉 상 초 상

[직역]

애(哀)·노(怒)의 기는 위로 오르고 희(喜)·락(樂)의 기는 아래로 내려
온다.

위로 오르는 기가 과다하면 하초(下焦)가 상하고, 아래로 내려오는 기가
과다하면 상초(上焦)가 상한다.

[통역]

(사단13에 이어서,) 애노(가련해함과 공분)의 기는 위로 올라가며, 희락
(충족하여 즐김과 평안해하려 함)의 기는 아래로 내려간다. (사단10 및
사단16에서의 기전으로,) 올라가는 기가 너무 많으면 하초(아래쪽, 陰)
가 상하게 되고, 내려가는 기가 너무 많으면 상초(위쪽, 陽)가 상하게 된
다.

* 사단14에서 『동의수세보원』의 두 번째 핵심 이론(2. 長短 合計 一定의
  법칙)을 제시하고, 애노희락(哀怒喜樂)으로 상하초(上下焦)의 변화를

설명한다.

- 음양(陰陽, 위-아래)의 선천적 쏠림(臟局長短, 사단4)이 있으며 그 총
합은 일정하다.

- 한쪽으로 쏠려서 과다하게 되면, 다른 한쪽은 부족하고 약(弱)하고, 상
(傷)하게 된다.

- 애/노는 올라가는 양(陽)이다(사단13) → 상초(上焦)는 과다(過多)하다
(사단15) → 하초(下焦)는 부족하고 상(傷)한다(사단16).

- 애/노는 올라간다 → 올라가는 기(氣)가 과도하면 → (사단15의 기전으
로, 폐/비(肺/脾)가 커진다) → 아래쪽은 모자란다 → 하초(下焦)가 상
(傷)한다 → (사단16의 기전으로, 간/신(肝/腎)이 작아진다).

* 사단14에서 애노(哀怒)의 기(氣)는 올라가며, 희락(喜樂)의 기(氣)는 내
려가는 것으로 제시한다. 『동의수세보원』에서 제시하는 사회적 감정(哀
怒喜樂)의 분류 방법, 의미 및 성질은 『황제내경』에서 설명하는 개인적
감정(怒喜思悲恐)에 의한 기(氣)의 성질이나 변화와 비슷하면서도 확
연히 다른 논리 구조를 지니고 있다.

- 『황제내경』「거통론(擧痛論)」에서는 "怒則氣上 喜則氣緩 悲則氣消 恐
則氣下 寒則氣收 炅則氣泄 驚則氣亂 勞則氣耗 思則氣結(노즉기상
희즉기완 비즉기소 공즉기하 한즉기수 경즉기설 경즉기란 노즉기모 사
즉기결. 화나면 기가 올라가고, 기쁘면 기가 풀어지며, 슬프면 기가 깎

이고, 무서우면 기가 내려가고, 차가우면 기가 움츠러들고, 뜨거우면 기가 빠지며, 놀라면 기가 어지러워지고, 피로하면 기가 소모되며, 골몰하면 기가 뭉친다.)"라고 감정의 생병리적 작용을 기술하였다.

- 『황제내경』「음양응상대론(陰陽應象大論)」에서는 "人有五臟 化五氣 以生喜怒悲憂恐 怒傷肝 喜傷心 思傷脾 憂傷肺 恐傷腎 喜怒傷氣 暴怒傷陰 暴喜傷陽(인유오장 화오기 이생희노비우공 노상간 희상심 사상비 우상폐 공상신 희노상기 폭노상음 폭희상양. 사람에게는 다섯 개의 기관에서 다섯 개의 기가 나오는데, 기쁘고, 화나고, 슬프고, 우울하고, 무섭다는 감정이다. 이에, 기쁘면 심장을 상하고, 집중하면 비장을 상하고, 우울하면 폐장을 상하고, 무서우면 신장을 상한다. 기쁘고 화내는 것은 기를 상하고, 갑작스레 화를 내면 음이 손상되고, 갑작스레 기쁘면 양이 손상된다.)"라고 하여 오장(五臟)에서 감정이 시작되고, 과도한 감정은 오장(五臟)과 음양(陰陽)을 손상시킨다고 기술하였다.

사단15

哀怒之氣 順動 則發越而上騰
애 노 지 기 순 동 즉 발 월 이 상 등

喜樂之氣 順動 則緩安而下墜
희 락 지 기 순 동 즉 완 안 이 하 추

哀怒之氣 陽也 順動 則順而上升
애 노 지 기 양 야 순 동 즉 순 이 상 승

喜樂之氣 陰也 順動 則順而下降
희 락 지 기 음 야 순 동 즉 순 이 하 강

[직역]

애(哀)·노(怒)의 기가 순조롭게 움직이면(順動) 발산하여 신속하게 위로 오르고

희(喜)·락(樂)의 기가 순조롭게 움직이면 느긋하고 편안하게 아래로 내려온다.

애·노의 기는 양(陽)으로, 순조롭게 움직이면 순순하게 위로 오르고

희·락의 기는 음(陰)으로, 순조롭게 움직이면 순순하게 아래로 내려온다.

– 發越而上騰(발월이상등): '발월(發越)'은 격양되다, 신속하다, 드러나

다, 펼쳐지다, 발산하다는 뜻이다. '상등'은 위로 올라간다는 뜻이다.

- 緩安而下墜(완안이하추): 느긋하고 편안한 속도로, 늘어뜨리듯 내려
간다.

- 順動(순동): 순조롭게, 유순하게, 순하게 움직인다. 당연한 방향과 차
례에 맞추어 까다롭지 않게 움직인다.

[통역]

(사단14에 보충해서,) 애 · 노의 기(가련해하는 마음과 대중의 공분)가
순조롭게 움직이면 빠르게 위로 올라가고, 희 · 락의 기(충족해 즐기는
마음과 평안해하는 마음)가 순조롭게 움직이면, 완만하게 아래로 내려간
다. 애 · 노의 기는 양이니, 순조롭게 움직이면 도리에 따라 위로 올라간
다. 희 · 락의 기는 음이니, 순조롭게 움직이면 도리에 따라 아래로 내려
간다.

* 사단15에서 기운이 한쪽으로 몰리고 커지는 것(사단14)을 한 번 더 설
명한다.

* 애노(哀怒)와 희락(喜樂), 폐비(肺脾)와 간신(肝腎)을 음양(陰陽), 상하
(上下)로 재해석할 수 있음을 보여준다.

* 성정(애노희락)과 사장(폐비간신) 및 사단(인의예지) 사이의 상호관계
는 아래 그림을 참고한다.

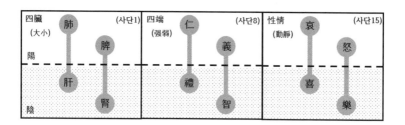

사단16

哀怒之氣逆動 則暴發而竝於上也
애 노 지 기 역 동 즉 폭 발 이 병 어 상 야

喜樂之氣逆動 則浪發而竝於下也
희 락 지 기 역 동 즉 랑 발 이 병 어 하 야

上升之氣逆動而竝於上 則肝腎傷
상 승 지 기 역 동 이 병 어 상 즉 간 신 상

下降之氣逆動而竝於下 則脾肺傷
하 강 지 기 역 동 이 병 어 하 즉 비 폐 상

[직역]

애(哀)·노(怒)의 기가 거슬러 움직이면(逆動) 갑작스레 발동하여 위에서 함께 한다.

희(喜)·락(樂)의 기가 거슬러 움직이면 허랑하게 발동하여 아래에서 함께 한다.

상승하는 기가 거슬러 움직이되 위에서 함께 하면 간(肝)·신(腎)은 상하고

하강하는 기가 거슬러 움직이되 아래에서 함께 하면 비(脾)·폐(肺)는 상한다.

- 逆動(역동): 거슬러 움직임. 어지럽게 움직임. 균형이 깨진 상태.

- 暴發(폭발): 함부로, 갑자기. (쌓여 있던 감정이) 갑작스레 터져서 제 어되지 못하는 상태.

- 竝(병): 나란하다, 함께하다. 병행하다.

- 浪發(낭발): 느닷없이, 허랑하다, 낭비하다. 물결, 파도. 격랑하다, 절 제되지 않은 상태.

- 順動(순동): 조절되는 상태.

- 逆動(역동): 제어되지 않는 상태.

[통역]

(사단15와 반대로,) 애노의 기(가련해하는 마음과 대중의 공분)가 어지 럽게 움직이면 갑작스레 감정이 격해져 위에 모여 있으며, 희락의 기(충 족되어 즐기는 마음과 평안해하는 마음)가 어지럽게 움직이면 느닷없이 감정이 격해져 아래에 모여 있게 된다. 위로 오르는 기가 어지럽게 움직 이면서 위에 모여 있으면 (아래에 있는) 간장과 신장이 손상을 받게 된 다. 아래로 내려가는 기가 어지럽게 움직이면서 아래에 모여 있으면 (위 에 있는) 비장과 폐장이 손상을 받게 된다.

▸ 사난16에서는, 기운이 한쪽으로 몰리고 커지는 것(사단14, 사단15)의 부작용으로 다른 쪽이 작아지고 손상받는 이유를 한 번 더 설명한다.

기(氣)가 많은 쪽의 장부(臟腑)는 커지며(大)(사단15), 기(氣)가 적은 쪽은 해당 장부(臟腑)가 작아지거나(小) 상(傷)하거나 약(虛)해지게 된다 (사단16).

사단17

頻起怒而頻伏怒 則腰脇頻迫而頻蕩也 腰脇者
빈 기 노 이 빈 복 노 즉 요 협 빈 박 이 빈 탕 야 요 협 자
肝之所住着處也 腰脇迫蕩不定 則肝其不傷乎
간 지 소 주 착 처 야 요 협 박 탕 부 정 즉 간 기 불 상 호

乍發喜而乍收喜 則胸腋乍闊而乍狹也 胸腋者
사 발 희 이 사 수 희 즉 흉 액 사 활 이 사 협 야 흉 액 자
脾之所住着處也 胸腋闊狹不定 則脾其不傷乎
비 지 소 주 착 처 야 흉 액 활 협 부 정 즉 비 기 불 상 호

忽動哀而忽止哀 則脊曲忽屈而忽伸也 脊曲者
홀 동 애 이 홀 지 애 즉 척 곡 홀 굴 이 홀 신 야 척 곡 자
腎之所住着處也 脊曲屈伸不定 則腎其不傷乎
신 지 소 주 착 처 야 척 곡 굴 신 부 정 즉 신 기 불 상 호

屢得樂而屢失樂 則背顀暴揚而暴抑也 背顀者
누 득 락 이 루 실 락 즉 배 추 폭 양 이 폭 억 야 배 추 자
肺之所住着處也 背顀抑揚不定 則肺其不傷乎
폐 지 소 주 착 처 야 배 추 억 양 부 정 즉 폐 기 불 상 호

[직역]

자주 노(怒)를 흥기했다가 자주 노를 잠복시키면 요(腰) · 협(脇)이 자주
긴박(緊迫)하고 자주 요탕(搖蕩)하게 된다. 요 · 협은 간(肝)이 머무는 곳
이다. 요 · 협이 긴박하고 요탕하여 안정되지 않으면 간은 아마도 상하
시 않겠는가?

언뜻 희(喜)를 발산했다가 언뜻 희를 수렴하면, 흉(胸) · 액(腋)은 언뜻

소활(疏闊)해지고 언뜻 협착(狹窄)해진다. 흉·액은 비(脾)가 머무는 곳이다. 흉·액이 소활하고 협착하여 안정되지 않으면 비는 아마도 상하지 않겠는가?

불현듯 애(哀)를 발동(發動)하고 불현듯 애를 정지하면 척곡(脊曲)은 불현듯 굴곡(屈曲)지고 불현듯 신장(伸張)한다. 척곡은 신(腎)이 머무는 곳이다. 척곡이 굴곡지고 신장하여 안정되지 않으면 신은 아마도 상하지 않겠는가?

누차 락(樂)을 얻었다가 누차 락을 잃으면 배(背)·추(顀)는 무람없이 들려졌다가 무람없이 눌려진다. 배·추는 폐(肺)가 머무는 곳이다. 배·추가 들려지고 눌려져서 안정되지 않으면 폐는 아마도 상하지 않겠는가?

- 頻(빈): 빈도가 높다. 자주

- 乍(사): 별안간에 언뜻언뜻 나타난다.

- 忽(홀): 느닷없이 갑작스레 움직인다.

- 屢(루): 빨리 또는 여러 번 되풀이해서 움직이다.

- 不定(부정): 편안히 있지 못함. 안정되지 않음. 자신의 온당한 자리를 찾아서 안정되어 있지 못함.

- 脊曲(척곡): 등마루 뼈 부위. 척추 뼈 또는 L4 부위의 허리등뼈.

(사단10에 이어서,) (태양인이) 자주 분노하고 자주 분노를 가라앉히면 (중하초의) 허리와 옆구리가 자주 압박받고 자주 풀리게 된다. 허리와 옆구리는 간장이 머물러 사는 곳이다. 허리와 옆구리가 시도 때도 없이 압박받고 풀리면 간장이 상하지 않겠는가.

(소음인이) 별안간 평안해했다가 별안간 평안함을 거두면(괴로워지면) (중상초의) 가슴과 겨드랑이가 별안간 넓어졌다가 별안간 좁아진다. 가슴과 겨드랑이는 비장이 머물러 사는 곳이다. 가슴과 겨드랑이가 시도 때도 없이 넓어졌다가 좁아지면 비장이 상하지 않겠는가.

(소양인이) 느닷없이 갑작스레 서러워하고 느닷없이 서러움을 그치면 (하초의) 등마루 뼈 부위가 별안간 구부렸다가 별안간 펴진다. 등마루 뼈 부위는 신장이 머물러 사는 곳이다. 등마루 뼈 부위가 시도 때도 없이 구부렸다 펴지면 신장이 상하지 않겠는가.

(태음인이) 순간적으로 낙천적이었다가 순간적으로 낙천적이지 않으면 (비관적이게 되면) (상초의) 등과 이마(등─어깨─앞이마 부위)가 급하게 올려졌다가 급하게 내려진다. 등과 이마는 폐장이 머물러 사는 곳이다. 등과 이마가 시도 때도 없이 올려졌다가 내려지면 폐장이 상하지 않겠는가.

* 사단17에서 사상인(四象人)의 해부학적 특성이 애노희락(哀怒喜樂,

사단10)에 의해 형성되는 기전을 제시한다.

* 사상인(四象人)별로 애노희락(哀怒喜樂)의 급격한 정(情)의 발현이 네 장부(臟腑)가 붙어 있는 신체 부위에 미치는 영향을 설명하고 있다.

사단18

太陽人 有暴怒深哀 不可不戒
태 양 인 유 폭 노 심 애 불 가 불 계

少陽人 有暴哀深怒 不可不戒
소 양 인 유 폭 애 심 노 불 가 불 계

太陰人 有浪樂深喜 不可不戒
태 음 인 유 랑 락 심 희 불 가 불 계

少陰人 有浪喜深樂 不可不戒
소 음 인 유 랑 희 심 락 불 가 불 계

[직역]

태양인(太陽人)은 갑작스레 노(怒)하거나 심하게 애(哀)하는 경우가 있으니 경계하지 않으면 안 된다.

소양인(少陽人)은 갑작스레 애하거나 심하게 노하는 경우가 있으니 경계하지 않으면 안 된다.

태음인(太陰人)은 허랑하게 락(樂)하거나 깊이 희(喜)하는 경우가 있으니 경계하지 않으면 안 된다.

소음인(少陰人)은 허랑하게 희하거나 깊이 락하는 경우가 있으니 경계하지 않으면 안 된다.

[통역]

태양인은 (올바르지 않음에) 갑작스레 분노하거나 (불쌍한 것을) 심하
게 가여워하니, 이를 조심해야 한다. 소양인은 (불평등한 대우에) 갑작스
레 서러워하거나 (정의롭지 않음에) 심하게 공분을 드러내니, 이를 조심
해야 한다. 태음인은 (편안함에) 제멋대로 낙천적이게 되거나 (인간관계
들을) 심하게 (많이) 가지고 즐기려 하니, 이를 조심해야 한다. 소음인은
(만족감을 위해) 제멋대로 충족되기를 추구하려거나 (익숙함을 찾아) 심
하게 평안해지려 하니, 이를 조심해야 한다.

* 사단18에는 생리적 편차가 심해져서 병리적 상태로 가는 것을 조심해
  야 한다고 제시하고 있다.
– 예) 태양인은 슬퍼하는 본성과 화내는 감정표현을 생리적 특성(약한
  편향)으로 갖고 있는데, 이러한 생리적 불균형이 과도하게 심화될 때는
  병리적 상황(심한 편향)으로 바뀌게 된다. 양생(養生)을 위해서는 항상
  경계해야 한다.
* 사단10에서 시작된 애노희락(哀怒喜樂)에 의한 장국(臟局)의 형성에
  대한 설명은 사단18의 병리적 특성과 양생법을 끝으로 일단락된다.

* 사단18의 애노희락(哀怒喜樂)은 감정이 드러날 때 '심(深: 깊게 또는
  강하게)'한 것은 성(性)으로, 감정이 드러날 때 '폭/랑(暴/浪: 갑작스레,

제멋대로)'으로 나타나는 것은 정(情)으로 해석되었다. 사단18의 이해를 위하여 통역에 사단10 및 확충1의 내용을 보충하였다. 이해를 위하여 확충5를 참고한다.

사단19

皇陶曰 都 在知人 在安民
고 요 왈 도 재 지 인 재 안 민

禹曰 吁 咸若時 惟帝 其難之 知人則哲 能官人 安民則惠
우 왈 우 함 약 시 유 제 기 난 지 지 인 즉 철 능 관 인 안 민 즉 혜
藜民懷之 能哲而惠 何憂乎驩兜 何遷乎有苗 何畏乎巧言令色孔壬
여 민 회 지 능 철 이 혜 하 우 호 환 도 하 천 호 유 묘 하 외 호 교 언 영 색 공 임

[직역]

고요(皐陶)가 말했다.

"아아, 사람을 알아보는 데 달려 있고, 백성을 편안하게 하는 데 달려 있

지요."

우(禹) 임금이 말했다.

"오호, 그래. 이러한 것들을 아우르기는 요(堯) 임금도 어려워했지. 사람

을 알아보면 (지혜가) 밝아 사람에게 벼슬을 줄 수 있고, 백성을 편안하

게 하면 인자로워 백성들이 그를 마음에 품는다. 밝고 인자로울 수 있다

면 어찌 환도(驩兜)를 걱정할 것이며, 어찌 유묘(有苗)를 옮기겠으며, 어

찌 교언영색하는 공임(孔壬)을 꺼려하겠는가?"

– 皐陶(고요): 중국 우 나라의 현명한 신하.

– 都(도): 좋다. 아름답다.

- 知人(지인): 사람의 본성(애노희락)을 잘 알고 이해하는 것이며, 능력, 재능과 성숙함은 어떠한지 판단할 수 있는 것을 의미한다. 지언(知言)은 정직하게 말을 하는지 아는 것을 말한다.

- 吁(우): 탄식하다.

- 咸若時(함약시): 함약(咸若)일 때. 요 · 순이 나라를 잘 다스리던 시기일 때.

- 帝(제): '요 · 순(堯舜)' 가운데 요(堯)를 가리킴.

- 知人則哲 能官人(지인즉철 능관인): 사람을 안다는 것은 명철(哲)한 것이니, 관직을 주어 사람을 쓸 수 있다.

- 安民則惠 藜民懷之(안민즉혜 여민회지): 백성을 편하게 하는 것은 덕이 있음(선한 마음을 베푼다)이니, 모든 백성이 그리워한다.

- 驩兜(환도): 중국 명문세족으로, 본문에서는 악한 사람을 대표하는 의미로 사용되었다.

- 有苗(유묘): 중국 남쪽 지역의 민족으로, 요 · 순이 몰아낸 문명화되지 않은 사람의 뜻으로 쓰였다.

- 遷(천): 귀양 보냄(竄) 또는 다른 지방으로 쫓아냄을 말한다.

- 巧言令色(교언영색): 교묘한 말과 좋은 얼굴 빛.

- 孔壬(공임): 간사하여 아첨을 잘하는 흉악한 마음을 가진 사람. 순 임금에게 죽음을 당한 사흉(四凶) 중의 하나인 공공(共工)을 지칭한다.

[통역]

(우 나라의 현명한 신하인) 고요가 말하기를, "맞습니다. (나라를 다스리
는데 있어서 가장 중요한 것은,) 좋은 사람을 알아보는 것과 백성을 평
안하게 하는 것에 있습니다." 하였다.

우 임금이 대답하였다. "아! 그것은 국가를 잘 다스리던 시기의 요·순
도 어려워했던 것이다. 지인(사람을 안다)은 현명하다는 것으로 능력이
있는 사람을 관리로 활용하는 것이고, 안민(백성을 평안하게 함)은 선한
마음을 베푸는 것으로 모든 백성이 지도자를 잊지 못한다. (그러므로,)
현명함과 선한 마음 (두 가지가) 있다면, 어찌 (사악한) 환도를 걱정하며,
유묘를 쫓아 보내며, 교묘한 말과 꾸며진 얼굴색의 (간악한 마음을 품은)
공임을 두려워하겠는가. (그럴 필요도 없다.)"

* 사단19에서 지인(知人)의 중요성을 강조하면서 『서경』을 그대로 인용
   하였다.
* 사단19~21에서 지인(知人)의 중요성을 강조하였다. 지인(知人)은 그
   사람의 본성(사단20), 능력의 장점과 단점(사단19)을 잘 아는 것을 말하
   며, 지인(知人)이 부족한 경우에는 사단21의 상황을 겪게 될 것이다. 사
   상의학 진료에 있어서도, 지인(知人)이 가장 중요하게 다루어진다.

* 『서경(書經)』 우서(虞書) 「고요모(皐陶謨)」에 "皐陶曰 都 在知人 在安

民 禹曰 吁 咸若時 惟帝 其難之 知人則哲 能官人 安民則惠 黎民懷
之 能哲而惠 何憂乎驩兜 何遷乎有苗 何畏乎巧言令色孔壬(고요왈
도 재지인 재안민 우왈 우 함약시 유제 기난지 지인즉철 능관인 안민즉
혜 여민회지 능철이혜 하우호환도 하천호유묘 하외호교언영색공임)"라
고 했다. 본문은 위를 그대로 인용하고 있다.

사단20

三復大禹之訓 而欽仰之 曰帝堯之喜怒哀樂 每每中節者
삼 복 대 우 지 훈 이 흠 앙 지 왈 제 요 지 희 로 애 락 매 매 중 절 자
以其難於知人也
이 기 난 어 지 인 야

大禹之喜怒哀樂 每每中節者 以其不敢輕易於知人也
대 우 지 희 로 애 락 매 매 중 절 자 이 기 불 감 경 이 어 지 인 야

天下喜怒哀樂之暴動浪動者 都出於行身不誠 而知人不明也
천 하 희 로 애 락 지 폭 동 랑 동 자 도 출 어 행 신 불 성 이 지 인 불 명 야

知人 帝堯之所難 而大禹之所吁也 則其誰沾沾自喜乎 蓋亦益反其
지 인 제 요 지 소 난 이 대 우 지 소 우 야 즉 기 수 점 점 자 희 호 개 역 익 반 기
誠而必不可輕易取舍人也
성 이 필 불 가 경 이 취 사 인 야

[직역]

세 차례 우(禹) 임금의 가르침을 되새기고 우러르며 말한다.

"요(堯) 임금의 희로애락(喜怒哀樂)이 매양 절도에 맞았던 것은 사람을
알아보는 데에 어려워했던 것이 그 이유였다. 우 임금의 희로애락이 매
양 절도에 맞았던 것은 사람을 알아보는 데에 감히 경솔하지 않았던 것
이 그 이유였다. 천하에서 희로애락을 갑자기 드러내고 허랑히 움직이
는 것은 모두 자신을 운행하는 것(行身)이 진실하지 않고 사람을 알아보
는 것(知人)이 밝지 않은 데서 나온다. 사람을 알아보는 것은 요 임금이

어려워했던 것이요 우 임금도 탄식했던 것이다. 그런즉 뉘라서 경박하게 스스로 기뻐하겠는가? 아마도 또한 더욱 자신을 돌이켜 진실한지 성찰하면서 반드시 사람을 취하거나 버리는 일을 소홀하게 실행해서는 안될 것이다."

- 三復(삼복): 세 번 반복하였다. 여러 번 반복하면서 되풀이하는 것으로, 꼭 세 번이라 숫자에만 한정되는 것은 아니다.
- 大禹(대우): 우 임금을 높여 말하는 것이다.
- 帝堯(제요): 요 임금을 지칭한다.
- 喜怒哀樂(희로애락): 일반적인 네 가지 감정표현으로, 『동의수세보원』의 '애노희락(哀怒喜樂)'과 유사하면서도 다르다.
- 每每中節(매매중절): 지나치지도 덜하지도 않은 항상 적당한 정도였다.
- 沾沾(점점): 경박하게 스스로 만족하는 모양. 흔히 원문과 같이 '점점자희(沾沾自喜)'라고 성어로 쓰인다.
- 取舍人(취사인): 어떤 사람을 관리로 임명하거나 물러나게 하는 것. 모두 사람의 본성을 잘 알고 선택한다는 의미로, 지인(知人, 사단19)이 실제적으로 활용되는 것이다.

[통역]

(나는 훌륭하신) 우 임금의 남겨진 가르침을 수차례 반복한 다음, 존경하는 마음으로 말합니다. "요 임금의 희로애락(감정 표현들)이 항상 절도에 맞았던 것은 지인(사람의 본성을 알기)에 감히 경솔하지 않았(고 어려운 일이라 생각해서 열심히 노력했)기 때문이다. 세상의 희로애락(감정표현들)이 갑작스럽게 또는 제멋대로 발동되는 것은 모두 행동과 몸가짐이 모두 진실되지 않았고 지인(사람의 본성을 아는 것)이 명료하지 않기 때문이다. 지인(사람의 본성을 아는 것)은 요 임금도 어려워했던 것이고 우 임금은 (어렵고도 중요하다고) 탄식하였던 것이니, 누가 경박하게 스스로 만족해하겠는가. 대개 또한 자신의 몸가짐과 언행을 더욱 조심함과 동시에 반드시 취사인(관직에 임명하거나 물러나게 함)에 매우 신중하여야 한다."

* 사단20에서는 사단19에 이어 지인(知人)의 중요성을 강조하였다.

* 사단20의 '益反其誠而必不可輕易取舍人(익반기성이필불가경이취사인)'은 사단19의 '知人則哲 能官人(지인즉철 능관인)'과 유사한 의미를 지닌다.

사단21

雖好善之心偏急而好善 則好善必不明也
수 호 선 지 심 편 급 이 호 선 즉 호 선 필 불 명 야

雖惡惡之心偏急而惡惡 則惡惡必不周也
수 오 악 지 심 편 급 이 오 악 즉 오 악 필 불 주 야

天下事宜與好人做也 不與好人做 則喜樂必煩也
천 하 사 의 여 호 인 주 야 불 여 호 인 주 즉 희 락 필 번 야

天下事不宜與不好人做也 與不好人做 則哀怒益煩也
천 하 사 불 의 여 불 호 인 주 야 여 불 호 인 주 즉 애 노 익 번 야

[직역]

모름지기 선(善)을 좋아하는 마음이 아주 촉급하게 선을 좋아한다면, 선을 좋아하는 것이 반드시 밝지 않게 된다. 모름지기 악(惡)을 싫어하는 마음이 아주 촉급하게 악을 싫어한다면 악을 싫어하는 것은 반드시 두루하지 않게 된다.

천하의 일은 의당 호인(好人)과 일해야 한다. 호인과 함께 일하지 않으면 희(喜)·락(樂)이 반드시 잦아질 것이다. 천하의 일은 의당 불호인(不好人)과 일해서는 안 된다. 불호인과 일하면 애(哀)·노(怒)가 더욱 잦아질 것이다.

– 偏急(편급): '편급(褊急: 소견이 좁고 성질이 몹시 급함)'과 동일한 의미이다.

– 不明(불명): 분명하지 않다, 사리에 어둡다. 확실하지 않다.

– 不周(불주): 두루 살피지 못하는 것. 공평하지 못한 것.

– 好人(호인): 선한 마음을 지니고 품행이 단정한 사람. 성질이나 인품이 좋은 사람, 좋은 사람, 또는 성숙한 인격을 지닌 사람. good man, man of matured character 등으로 번역될 수 있다. 그런데, '호인(好人)'을 내가 좋아하는 사람으로 해석할 수도 있는데, '好(惡)'는 특정한 대상이 갖는 고유한 성질이 아니라 주체와의 관계 속에서 의미가 부여되는 것이기 때문이다. 즉 '호(好)'는 내가 좋아하거나 나와의 관계가 좋은 것이다. 물론 여기서 '나'는 복수일 수도 있는데, 누구나 좋아하는 사람의 뜻이 되기 때문이다. 여기서는 바로 이 의미로 해석했다. 참고로 '선(善)'은 사회적으로 인정되거나 허용되는 성질을 갖춘 사람에게 붙여지는 수식어이다.

– 煩(번): 감당할 수 없거나 또는 제 몫을 넘어설 정도로 자주 일어나는 상황을 뜻함. 사단25의 '번삭(煩數)'과 동일한 의미를 지닌다.

[통역]

비록 착한 것을 좋아하는 마음이라도 소견이 좁고 성질이 급하다면, 착한 것을 좋아하는 것이 사리에 맞지 않게 된다. 비록 나쁜 것을 싫어하는 마음이라도 소견이 좁고 성질이 급하다면, 나쁜 것을 싫어하는 것이 공평하지 못하게 된다.

세상의 일은 마땅히 호인(성숙한, 좋은 사람들)과 함께 만들어가야 한다. 만약 호인과 만들어나가지 않는다면 희락(성취로 인한 행복함과 즐거움)이 반드시 (과도할 정도로) 잦아질 것이다. 천하의 일은 마땅히 호인이 아닌 사람들과는 만들어나가지 말아야 한다. 만약 호인이 아닌 사람들과 만들어 나간다면 애노(속상함과 역정을 냄)가 더욱 더 (감당할 수 없을 만큼) 잦아질 것이다.

* 호선(好善)과 오악(惡惡)을 단순히 윤리의 문제인 것으로 해석하기보다 생리심리학적 측면에서 이해할 필요가 있다. 『동의수세보원』에서의 '좋고 착하고 바람직한 것(善)'과 '나쁘고 바람직하지 않은 것(惡)'을 생리심리학적 전통 위에서 살펴본다면, 『내경(內經)』「조경론(調經論)」에 기술되어 있는 음양(陰陽)으로서의 '희노(喜怒)'와 칼 구스타프 융(Carl Gustav Jung)의 '만족(pleasure)'과 '고통(pain)', 또는 현대 심리학에서의 '긍정적(positive)' 및 '부정적(negative)' 정서(affect)와 개념적 유사성을 지니고 있음을 고려하여야 한다.

사단22

哀怒相成 喜樂相資
애 노 상 성 희 락 상 자

哀性極 則怒情動 怒性極 則哀情動 樂性極 則喜情動 喜性極
애 성 극 즉 노 정 동 노 성 극 즉 애 정 동 락 성 극 즉 희 정 동 희 성 극
則樂情動
즉 락 정 동

太陽人 哀極不濟 則忿怒激外 少陽人 怒極不勝 則悲哀動中
태 양 인 애 극 불 제 즉 분 노 격 외 소 양 인 노 극 불 승 즉 비 애 동 중

少陰人 樂極不成 則喜好不定 太陰人 喜極不服 則侈樂無厭
소 음 인 락 극 불 성 즉 희 호 부 정 대 음 인 희 극 불 복 즉 치 락 무 렴

如此而動者 無異於以刀割臟 一次大動 十年難復
여 차 이 동 자 무 이 어 이 도 할 장 일 차 대 동 십 년 난 복

此死生壽夭之機關也 不可不知也
차 사 생 수 요 지 기 관 야 불 가 부 지 야

[직역]

애(哀)와 노(怒)는 서로 이뤄주고 희(喜)와 락(樂)은 서로 바탕이 된다.

애한 성(哀性)이 극진해지면 노한 정(怒情)이 움직이고, 노한 성(怒性)

이 극진해지면 애한 정(哀情)이 움직인다. 락한 성(樂性)이 극진해지면

희한 정(喜情)이 움직이고 희한 성(喜性)이 극진해지면 락한 정(樂情)이

움직인다.

태양인은 애(哀)가 극진하여 다스릴 수 없으면 분노(忿怒)가 밖으로 격동하고, 소양인은 노(怒)가 극진하여 이기지 못하면 비애(悲哀)가 안에서 발동한다. 소음인은 락(樂)이 극진하여 이루지 못하면 희호(喜好)가 안정하지 못하고 태음인은 희(喜)가 극진하여 누르지 못하면 치락(侈樂)을 물려하지 않는다.

(이치가) 이와 같은 데에도 (性과 情이) 움직이는 것은 칼로 장부를 잘라내는 것과 다를 바 없다. 한 차례 크게 움직이면 십 년이 지나도록 되돌리기 어렵다. 이것이 죽거나 살고, 수를 누리거나 일찍 죽게 되는 기관(機關)으로서 알지 못해서는 안 되는 것이다.

– 機關(기관): 시스템, 메커니즘, 의학에 있어서의 생리와 병리 기전.

– 忿怒(분노): '분노(憤怒: 끌어올라 성내다)'와 같은 의미로서 성내다, 화내다는 뜻임.

– 喜好(희호): 취미, 기호, 좋아함, 끌리다. 원하다. 사물에 대한 관심, 집착. 원하는 것.

– 不定(부정): 본문에서 사용된 '희호(喜好)'의 특징은 얻게 되는 특정 대상 자체를 목적으로 하는 것이 아니라, 얻어지는 과정에서의 만족감과 안녕감이 목적이다. 그러므로, 불안정감과 불안함을 해소하기 위한 만족감, 안녕함과 충족감을 지속적으로 보충하기 위해서 '희호(喜好)'라

는 행위를 끊임없이 지속(갈망과 집착)하는 것이며, 이 때문에 원하는 대상이나 종류, 범위가 한두 가지로 정해진 것이 아니라(不定) 다양하게 된다.

[통역]

(성정에 있어서,) 애ㆍ노(화내고 속상해하는 것)는 서로 부추겨 도와주며, 희ㆍ락(즐겁고 행복해하는 것)은 서로 돕는 바탕이 된다. 애성(가여워하는 본성)이 최고조에 다다르면 노정(분노하는 감정)이 시작되고, 노성(공분하는 본성)이 최고조에 다다르면 애정(서러워하는 감정)이 시작되고, 락성(평안해지려는 본성)이 최고조에 다다르면 희정(충족감을 추구하는 감정)이 시작되고, 희성(갖고 즐기려하는 본성)이 최고조에 다다르면 락정(낙천적인 감정)이 시작된다.

태양인의 애(가여워하는 마음)가 최고조에 이르러 제(다독거림)할 수 없으면, 분노격외(성난 분노가 밖으로 격하게 드러남)한다. 소양인의 노(공분하는 마음)가 최고조에 이르러 승(견디어서 억누름)하지 못 하면, 비애동중(서글픔이 안에서 움직임)한다. 소음인의 락(평안해지려는 본성)이 최고조에 이르러 성(마무리되어 조정함)하지 못 하면, 희호부정(불안을 해소하려 개인적인 기호에 대한 집착이 끝이 없음)한다. 태음인의 희(충족감을 느끼려는 마음)가 최고조에 이르러 복(억누르고 제어함)하지 못 하면, 치락무염(많은 것을 즐기려하며 적당한 선에서 그치지 못함)한다.

이처럼 감정(성정)이 동요하는 것은 (그 해로운 정도가) 칼로 몸의 주요 장기를 자르는 것과 같으니, 감정이 크게 한 차례 동요하면 십 년이 지나도 회복되기 어렵다. 이는 죽고 사는 것, 요절하고 장수하는 것의 기본적인 기전이니 꼭 알아야 한다.

* 사단22는 두 개의 부분으로 나눌 수 있다. 사단22-1(1~5)은 애노희락 (哀怒喜樂) 성정(性情) 사이의 관계를 제시하고, 사단22-2(6~11)는 사 상인(四象人)에서 애노희락(哀怒喜樂)이 과도(過度)했을 경우 건강에 미치는 영향을 설명한다.

* 사단22-1에서 『동의수세보원』의 세 번째 핵심 이론(3. 同類 性情간 成 資의 법칙)을 제시한다.
– 동일한 음양(陰陽) 속성인 경우 성정(性情)은 서로를 강화시킨다.
– 애노(哀怒)는 양(陽)에 속한다(사단15). 애성(哀性)은 노정(怒情)을, 노 성(怒性)은 애정(哀情)을 상성(相成)한다(사단22-1).
– 희락(喜樂)은 음(陰)에 속한다(사단16). 희성(喜性)은 락정(樂情)을, 락 성(樂性)은 희정(喜情)을 상자(相資)한다(사단22-1).
– 태양인의 강(强)한 애성(哀性)은 노정(怒情)을 성(成)하며 강(强)하게 하며, 약(弱)한 희성(喜性)의 자(資) 부족으로 락정(樂情)이 약(弱)해진 다.

* 사단22-2에서 사상인(四象人)의 본성과 감정을 제어하지 못하여 과도할 경우 10년 치 수명을 잃는다고 제시하는데, 사단18 및 사상인변증 22와 유사한 내용이다.

* 앞에서 설명된 사상인의 성정과 장부의 상호 작용을 태양인 기준으로 정리하면 아래 그림과 같다. 기전과 관련된 번호는 사단론(사단)의 조문 번호이다.

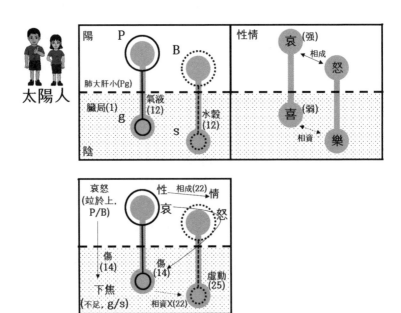

사단23

太少陰陽之臟局短長 陰陽之變化也
태 소 음 양 지 장 국 단 장 음 양 지 변 화 야

天稟之已定 固無可論 天稟已定之外 又有短長
천 품 지 이 정 고 무 가 론 천 품 이 정 지 외 우 유 단 장
而不全其天稟者 則人事之修不修 而命之傾也 不可不愼也
이 부 전 기 천 품 자 즉 인 사 지 수 불 수 이 명 지 경 야 불 가 불 신 야

[직역]

태양 · 소양 · 소음 · 태음의 장국(臟局)이 장단(長短)을 지니는 것은 음양이 변화하며 이뤄진 것이다. 천품이 이미 정해져 있다는 것은 본래 논의할 만한 것도 없다. 이미 정해진 천품 이외에 다시 장단이 있어서 그 천품을 온전히 갖추지 못하게 된 것은, 바로 인사를 잘 닦거나 그러지 못하여 명(命)이 기운 것으로 삼가지 않을 수 없다.

- 臟局短長(장국단장): 사상인 장부의 대소를 의미한다. 예를 들어, 태양인의 폐대간소.
- 已定(이정): 태어날 때 이미 정해지게 된 것을 말한다.
- 天稟已定之外 又有短長(천품이정지외 우유단장): 단순히 유전적 결정론이나 운명론을 넘어서 인간이 노력해야 할 부분이 있음을 이야기하는 것으로, 인사(人事: 일반적인 사회생활)에서 사람에게 필요한 스

스로의 수(修: 노력)이다.

[통역]

사상인의 장국장단(타고난 생병리 특성)은, 음양의 변화(자연의 변화처럼 기본이 되는 이론)이다.

타고날 때 이미 (장단이) 정해져 있는 것처럼 타고나지 않은 것에도 또한 장단(잘하는 것과 못하는 것)이 있어서, 타고난 것도 온전히 (발휘하지) 못하는 경우도 있다. 이는 인사(일반적인 사회생활)에서의 수양(자신의 약한 부분을 찾아서 개선하려 노력함)의 부족 때문에 본성까지 잘못되는 것이니, 몸가짐과 언행에 매우 조심해야 한다.

* 사단23은 사단22를 요약하는 것으로, 사단4와 유사한 내용이다.

* 사단23에서 『동의수세보원』의 네 번째 핵심 이론(4. 天稟已定 人事修慎)을 강조한다.

 - 타고난 것(臟局短長, 天稟)은 바꿀 수 없지만(陰陽之變化, 已定), 타고난 것을 온전히 발휘하기 위해서는 요 · 순(堯舜)을 본받아 인사(人事)에서 수양하고 몸가짐과 언행을 조심해야 한다(확충론).

 - 이는 로버트 클로닌저(Robert Cloninger)의 생물심리학적 인성론에서 강조하고 있는 기질(temperament)의 이해와 인성 증진

(character development)으로 재해석될 수 있으며, 기질 및 성격검사 (Temperament and Character Inventory)를 사용해 임상에 활용할 수 있다.

사단24

太陽人怒 以一人之怒 而怒千萬人 其怒無術於千萬人
태 양 인 노 이 일 인 지 노 이 노 천 만 인 기 노 무 술 어 천 만 인
則必難堪千萬人也
즉 필 난 감 천 만 인 야

少陰人喜 以一人之喜 而喜千萬人 其喜無術於千萬人
소 음 인 희 이 일 인 지 희 이 희 천 만 인 기 희 무 술 어 천 만 인
則必難堪千萬人也
즉 필 난 감 천 만 인 야

少陽人哀 以一人之哀 而哀千萬人 其哀無術於千萬人
소 양 인 애 이 일 인 지 애 이 애 천 만 인 기 애 무 술 어 천 만 인
則必難堪千萬人也
즉 필 난 감 천 만 인 야

太陰人樂 以一人之樂 而樂千萬人 其樂無術於千萬人
태 음 인 락 이 일 인 지 락 이 락 천 만 인 기 락 무 술 어 천 만 인
則必難堪千萬人也
즉 필 난 감 천 만 인 야

[직역]

태양인의 노(怒)는 한 사람의 노로 천만 사람을 노하게 한다. 그 노가 천
만 사람에 대해 심술(心術)을 갖고 있지 않다면 반드시 천만 사람을 감
당하기 어려울 것이다.

소음인의 희(喜)는 한 사람의 희로 천만 사람을 희하게 한다. 그 희가 천
만 사람에 대해 심술을 갖고 있지 않다면 반드시 천만 사람을 감당할 수

없을 것이다.

소양인의 애(哀)는 한 사람의 애로 천만 사람을 애하게 한다. 그 애가 천만 사람에 대해 심술을 갖고 있지 않다면 반드시 천만 사람을 감당할 수 없을 것이다.

태음인의 락(樂)은 한 사람의 락으로 천만 사람을 락하게 한다. 그 락이 천만 사람에 대해 심술을 갖고 있지 않다면 반드시 천만 사람을 감당할 수 없을 것이다.

- 無術於千萬人(무술어천만인): '술(術)'은 A를 할 방법, 다가서는 방법을 말한다. 천만인에게 다가설 방법이 없다면, 또는 천만인을 동조하게 할 방법이 없다면, 아무리 영향력이 크더라도 쓸모가 없을 것이다. 예를 들어, 아이돌 그룹이 많은 일반 대중이 흥을 느끼게 할 수 있는 능력을 갖고 있더라도, 대중에게 전파할 방법이 없다면 쓸모가 없는 것이다. 즉 '술(術)'은 이른바 '심술(心術)'이다. 즉 마음이 지나가는 길, 마음이 전해지는 길, 마음이 나타나는 통로, 마음이 말미암아 가는 방법이다. '술(術)'은 '도경(道徑: 길)'으로 『예기』「악기(樂記)」에 "심술이 드러나다(心術形焉)"라고 했다.

- 難堪(난감): 감당할 수 없다, 당해낼 수 없다, 대적할 수 없다, 어려워하다, 답답해하다, 곤란해하다, 힘들어하다, 이러지도 저러지도 못하다, 결정하지 못하다.

태양인의 노(노정: 분노하는 감정)는 한 사람의 분노로 천만 명이 분노하게 할 수 있으나, 천만 명에게 다가설(공감시킬) 방법이 없다면 천만인을 감당할 수 없을 것이다.

소음인의 희(희정: 충족을 갈망하는 감정)는 한 사람의 충족에 대한 갈망으로 천만 명이 충족을 갈망하게 할 수 있으나, 천만 명에게 다가설(공감시킬) 방법이 없다면 천만인을 감당할 수 없을 것이다.

소양인의 애(애정: 서러워하는 감정)는 한 사람의 서러워함으로 천만 명이 서러워하게 할 수 있으나, 천만 명에게 다가설(공감시킬) 방법이 없다면 천만인을 감당할 수 없을 것이다.

태음인의 락(락정: 낙천적인 감정)은 한 사람의 낙천적임으로 천만 명이 낙천적이게 할 수 있으나, 천만 명에게 다가설(공감시킬) 방법이 없다면 천만인을 감당할 수 없을 것이다.

* 사단24는 사상인(四象人)의 정(情)이 올바르게 사용될 때 활용 가치가 있음을 제시한다.

– 태양인(太陽人)의 노정(怒情)은 세상(千萬人)에서 사용될 때 교우(交遇)와 같이 적절한 곳에 사용되면 높은 활용 가치(怒千萬人)가 있지만, 당여(黨與)와 같이 적절하지 않은 곳에 사용되면 활용 가치가 없을(無術於千萬人) 뿐만 아니라 부적절한 행동이기 때문에 사람들이 당황

(必難堪千萬人)할 것이다.

* 사단24~25의 내용은 확충5~6에서 예시와 함께 추가적인 해설이 제
  시되고 있다.

사단25

太陽少陽人 但恒戒哀怒之過度 而不可强做喜樂 虛動不及也
태 양 소 양 인 단 항 계 애 노 지 과 도 이 불 가 강 주 희 락 허 동 불 급 야

若强做喜樂 而煩數之 則喜樂不出於眞情 而哀怒益偏也
약 강 주 희 락 이 번 삭 지 즉 희 락 불 출 어 진 정 이 애 노 익 편 야

太陰少陰人 但恒戒喜樂之過度 而不可强做哀怒 虛動不及也
태 음 소 음 인 단 항 계 희 락 지 과 도 이 불 가 강 주 애 노 허 동 불 급 야

若强做哀怒 而煩數之 則哀怒 不出於眞情 而喜樂益偏也
약 강 주 애 노 이 번 삭 지 즉 애 노 불 출 어 진 정 이 희 락 익 편 야

[직역]

태양인과 소양인은 다만 애(哀)·노(怒)가 과도할까 경계할 뿐이지 억지로 희(喜)·락(樂)을 지어서 미치지 않는 것을 공허하게 발동해서는 안된다. 만일 억지로 희·락을 짓고 그것을 자주 한다면 희·락은 진정에서 나오지 않을 것이요 애·노는 더욱 치우쳐질 것이다.

태음인과 소음인은 다만 희(喜)·락(樂)이 과도할까 경계할 뿐이지 억지로 애(哀)·노(怒)를 지어서 미치지 않는 것을 공허하게 발동해서는 안된다. 만일 억지로 애·노를 짓고 그것을 자주 한다면 애·노는 진정에서 나오지 않을 것이요 희·락은 더욱 치우쳐질 것이다.

- 虛動(허동): 공허하게 감정을 외부로 드러낸다. 실동(實動)의 반대말
  이다.

- 虛動不及(허동불급): 미치지 못하는 것을 헛되이 또는 알맹이 없이 망
  령되게 발동한다.

- 煩數(번삭): 번거롭게 자주 하다. 자신이 감당할 수 있는 것보다 감정
  이 더 자주, 크게 드러나거나, 생기도록 함을 의미한다. 사단21에서는
  '번(煩)'으로 사용되었다.

- 益偏(익편): 더욱 편협해진다. 더욱 한쪽으로 치우치다.

[통역]

태양인과 소양인은 애노(분노하고 서러워하는 감정)가 과도하지 않도록
항상 조심해야 하고, 없는 희락(낙천적이고 충족을 갈망하는 감정)은 억
지로 만들어 공허하게 발동되지 않도록 한다. 만약 억지로 희락을 너무
자주 만든다면, 진짜 감정으로서의 희락은 없고 애노만 더욱 많아질 것
이다.

태음인과 소음인은 희락(낙천적이고 충족을 갈망하는 감정)이 과도하지
않도록 항상 조심해야 하고, 없는 애노(분노하고 서러워하는 감정)는 억
지로 만들어 공허하게 발동되지 않도록 한다. 만약 억지로 애노를 너무
자주 만든다면, 진짜 감정으로서의 애노는 없고 희락만 더욱 많아질 것
이다.

* 사단25에서 과도(過度)하게도 억지(强做/虛動)로도 하지 말라고 경계하고 있으며, 억지로 쥐어짤 경우 부작용만 심해질 것이라고 말한다.

* 사단25에서 설명된 내용을 태양인과 태음인을 기준으로 정리하면 아래 그림과 같다.

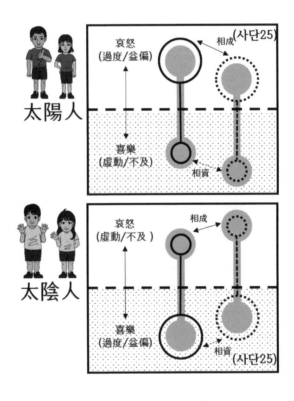

사단26

喜怒哀樂之未發 謂之中 發而皆中節 謂之和
희 로 애 락 지 미 발 위 지 중 발 이 개 중 절 위 지 화

喜怒哀樂未發而恒戒者 此非漸近於中者乎
희 로 애 락 미 발 이 항 계 자 차 비 점 근 어 중 자 호

喜怒哀樂已發而自反者 此非漸近於節者乎
희 로 애 락 이 발 이 자 반 자 차 비 점 근 어 절 자 호

[직역]

희로애락(喜怒哀樂)이 아직 드러나지 않은 것을 '중(中)'이라 하고, 드러
나되 모두 절도에 맞는 것을 '화(和)'라고 부른다.

희로애락이 아직 드러나지 않았는데도 항상 경계하는 것, 이것이 점차
중(中)에 가까워지는 것이 아니겠는가?

희로애락이 이미 드러났는데도 스스로 돌아오는 것, 이것이 차츰 절(節)
에 가까워지는 것이 아니겠는가?

– 未發(미발)과 已發(이발): 아직 드러나지 않은 감정과 이미 밖으로 드
  러낸 감정.

[통역]

희로애락의 감정이 아직 밖으로 드러나지 않는 것을 중(치우치지 않았음)이라 하며, 이미 밖으로 드러났지만 모두 중절(절도가 있어 과도하지 않음)한 것을 화(조화롭다)라고 한다.

희로애락의 감정이 아직 밖으로 드러나지 않았지만 항상 조심하는 것은 중(치우치지 않음)에 점차 가까워지는 것이다.

희로애락의 감정을 이미 밖으로 드러냈지만 스스로 반성하는 것은 절(절도가 있음)에 점차 가까워지는 것이다.

* 사단26에서 『중용(中庸)』을 인용하여 애노희락(哀怒喜樂)의 발현에 항상 경계하고 스스로 반성해야 함을 제시한다.

* 『중용』(제1장)에, "喜怒哀樂之未發 謂之中 發而皆中節 謂之和(희로애락지미발 위지중 발이개중절 위지화. 기쁨, 노여움, 슬픔, 즐거움이 아직 드러나지 않은 것을 중이라 하고, 드러나서 모두 절도에 맞는 것을 화라 한다)"라고 했다.

3

확충론

擴充論

확충1

太陽人 哀性遠散 而怒情促急

태양인 애성원산 이노정촉급

哀性遠散者 太陽之耳 察於天時 而哀衆人之相欺也 哀性

애성원산자 태양지이 찰어천시 이애중인지상기야 애성

非他 聽也

비타 청야

怒情促急者 太陽之脾 行於交遇 而怒別人之侮己也 怒情

노정촉급자 태양지비 행어교우 이노별인지모기야 노정

非他 怒也

비타 노야

少陽人 怒性宏抱 而哀情促急

소양인 노성굉포 이애정촉급

怒性宏抱者 少陽之目 察於世會 而怒衆人之相侮也 怒性

노성굉포자 소양지목 찰어세회 이노중인지상모야 노성

非他 視也

비타 시야

哀情促急者 少陽之肺 行於事務 而哀別人之欺己也 哀情

애정촉급자 소양지폐 행어사무 이애별인지기기야 애정

非他 哀也

비타 애야

太陰人 喜性廣張 而樂情促急
태음인 희성광장 이락정촉급

喜性廣張者 太陰之鼻 察於人倫 而喜衆人之相助也 喜性
희성광장자 태음지비 찰어인륜 이희중인지상조야 희성
非他 嗅也
비타 후야

樂情促急者 太陰之腎 行於居處 而樂別人之保己也 樂情
락정촉급자 태음지신 행어거처 이락별인지보기야 락정
非他 樂也
비타 락야

少陰人 樂性深確 而喜情促急
소음인 락성심확 이희정촉급

樂性深確者 少陰之口 察於地方 而樂衆人之相保也 樂性
락성심확자 소음지구 찰어지방 이락중인지상보야 락성
非他 味也
비타 미야

喜情促急者 少陰之肝 行於黨與 而喜別人之助己也 喜情
희정촉급자 소음지간 행어당여 이희별인지조기야 희정
非他 喜也
비타 희야

[직역]

태양인은, 애성(哀性)이 멀리 흩어지고 노정(怒情)이 다그쳐 급하다.

'애성이 멀리 흩어짐'은, 태양인은 이(耳)가 천시(天時)를 실피며 중인(衆人)이 서로 기만하는 것을 슬퍼하기 때문이다. 애성은 다른 것이 아니라 듣는 것(聽)이다.

'노정이 다그쳐 급함'은, 태양인은 비(脾)가 교우(交遇)에서 행하며 별인(別人)이 자신을 모욕하는 것을 성내기 때문이다. 노정은 다른 것이 아니라 성냄(怒)이다.

소양인은 노성(怒性)이 두루 포괄하고 애정(哀情)이 다그쳐 급하다.

'노성이 두루 포괄함'은, 소양인은 목(目)이 세회(世會)를 살피며 중인이 서로 모욕함을 성내기 때문이다. 노성은 다른 것이 아니라 봄(視)이다.

'애정이 다그쳐 급함'은, 소양인은 폐(肺)가 사무(事務)에서 행하며 별인이 자신을 기만함을 슬퍼하기 때문이다. 애정은 다른 것이 아니라 슬퍼함(哀)이다.

태음인은 희성(喜性)이 널리 펼치고 락정(樂情)이 다그쳐 급하다.

'희성이 널리 펼침'은, 태음인은 비(鼻)가 인륜(人倫)을 살피고 중인이 서로 돕는 것을 기뻐하기 때문이다. 희성은 다른 것이 아니라 냄새 맡음(嗅)이다.

'락정이 다그쳐 급함'은, 태음인은 신(腎)이 거처(居處)에서 행하며 별인이 자신을 보호함을 즐거워하기 때문이다. 락정은 다른 것이 아니라 즐거워함(樂)이다.

소음인은, 락성(樂性)이 깊이 확실하고 희정(喜情)이 다그쳐 급하다.

'락성이 깊이 확실함'은, 소음인은 구(口)가 지방(地方)을 살피되 중인이 보호함을 즐거워하기 때문이다. 락성은 다른 것이 아니라 맛봄(味)이다.

'희정이 다그쳐 급함'은, 소음인은 간(肝)이 당여(黨與)에서 행하며 별인이 자신을 돕는 것을 기뻐하기 때문이다. 희정은 다른 것이 아니라 기쁨(喜)이다.

– 哀性遠散 而怒情促急(애성원산 이노정촉급): '애성이 원산하고 노정이 촉급하다'보다는 '밖으로 퍼져 흩어지는 성질을 지닌 가련하게 여기는 본성과 급박하게 드러나는 분노의 감정'으로 해석하는 것이 이해하기에 용이하다. 본문에서의 성(性)은 하늘(天)에서 타고나거나 부여받은 본성, 천기(세상의 이치)이며, '정(情)'은 몸속의 장부들이 담당하면서 내 몸을 통해 구체적으로 발현되는 것을 의미다.

– 遠散(원산), 宏抱(굉포), 廣張(광장), 深確(심확): 장부의 대소가 만들어지는 생리적 기전을 설명하는 단어로, 각각 멀리 퍼져나가며, 널리(드넓게) 감싸 안으며, 넓게 확장되며, 깊고 확고하다를 의미한다.

– 聽也(청야) : 귀로 듣는다, 귀로 들음이다.

– 怒也(노야): '노여워함', '화를 내는 것'으로, '화를 낸다'가 아니다.

– 衆人(중인): 대중, 보통 사람들.

– 別人(별인): 다른 사람들, 타인.

– 哀(애): 슬프다, 가엽다, 불쌍히 여기다, 사랑하다, 애처롭다. '애(哀)'를 단순히 개인적인 '슬픔'이라고 해석하면 안 되고, 대중을 향한 '仁'(어짐)으로서의 가엽게 여긴다는 의미로 해석되어야 한다. 관련된 단어

로, '비(悲)'는 슬프다, 비애, 서럽다, 마음이 편치 않다, 마음이 아파하
다, 동정, 가여워함의 의미를 지니며, '비애(悲哀)'는 슬픔과 설움, 슬퍼
하고 서러워함을 의미한다.

- 怒(노): 성내다, 화내다, 힘쓰다, 떨쳐 일어나다. 『황제내경』이나 일상
  생활에서는 개인적으로 느끼는 감정으로서의 화냄을 의미하지만, 본
  문의 번역에 사용된 '공분(公憤)'은 대중의 분노, 또는 공적인 일로 느
  끼는 분노를 의미한다.

- 喜(희): 기쁘다. 즐거워하다. 행복, 웃음. 원하던 일이 이루어지거나 바
  라던 욕구가 충족되어 마음이 만족스럽고, 흐뭇하고, 흡족해한다.

- 樂(락): 소유한 것을 즐기다. 기분이 좋음. 인생이 즐겁고 세상이 밝고
  좋다. 구애받지 않고 즐기는 것. 생사고락(生死苦樂)에서 고생(苦)의
  반대말로서의 평안함과 무탈함, 별다른 문제가 없음, 안정감을 뜻함.

[통역]

태양인의 애성(가련하게 여기는 본성)은 원산(밖으로 멀리 퍼져 흩어짐)
하며, 노정(분노하는 감정적 표현)은 촉급(매우 급박하게 드러남)하다.
애성원산(멀리 퍼져나가는 성질의 가련하게 여김)은, 태양인의 이(귀)가
천시(세상이 돌아가는 것)를 (들어서) 살펴볼 때 보통 사람들이 (공정하
지 않게) 서로 속이는 것을 불쌍해하는 것이다. 애성은 다른 게 아니라
(天機(천기)를 받아들임에) 듣는다는 것이다. 노정촉급(급박하게 드러나

는 분노하는 감정)은, 태양인의 비장이 교우(사회적 교우와 사귐)를 할 때 다른 사람들이 자신을 업신여기는 것에 분노하는 것이다. 노정은 다른 게 아니라 (人事(인사)에서의 감정적인) 분노를 말한다.

소양인의 노성(공분의 본성)은 굉포(드넓게 감싸 안음)하며, 애정(슬퍼하는 감정적 표현)은 촉급(매우 급박하게 드러남)하다. 노성굉포(드넓게 감싸 안는 공분은)는 소양인의 목(눈)이 세회(사회생활 또는 사회가 돌아가는 것)를 (보아서) 살펴볼 때 보통 사람들이 (서로를 가련해하지 않고) 서로를 깔보는 것에 공분을 갖는 것이다. 노성은 다른 게 아니라 (天機를 받아들임에) 본다는 것이다. 애정촉급(급박하게 드러나는 서러움)은, 소양인의 폐장이 사무(사회적 활동의 진행)를 할 때 다른 사람들이 자신을 속이는 것에 서러워하는 것이다. 애정은 다른 게 아니라 (人事에서의 감정적인) 서러워함을 말한다.

태음인의 희성(갖고 즐기려는 본성)은 광장(매우 넓게 펼쳐짐)하며, 락정(낙천적인 감정적 표현)은 촉급(매우 급박하게 드러남)하다. 희성광장(넓게 펼쳐져 갖고 즐기려는 본성)은 태음인의 비(코)가 인륜(사람들의 생활에서의 상호관계)을 (냄새 맡아서) 살펴볼 때 보통 사람들이 (관계에서의 공경과 의리를 지켜서) 서로 도와주는 것을 받아서 즐기는 것이다. 희성은 다른 게 아니라 (天機를 받아들임에) 냄새를 맡음이다. 락정촉급(급박하게 드러나는 낙천적임)은, 태음인의 간장이 거처(터를 잡은 동네에서 생활함)를 할 때 다른 사람들이 나를 지켜주니 낙천적으로 생각하는 감정들이다. 락정은 다른 게 아니라 (人事에서의 감정적인) 낙천적임(좋고 밝게 생각함)을 말한다.

소음인의 락성(평안해지려는 본성)은 심확(대단히 깊고 견고함)하며, 희정(충족감을 추구하는 감정적 표현)은 촉급(매우 급박하게 드러남)하다. 락성심확(대단히 견고한 평안해지려는 본성)은 소음인의 구(입)가 지방(작은 지방 동네에서의 삶)을 (맛을 보아서) 살펴볼 때 보통 사람들이 (친숙하게 서로 아는 사이로서) 서로 지켜주는 것에서 느껴지는 익숙한 안정감이다. 락성은 다른 게 아니라 (天機를 받아들임에) 맛을 보는 것이다. 희정촉급(급박하게 드러나는 충족의 갈망)은, 소음인의 신장이 당여(친근한 일족과의 어울림)를 할 때 다른 사람들이 나를 도와주는 것에 대해 충족되어 만족하고자 하는 감정들이다. 희정은 다른 게 아니라 (人事에서의 감정적인) 흡족해하는 감정을 말한다.

* 사상인의 성(性)과 정(情)을 구체적으로 정의하고 있다. 성(性)은 성명 3에 설명된 청시후미(聽視嗅味)로서 천기(天機: 天時, 世會, 人倫, 地方)의 변화를 감지하고 몸으로 받아들이는 것을 의미한다. 정(情)은 사단10에서 처음 나온 노애락희(怒哀樂喜)라는 외부로 드러나는 감정을 의미한다.

* 확충론(擴充論, 17條)에서는 성명론과 사단론의 내용을 확충하였으며, 『동의수세보원』 고유의 마음 및 심리적 특성과 핵심 이론들에 대한 설

명을 제시한다. 『동의수세보원』의 생리심리사회적 의학(bio-psycho-social medicine)의 특징이 명확히 드러난다.

* 확충1은 성명론(性命論)과 사단론(四端論)에 제시되었던 이론들을 모아서 설명한 것으로, 성명1~5, 사단10, 사단22 등을 참고한다.

* 『황제내경』에서의 감정은 내 몸속에서의 변화에 관심을 갖고 있으며, 감정에 의한 기(氣)의 변화와 움직임을 설명한다. 이와 다르게 『동의수세보원』에서의 감정은 유가(儒家)에서의 감정으로 본성(性)이 드러나는 것(情)을 의미하며, 사회적인 관계 속에서 발생하는 심리적 반응이다.

* 인의예지(仁義禮智)와 애노희락(哀怒喜樂), 즉 성(性)과 정(情)의 상호 관계는 다음과 같이 풀어 설명하면 이해가 용이하다.

- 태양인(太陽人)에서의 인(仁, benevolence)과 애(哀, sorrow) 사이의 상관성은, '태양인은 그들의 자기초월적 인류애가 펼쳐지지 못하면 슬퍼지게 된다'로 설명할 수 있다.

- 소양인(少陽人)의 노(怒, anger)와 의(義, righteousness, fairness)는 '소양인은 자아실현이 억압받거나 봉쇄되면 화나게 되는데, 이는 공평함으로 관리될 수 있다'로 설명할 수 있다.

- 태음인(太陰人)의 희(喜, gladness)와 예(禮, courtesy)는 '사회적 인정과 상호 작용은 예절을 매개로 얻을 수 있는데, 태음인이 자신이 원하

는 것을 얻게 되어 기뻐한다'로 설명할 수 있다.

- 소음인(少陰人)의 락(樂, enjoyment)과 지(智, wisdom)에 대해서는 '불안과 걱정, 두려움은 지혜로 덜어낼 수 있는데, 소음인이 그 안에서 평안해한다'로 설명할 수 있다.

- 사단을 의학적으로 재해석한 이제마에 있어서 인의예지(仁義禮智) 와 애노희락(哀怒喜樂)은, 기질의 생물학적, 유전학적 기전을 제시한 로버트 클로닌저(Robert Cloninger)의 생물심리학적 인성론에서 각 각 Persistence, Novelty-Seeking, Reward-Dependence, Harm-Avoidance로 재해석될 수 있다.

확충2

太陽之耳 能廣博於天時 而太陽之鼻 不能廣博於人倫
태 양 지 이 능 광 박 어 천 시 이 태 양 지 비 불 능 광 박 어 인 륜

太陰之鼻 能廣博於人倫 而太陰之耳 不能廣博於天時
태 음 지 비 능 광 박 어 인 륜 이 태 음 지 이 불 능 광 박 어 천 시

少陽之目 能廣博於世會 而少陽之口 不能廣博於地方
소 양 지 목 능 광 박 어 세 회 이 소 양 지 구 불 능 광 박 어 지 방

少陰之口 能廣博於地方 而少陰之目 不能廣博於世會
소 음 지 구 능 광 박 어 지 방 이 소 음 지 목 불 능 광 박 어 세 회

[직역]

태양은, 이(耳)가 능히 천시(天時)에 널리 통하지만, 비(鼻)는 능히 인륜(人倫)에 널리 통하지는 못한다.

태음은, 비(鼻)가 능히 인륜에 널리 통하지만, 이(耳)는 능히 천시에 널리 통하지는 못한다.

소양은, 목(目)이 능히 세회(世會)에 널리 통하지만, 구(口)는 능히 지방(地方)에 널리 통하지는 못한다.

소음은, 구(口)가 능히 지방에 널리 통하지만, 목(目)은 능히 세회에 널리 통하지는 못한다.

- 확충1과 확충11~15에서는 '태양인(太陽人)'과 같이 사상인의 명칭으로서 '인(人)'이 함께 사용되었지만, 확충2~10와 확충16~17에서는 '태양(太陽)'과 같이 '인(人)'이 없이 사용되었다. 이러한 특징이 가장 명확히 대조적으로 드러나는 구절은 확충10과 확충11이다. 확충10에서는 '태양지인(太陽之人)'이라는 단어를 사용하였지만, 바로 다음으로 연결되는 확충11에서는 '태양인(太陽人)'이라는 단어를 사용하였다. 이를 근거로 '태양인(太陽人)'과 '태양지인(太陽之人)'을 구별하여 해설한다.

- 太陽之耳(태양지이): 'A之B'의 구문으로, 'A는, B가'로 해석하기에 '태양은, 귀가' 또는 '태양이 발현된 귀는'으로 풀이된다. '태양은, 귀가 …'로 해석하면, '태양'이라는 고유한 별개 속성이 따로 있으며, 이러한 속성이 구현된 부위의 역할을 설명하고 있는 구절이 된다. 기존에는, '태양'을 '태양인'의 단축된 표현인 것으로 추정하고, '태양인의 귀는 …'으로 해석하여 사상인의 특정 부위가 가진 역할이나 기능을 설명하는 구절로 해설하여 왔다.

- 廣博(광박): 넓게 박식하다, 두루 안다, 두루 통달하다, 원리가 통용된다. A를 잘 안다.

[통역]

(확충1에 이어서,) 태양이 발현된 이(귀)는 천시(세상의 소문과 대세)는 잘 알지만, 태양이 발현된 코는 인륜(주변 사람들 간의 인간관계)은 잘

모른다.

태음이 발현된 목(코)은 인륜(주변 사람들 간의 인간관계)은 잘 알지만,

태음이 발현된 귀는 천시(세상의 소문과 대세)는 잘 모른다.

소양이 발현된 비(눈)는 세회(사회적인 만남과 활동들)를 잘 알지만, 소

양이 발현된 입은 지방(내 주변의 구체적 상황)은 잘 모른다.

소음이 발현된 구(입)는 지방(내 주변의 구체적 상황)은 잘 알지만, 소음

이 발현된 눈은 세회(사회적인 만남과 활동들)를 잘 모른다.

* 확충2에서 확충1의 성(性) 부분에 대한 추가 설명이 제시되었다.

* 확충2~6에서는 확충1에서 제시한 사상인(四象人)의 천기(天機)와 인

   사(人事) 특성에 대한 추가 설명을 제시하는 것으로, 사상(四象)이 발

   현될 때의 특성을 해설하고 있다.

* 사상(四象) 특성이 발현되는 것은, 사상인(四象人)의 장국(臟局) 대소

   (大小)에 따른 천기(天機)의 장단(長短)으로 설명될 수 있다. 큰 장부

   (臟腑)에 해당되는 천기(天機, 얼굴의 기관)는 잘 알기에 재능이나 장

   점으로 기능하고, 작은 장부(臟腑)에 해당되는 천기(天機, 얼굴의 기

   관)는 잘 모르기에 취약점 또는 단점으로 기능한다. 예를 들어, 태양인

   (太陽人)은 폐장(肺臟)이 크고, 간장(肝臟)이 작다. 폐장(肺臟)이 크기

   에 귀로 받아들이는 천시(天時)는 잘 알지만, 간장(肝臟)이 작기에 코

   로 받아들이는 인륜(人倫)은 잘 모른다.

확충3

太陽之脾 能勇統於交遇 而太陽之肝 不能雅立於黨與
태 양 지 비 능 용 통 어 교 우 이 태 양 지 간 불 능 아 립 어 당 여

少陰之肝 能雅立於黨與 而少陰之脾 不能勇統於交遇
소 음 지 간 능 아 립 어 당 여 이 소 음 지 비 불 능 용 통 어 교 우

少陽之肺 能敏達於事務 而少陽之腎 不能恒定於居處
소 양 지 폐 능 민 달 어 사 무 이 소 양 지 신 불 능 항 정 어 거 처

太陰之腎 能恒定於居處 而太陰之肺 不能敏達於事務
태 음 지 신 능 항 정 어 거 처 이 태 음 지 폐 불 능 민 달 어 사 무

[직역]

태양은, 비(脾)가 능히 교우(交遇)를 과감하게 통제하나, 간(肝)은 능히 당여(黨與)와 우아하게 서지는 못한다.

소음은, 간(肝)이 능히 당여와 우아하게 서지만, 비(脾)는 능히 교우를 과감하게 통제하지는 못한다.

소양은, 폐(肺)가 능히 사무(事務)에 민첩하게 통달하나, 신(腎)은 능히 거처(居處)에 한결같이 정주(定住)하지는 못한다.

태음은, 신(腎)이 능히 거처에 한결같이 정주하나, 폐(肺)는 사무에 민첩하게 통달하지는 못한다.

– 勇統(용통): 용감(과감)하게 제어한다는 의미로, '교우(交遇)'를 관리함
  에 필요한 재능이다.
– 雅立(아립): 반듯하게 서다, 자신의 자리를 찾아서 역할을 다한다는.
  '당여(黨與)'에 있어서 또는 당여와 함께 할 때 자신의 모습을 우아하게
  유지하면서 함께 할 수 있다는 의미이다.
– 敏達(민달): 총명하여 민첩하게, 재빠르게 통달하다는 의미로, '사무
  (事務)'에 필요한 재능이다.
– 恒定(항정): 정주(定住) 또는 흔들림 없이 항상 편안하게 안정되어 있
  다는 의미로, '거처(居處)'에 필요한 재능이다.

[통역]

(확충1에 이어서,) 태양이 발현된 비장은 교우(사회적 교우와 사귐)를 잘
관리할 수 있지만, 태양이 발현된 간장은 당여(친근한 일족과의 어울림)
에서 자신에게 맞는 자리는 못 찾는다.

소음이 발현된 간장은 당여(친근한 일족과의 어울림)에서 자신의 자리
는 잘 찾으나, 소음이 발현된 비장은 교우(사회적 교우와 사귐)를 관리하
지 못한다.

소양이 발현된 폐장은 사무(사회 활동의 진행)에서는 총명하고 막힘이
없지만, 소양이 발현된 신장은 거처(터 삽은 동네에서의 생활)에서 인정
되게 자리 잡지 못한다.

태음이 발현된 신장은 거처(터 잡은 동네에서의 생활)에서 안정되게 자리를 잡는 것을 잘하지만, 태음이 발현된 폐장은 사무(사회 활동의 진행)에 대해서 총명하지 못하며 막힘이 있다.

* 확충3에서 확충1의 정(情) 부분에 대한 확장된 논리를 제시한다.

* 사상인(四象人)의 장국(臟局) 대소(大小)에 따른 인사(人事)의 잘하고 못함을 사상(四象)의 특성을 사용하여 해설한다. 예를 들어, 태양인(太陽人)은 폐장(肺臟)이 크고 간장(肝臟)이 작다. 태양인에 있어서 타고난 본성(性, 天機)인 폐장(肺臟)이 크니, 외부로 드러나는 것(情, 人事)에서는 짝이 되는 비장(脾臟)에 해당하는 교우(交遇)는 장점이 되고, 타고난 본성에서 간장(肝臟)이 작으니 그냥 간장(肝臟)에 해당하는 당여(黨與)는 단점이 된다. 확충5에서 추가적으로 상세히 설명하고 있으니 이를 참고한다.

* 확충3의 이해에 성명6의 '事務克修也 交遇克成也 黨與克整也 居處克治也(사무극수야 교우극성야 당여극정야 거처극치야)'를 참고한다.

확충4

太陽之聽 能廣博於天時 故太陽之神 充足於頭腦 而歸肺者大也
태양지청 능광박어천시 고태양지신 충족어두뇌 이귀폐자대야

太陽之嗅 不能廣博於人倫 故太陽之血 不充足於腰脊
태양지후 불능광박어인륜 고태양지혈 불충족어요척

而歸肝者小也
이귀간자소야

太陰之嗅 能廣博於人倫 故太陰之血 充足於腰脊 而歸肝者大也
태음지후 능광박어인륜 고태음지혈 충족어요척 이귀간자대야

太陰之聽 不能廣博於天時 故太陰之神 不充足於頭腦
태음지청 불능광박어천시 고태음지신 불충족어두뇌

而歸肺者小也
이귀폐자소야

少陽之視 能廣博於世會 故少陽之氣 充足於背膂 而歸脾者大也
소양지시 능광박어세회 고소양지기 충족어배려 이귀비자대야

少陽之味 不能廣博於地方 故少陽之精 不充足於膀胱
소양지미 불능광박어지방 고소양지정 불충족어방광

而歸腎者小也
이귀신자소야

少陰之味 能廣博於地方 故少陰之精 充足於膀胱 而歸腎者大也
소음지미 능광박어지방 고소음지정 충족어방광 이귀신자대야

少陰之視 不能廣博於世會 故少陰之氣 不充足於背膂
소음지시 불능광박어세회 고소음지기 불충족어배려

而歸脾者小也
이귀비자소야

[직역]

태양은, 청(聽)이 능히 천시(天時)에 널리 통하므로 신(神)이 두뇌를 채

워서 폐(肺)로 돌아가는 것이 크다. 태양은, 후(嗅)가 능히 인륜(人倫)에 널리 통하지는 못하므로 혈(血)이 요척(腰脊)을 채우지 못하여 간(肝)으로 돌아가는 것은 작다.

태음은, 후(嗅)가 능히 인륜에 널리 통하므로 혈이 요척을 채워서 간으로 돌아가는 것이 크다. 태음은, 청(聽)이 능히 천시에 널리 통하지 못하므로 신(神)이 두뇌를 채우지 못하여 폐(肺)로 돌아가는 것이 작다.

소양은, 시(視)가 능히 세회(世會)에 널리 통하지 못하므로 기(氣)가 배려(背膂)를 채워서 비(脾)로 돌아가는 것이 크다. 소양은, 미(味)가 능히 지방(地方)에 널리 통하지 못하므로 정(精)이 방광(膀胱)을 채우지 못하여 신(腎)으로 돌아가는 것이 작다.

소음은, 미(味)가 능히 지방에 널리 통하므로 정(精)이 방광(膀胱)을 채워서 신(腎)으로 돌아가는 것이 크다. 소음은, 시(視)가 능히 세회에 널리 통하지 못하므로 기(氣)가 배려(背膂)를 채우지 못하여 비(脾)로 돌아가는 것이 작다.

‒ 廣博(광박): 드넓다, 매우 좋다.

‒ 學/問/思/辨(학/문/사/변): 가르치고 배우고, 묻고, 생각하고 사색하며, 분별해 밝힌다. 학문사변행(學問思辨行)은 성실하게 학문하는 자세에 대한 『중용(中庸)』의 언급으로, 박학(博學: 널리 배우고), 심문(審問: 자세히 살펴 묻고), 신사(愼思: 신중하게 생각하고), 명변(明辨: 분

명하게 분별하다), 독행(篤行: 독실하게 행동한다)의 의미이다(장부12

참고). 『중용』(제20장)에 "博學之 審問之 愼思之 明辨之 篤行之 有弗

學 學之弗能弗措也 有弗問 問之弗知弗措也 有弗思 思之弗得弗措

也 有弗辨 辨之弗明弗措也 有弗行 行之弗篤弗措也(박학지 심문지

신사지 명변지 독행지 유불학 학지불능부조야 유불문 문지부지부조야

유불사 사지부득부조야 유불변 변지불명부조야 유불행 행지부독부조

야. 널리 배우고 자세히 물으며 신중하게 생각하고 분명하게 분별하며

독실하게 행동하라. 배우지 않은 것이 있으면 배우되 능하지 않으면 그

만두지 말라. 묻지 않은 것이 있으면 묻되 알지 못하면 그만두지 말라.

생각하지 않은 것이 있으면 생각하되 이해하지 못하면 그만두지 말라.

분별하지 못한 것이 있으면 분별하되 분명하지 않으면 그만두지 말라.

행하지 않은 것이 있으면 행하되 독실하지 않으면 그만두지 말라)"라고

했다.

- 充足(충족): 충분하게 채워 넣다.

[통역]

(확중2에 이어서,) 태양이 (강하게) 발현된 청(듣는 것)은 천시(세상의 소

문과 대세)에 광박(매우 잘함)하므로 태양의 신(총명함)은 두뇌에 충족

(충분히 채움)하고 폐장으로 돌아가는 깃이 크다. 태양이 (약하게) 발현

된 취(냄새 맡음)는 인륜(주변 사람들 간의 인간관계)에는 광박(매우 잘

함)하지 못하므로 태양의 혈(에너지와 활력으로서의 피)이 요척(허리뼈 부위)을 충분히 채우지 못하여 간장으로 돌아가는 것이 작다.

태음이 (강하게) 발현된 취(냄새 맡음)는 인륜(주변 사람들 간의 인간관계)에 광박(매우 잘함)하므로 태음의 혈(에너지와 활력으로서의 피)은 요척(허리뼈 부위)을 충분히 채우고 간장으로 돌아가는 것이 크다. 태음이 (약하게) 발현된 청(듣는 것)은 천시(세상의 소문과 대세)에는 광박(매우 잘함)하지 못하므로 태음의 신(총명함)이 두뇌를 충분히 채우지 못하여 폐장으로 돌아가는 것이 작다.

소양이 (강하게) 발현된 시(보는 것)는 세회(사회적인 만남과 활동들)에 광박(매우 잘함)하므로 소양의 기(힘찬 기운)는 배려(등뼈와 근육 부위)를 충분히 채우고 비장으로 돌아가는 것이 크다. 소양이 (약하게) 발현된 미(맛보는 것)는 지방(내 주변의 구체적 상황)에는 광박(매우 잘함)하지 못하므로 소양의 정(정제되어 가장 좋은 체액)이 방광(궁둥이 부위)을 충분히 채우지 못하여 신장으로 돌아가는 것이 작다.

소음이 (강하게) 발현된 미(맛보는 것)는 지방(내 주변의 구체적 상황)에 광박(매우 잘함)하므로 소음의 정(정제되어 가장 좋은 체액)은 방광(궁둥이 부위)을 충분히 채우고 신장으로도 들어가는 것이 크다. 소음이 (약하게) 발현된 시(보는 것)는 세회(사회적인 만남과 활동들)에 광박(매우 잘함)하지 못하므로 소음의 기(힘찬 기운)는 배려(등뼈와 근육 부위)를 충분히 채우지 못하여 비장으로 돌아가는 것이 작다.

* 확충4에서는 확충1와 확충2의 성(性) 부분에 대한 추가 설명이 제시되었다. 확충4의 이해에는 사단10을 참고한다.

* 확충4에서는 사상인(四象人)의 병리적 특징이 나타나는 기전이 설명된다. 태양인은 혈(血)이 부족하고 간장(肝臟)의 기능이 약하며, 태음인은 신(神)이 부족하고 폐장(肺臟)의 기능이 약하며, 소양인은 정(精)이 부족하고 신장(腎臟)이 약하다. 소음인은 기(氣)가 부족하고 비장(脾臟)의 기능이 약하다. 확충4의 이해에 성명3과 장부4~7을 참고한다.

* 초본권(原人, 四統-1)의 "神安意 氣安魄 血安魂 精安志 首能伸 肱能收 腹能放 股能屈 肺安學 脾安問 肝安思 腎安辨 耳能聽 目能視 舌能言 頤能貌(신안의 기안백 혈안혼 정안지 수능신 굉능수 복능방 고능굴 폐안학 비안문 간안사 신안변 이능청 목능시 설능언 이능모)"가 내용적으로 유사하다. 신기혈정(神氣血精)이 의백혼지(意魄魂志)를 관리하며, 폐비간신(肺脾肝腎)이 학문사변(學問思辨)을 관리함을 제시하고 있다.

확충5

太陽之怒 能勇統於交遇 故交遇不侮也
태양지노 능용통어교우 고교우불모야

太陽之喜 不能雅立於黨與 故黨與侮也
태양지희 불능아립어당여 고당여모야

是故 太陽之暴怒 不在於交遇 而必在於黨與也
시고 태양지폭노 부재어교우 이필재어당여야

少陰之喜 能雅立於黨與 故黨與助也
소음지희 능아립어당여 고당여조야

少陰之怒 不能勇統於交遇 故交遇不助也
소음지노 불능용통어교우 고교우부조야

是故 少陰之浪喜 不在於黨與 而必在於交遇也
시고 소음지랑희 부재어당여 이필재어교우야

少陽之哀 能敏達於事務 故事務不欺也
소양지애 능민달어사무 고사무불기야

少陽之樂 不能恒定於居處 故居處欺也
소양지락 불능항정어거처 고거처기야

是故 少陽之暴哀 不在於事務 而必在於居處也
시고 소양지폭애 부재어사무 이필재어거처야

太陰之樂 能恒定於居處 故居處保也
태음지락 능항정어거처 고거처보야

太陰之哀 不能敏達於事務 故事務不保也
태음지애 불능민달어사무 고사무불보야

是故 太陰之浪樂 不在於居處 而必在於事務也
시고 태음지랑락 부재어거처 이필재어사무야

[직역]

태양은, 성냄(怒)이 능히 교우(交遇)를 과감하게 통제한다. 그러므로 교우가 업신여기지 않는다. 태양은, 기쁨(喜)이 능히 당여(黨與)와 우아하게 서지는 못한다. 그러므로 당여가 업신여긴다. 이런 까닭에 태양은, 함부로 성냄은 교우에 있지 않고 반드시 당여에 있다.

소음은, 기쁨(喜)이 능히 당여와 우아하게 선다. 그러므로 당여가 도와준다. 소음은, 성냄(怒)이 능히 교우를 과감하게 통제하지는 못한다. 그러므로 교우가 도와주지 않는다. 이런 까닭에 소음은, 무람없이 기쁨이 당여에 있지 않고, 반드시 교우에 있다.

소양은, 슬픔(哀)이 능히 사무(事務)에 민첩하게 통달한다. 그러므로 사무가 속이지 않는다. 소양은, 즐거움이 능히 거처(居處)에 한결같이 정주하지는 못한다. 그러므로 거처가 속인다. 이런 까닭에 소양은, 함부로 슬퍼함이 사무에 있지 않고 반드시 거처에 있다.

태음은, 즐거움(樂)이 능히 거처에 한결같이 정주한다. 그러므로 거처가 보호한다. 태음은, 슬픔(哀)이 능히 사무에 민첩하게 통달하지는 못한다. 그러므로 사무가 보호하지 않는다. 이런 까닭에 태음은 무람없이 즐거움이 거처에 있지 않고 반드시 사무에 있다.

─ 勇統(용통): '어(於)'를 고려하여 '~에 잘 쓰여진다'로 해석한다. '통(統)'은 잘 관리한다.

- 交遇不侮也(교우불모야): '교우가 모욕하지(업신여기지) 않는다'와 같이 주어+동사의 구문으로 해석한다.

- 太陽之暴怒(태양지폭노): 'A之B'로서 A와 B의 관계를 묶어준다. '태양'이 가지고 있는 여러 가지 특성 중에서 '폭노(暴怒)'라고 하는 것은.

- 不在於交遇 而必在於黨與(부재어교우 이필재어당여): '교우 때문이 아니라 당여 때문이다'라고 해석한다. '不在於A在於B'는 '이유가 A이고 B가 아니다'라고 해석한다.

- 侮(모): 모독하다, 깔보다, 얕잡다, 업신여기다. 실제로는 못해도 잘하고 있다고 생각한다.

- 助(조): 나와 같은 일족의 사람이라고 여기고 성실하게 도와주다.

- 欺(기): 속이다.

- 保(보): 속이지 않고 도와주다. 안정되어 있다.

- 暴(폭)과 浪(랑): 각각 무람없이, 과다하게, 적절하지 않게 그리고 허랑하게, 집착하여, 소모적으로의 의미로 해석된다. 통상적인 과업들을 해결하는 유용한 방법이었기에 정반대 특성의 과업을 해결하는 데도 무의식적으로 (잘못) 적용하였는데, 갑작스럽게 어려움이 닥치자 매우 크게 또는 세게 쓰이는 것을 말한다. 본문에서는 이해를 위해 각각 갑작스레, 어지럽게, 필요 이상으로 과다하다는 의미로 해석한다.

(확충3에 이어서,) 태양이 (강하게) 발현된 (애와 같은 양이기에 영향을 받아 강해진, 사단22) 노(義(공정함))에 기반을 둔 공분의 본성)는 교우 (사회적 교류와 사귐)를 용통(결단력 있게 관리함)하므로, 교우에서는 (상대방을) 업신여기지 않는 것이다. 태양이 (약하게) 발현된 희(갖고 즐기려는 본성)는 당여(친근한 일족과의 어울림)에 아립(우아하게 자리 잡음)하지 못하므로, 당여에서는 (상대방을) 업신여긴다. 이에, 태양의 갑작스레 분노하는 것(노정)은 (잘하는) 교우에 있지 않고 반드시 (못하는) 당여에 있다.

소음이 (강하게) 발현된 (락과 같은 음이기에 영향을 받아 강해진, 사단22) 희(禮(사회적 관계)에 기반을 둔 갖고 즐기려는 본성)는 당여(친근한 일족과의 어울림)에서 아립(우아하게 자리 잡음)하므로, 당여에서는 서로 돕는 것이다. 소음이 (약하게) 발현된 노(공분의 본성)는 교우(사회적 교우와 사귐)에 용통(결단력 있게 관리함)하지 못하므로, 교우에서는 (상대방을) 돕지 않는다. 이에, 소음의 충족에 과도하게 만족해함(희정)은 (잘하는) 당여에 있지 않고 반드시 (못하는) 교우에 있다.

소양이 (강하게) 발현된 (노와 같은 양이기에 영향을 받아 강해진, 사단22) 애(仁(어진 마음)에 기반을 둔 가련하게 여기는 본성)는 사무(사회적 활동의 진행)를 민딜(총명하게 이루어냄)하므로, 사무에서는 (상대방을) 속이지 않는 것이다. 소양이 (약하게) 발현된 락(편안해지려는 본성)은 거처(터를 잡은 동네에서의 생활)에 항정(흔들림없이 안정되어 있음)하지 못하므로, 거처에서는 (상대방을) 속인다. 이에, 소양의 갑작스레 서러워하는 것(애정)은 (잘하는) 사무에 있지 않고 반드시 (못하는) 거처에 있다.

태음이 (강하게) 발현된 (같은 음인 희에서 영향을 받아 강해진, 사단22) 락(智(삶의 지혜)에 기반을 둔 평안해지려는 본성)은 거처(터를 잡은 동네에서의 생활)에 항정(흔들림없이 안정되어 있음)하므로, 거처에서는 (상대방을) 지켜주는 것이다. 태음이 (약하게) 발현된 애(가련하게 여기는 본성)는 사무(사회적 활동의 진행)에 민달(총명하게 이루어냄)하지 못하므로, 사무에서는 (상대방을) 지켜주지 않는다. 이에, 태음의 과도하게 낙천적임(좋고 밝게 생각함)은 거처에 있지 않고 반드시 (못하는) 사무에 있다.

* 확충5에서 확충1과 확충3의 정(情) 부분에 대한 추가 설명이 제시되었다.

* 잘 발현되는 사상인(四象人)별 고유한 정(情)이 아닌, '폭정(暴情 또는 浪情, 사단18)'의 기전에 대한 설명을 제시하였다.

— 예를 들어, (확충5의) 태음인(太陰人)은 간대폐소(肝大肺小, 사단1)이며 희강애약(喜强哀弱)이다. 강(强)한 성(性, 즉 喜性)에 의해 발현된 정(情, 즉 樂情)은 거처(居處)를 잘하게 하며, 약(弱)하게 타고난 성(性, 즉 哀性)으로 인해 사무(事務)를 못한다. 그러한 이유로, 태음인

의 '낭정(浪情: 樂情, 과도해서 사리에 맞지 않게 과하게 드러나고 사용하는 情)'은 원래 잘하는 거처(居處)에 해당되는 이야기가 아니라, 원래 못하는 사무(事務)에까지 무리해서 사용하려는 것을 말한다. 아래 그림을 참고한다.

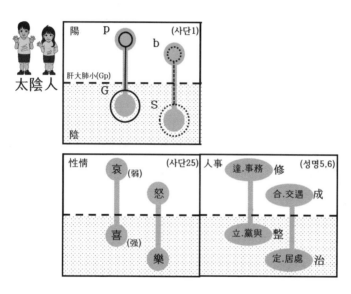

– 제시된 설명의 논리를 잘 기억하여 확충16~17의 이해에 활용하여야 한다.

* 확충5는 확충4와 구성상 대구를 이루는데, '이목비구(耳目鼻口) → 애노희락(哀怒喜樂)', '천기(天機) → 인사(人事)'로 확장한 것으로도 볼 수도 있다. 확충5~6의 내용은 사단24~25에 대한 추가적인 설명이다.

확충6

太陽之交遇 可以怒治之 而黨與 不可以怒治之也
태양지교우 가이노치지 이당여 불가이노치지야
若遷怒於黨與 則無益於黨與 而肝傷也
약천노어당여 즉무익어당여 이간상야

少陰之黨與 可以喜治之 而交遇 不可以喜治之也
소음지당여 가이희치지 이교우 불가이희치지야
若遷喜於交遇 則無益於交遇 而脾傷也
약천희어교우 즉무익어교우 이비상야

少陽之事務 可以哀治之 而居處 不可以哀治之也
소양지사무 가이애치지 이거처 불가이애치지야
若遷哀於居處 則無益於居處 而腎傷也
약천애어거처 즉무익어거처 이신상야

太陰之居處 可以樂治之 而事務 不可以樂治之也
태음지거처 가이락치지 이사무 불가이락치지야
若遷樂於事務 則無益於事務 而肺傷也
약천락어사무 즉무익어사무 이폐상야

[직역]

태양은, 교우(交遇)를 성냄(怒)으로 다스릴 수 있지만, 당여는 성냄으로

다스릴 수 없다. 만일 당여에게 성냄을 옮기면 당여에 이롭지 않을 뿐만

아니라 간(肝)이 상한다.

소음은, 당여(黨與)를 기쁨(喜)으로 다스릴 수 있지만, 교우는 기쁨으로

다스릴 수 없다. 만일 교우에게 기쁨을 옮기면 교우에 이롭지 않을 뿐만

아니라 비(脾)가 상한다.

소양은, 사무(事務)를 슬픔(哀)으로 다스릴 수 있지만, 거처는 슬픔으로 다스릴 수 없다. 만일 거처에 슬픔을 옮기면 거처에 이롭지 않을 뿐만 아니라 신(腎)이 상한다.

태음은, 거처(居處)를 즐거움(樂)으로 다스릴 수 있지만, 사무는 즐거움으로 다스릴 수 없다. 만일 사무에 즐거움을 옮기면 사무에 이롭지 않을 뿐만 아니라 폐(肺)가 상한다.

- 太陽(태양): '태양(太陽)'이라는 속성.
- 太陽之交遇(태양지교우): 'A之B'는 'A가 B와의 관계에 있어서'로, 'A之於B也'는 'A가 B와 관계를 맺는 방식에 있어서' 라고 해석한다.
- 治(치): 각자의 결(理)대로 갈 수 있도록 한다. 다스리다, 질서를 잡다, 질서가 잡히다, 관리하다.
- 而(이): 그러나(but)로 해석한다.
- 而黨與(이당여): 중간에 '태양지(太陽之)'가 생략되었다고 보아서, 본문에서 '이태양지당여(而太陽之黨與)'로 해석하였다.

[통역]

(확충5에 이어서,) 태양이 발현된 노(공정함에 기반을 둔 공분의 본성)로 교우(사회적 교류와 사귐)는 관리할 수 있으나, (태양의) 노로 당여(친근

한 일족과의 어울림)는 관리할 수 없다. 만약 노를 당여에 사용하면 당여에 도움은 안 되고 간장이 상하게 된다.

소음이 발현된 희(사회적 관계에 기반을 둔 갖고 즐기려는 본성)로 당여(친근한 일족과의 어울림)는 관리할 수 있으나, (소음의) 희로 교우(사회적 교우와 사귐)는 관리할 수 없다. 만약 희를 교우에 사용하면 교우에 도움은 안 되고 비장이 상하게 된다.

소양이 발현된 애(어진 마음에 기반을 둔 가련하게 여기는 본성)로 사무(사회적 활동의 진행)는 관리할 수 있으나, (소양의) 애로 거처(터를 잡은 동네에서의 생활)는 관리할 수 없다. 만약 애를 거처에 사용하면 거처에 도움이 안 되고 신장이 상하게 된다.

태음이 발현된 락(삶의 지혜에 기반을 둔 평안해지려는 본성)으로 거처(터를 잡은 동네에서의 생활)는 관리할 수 있으나, (태음의) 락으로 사무(사회적 활동의 진행)는 관리할 수 없다. 만약 락을 사무에 사용하면 사무에 도움이 안 되고 폐장이 상하게 된다.

* 확충5에 이어서 잘 발현되는 사상인별 고유한 정(情)과 '폭정(暴情 또는 浪情)'의 영향을 기전으로 설명한다.

– 예를 들어, (확충6의) 태음인(太陰人)은 간대폐소(肝大肺小, 사단1)이며 희강애약(喜强哀弱)이다. 강한 성(性, 즉 喜性)에 의해 발현된 정(情, 즉 樂情)은 거처(居處)를 잘하게 하며, 약하게 타고난 성(性, 즉

哀性) 때문에 사무(事務)는 원래 못한다. 만약, '낭정(浪情: 樂情)'으로 무리하게 사무(事務)에까지 사용하려 하면, 사무를 못하는 것은 기본이고 여기에다가 약하게 타고난 폐장(肺臟)을 더 상하게 된다.

확충7

太陽之性氣 恒欲進而不欲退
태 양 지 성 기 항 욕 진 이 불 욕 퇴

少陽之性氣 恒欲擧而不欲措
소 양 지 성 기 항 욕 거 이 불 욕 조

太陰之性氣 恒欲靜而不欲動
태 음 지 성 기 항 욕 정 이 불 욕 동

少陰之性氣 恒欲處而不欲出
소 음 지 성 기 항 욕 처 이 불 욕 출

[직역]

태양은, 성기(性氣)가 항상 나아가려(進) 하고 물러서려(退) 하지 않는다.

소양은, 성기가 항상 일으키려(擧) 하고 놓아두려(措) 하지 않는다.

태음은, 성기가 항상 고요해지려고(靜) 하고 움직이려(動) 하지 않는다.

소음은, 성기가 항상 머물려(處) 하고 나가려(出) 하지 않는다.

– 性氣(성기): '성(性)+기(氣)'로서, 타고난 본성으로서의 심리적 특성 또
는 잠재된 무의식적 수준의 본성을 말한다. '성(性)'과 '정(情)'에 '기(氣)'
를 붙여서 만들어낸 새로운 개념이다. 확충7과 확충9에서는 심리적 특
성을 바로 보여주기 위한 단어들이 상징적으로 사용되고 있으므로, 통

상적인 심리학에서의 정의와 용어로 재해석하는 과정에서 1:1로 직역하여 사용할 수는 없다.

– 進(진): 추진, 전진, 진행, 닥치고 노력하여 앞서 나아감.

– 退(퇴): 후퇴함, 물러섬, 물러남, 움츠러들다. '이제, 그만.'

– 擧(거): 구체적인 일을 손에 잡는 것, 시작하는 것, 관여함, 들추어봄.

– 措(조): 일을 손에서 놓는 것, 놓아둠, 그냥 안 하는 것 등의 의미를 지닌다.

– 靜(정): 고요함, 움직이지 않으려 함, 조용하고 잠잠하다. 쥐죽은 듯 조용함. 유가(儒家)에서 차용한 개념이지만 노자(老子)의 정(靜) 혹은 장자(莊子)의 허정(虛靜)의 개념과도 유사하다.

– 動(동): 부산하게 나대는 것, 내 몸을 움직이는 것. 항상 움직이려고 함.

– 處(처): 혼자 있는 것. 멈추다. 물러나 머물려고 하는 것. 굴속에 들어가거나 은거함.

– 出(출): 세상으로 나가는 것, 어딘가로 나아가는 것, 경계를 건너감.

[통역]

태양의 고유한 본성은, 항상 일을 추진해 나가려 하되 움츠러들지 않으려 하는 것이다.

소양의 고유한 본성은, 항상 일을 벌이되 놓아두려 하지 않는 것이다.

확충론 · 擴充論

태음의 고유한 본성은, 항상 조용히 가만있으려 하되 부산히 나대려 하지 않는 것이다.

소음의 고유한 본성은, 항상 멈추어 머물려 하되 밖의 세상으로 나가려 하지 않는다.

* 확충7~8은 사상(四象) 및 사상인(四象人)의 심리적 특성1(性氣에 따른 고유한 본성), 확충9~10은 심리적 특성2(情氣에 따른 사회적 관계), 확충11은 심리적 특성3(性과 知), 확충12~15는 심리적 특성4(확충 9~10에 따른 사회적 관계에서의 어려움), 확충16은 심리적 특성5(邪心), 확충17은 심리적 특성6(怠心)을 제시한다.

* 확충7~17의 사상인 심리 특성을 이해함에 사상인변증11~13을 참고한다.

확충8

太陽之進 量可而進也 自反其材而不莊 不能進也
태 양 지 진　량 가 이 진 야　자 반 기 재 이 부 장　불 능 진 야

少陽之擧 量可而擧也 自反其力而不固 不能擧也
소 양 지 거　량 가 이 거 야　자 반 기 력 이 불 고　불 능 거 야

太陰之靜 量可而靜也 自反其知而不周 不能靜也
태 음 지 정　량 가 이 정 야　자 반 기 지 이 부 주　불 능 정 야

少陰之處 量可而處也 自反其謀而不弘 不能處也
소 음 지 처　량 가 이 처 야　자 반 기 모 이 불 홍　불 능 처 야

[직역]

태양은, 나아감(進)에 가능을 헤아려 나아간다. 스스로 자신의 재질을 돌이켜 씩씩하지(莊) 않으면 능히 나아가지 못한다.

소양은, 일으킴(擧)에 가능을 헤아려 일으킨다. 스스로 자신의 힘을 돌이켜 단단하지(固) 않으면 능히 일으키지 못한다.

태음은, 고요함(靜)에 가능을 헤아려 고요하게 한다. 스스로 자신의 앎을 돌이켜 주선(周旋)하지 않으면 능히 고요하게 하지 못한다.

소음은, 머묾(處)에 가능을 헤아려 머무른다. 스스로 자신의 꾀를 돌이켜 넓지(弘) 않으면 능히 미물지 못한다.

- 自反(자반): 『맹자』「공손추(公孫丑) 상」(제7장)의 '자반이축(自反而縮)'
  의 일부를 인용하여 사용하였다. '스스로 돌이켜 올바르면' 어떤 일을
  하더라도 자신감 있고 두려움이 없을 것이라는 뜻의 연장이다.
- 自反其材而不莊(자반기재이부장): 자신의 자질이나 능력이 난관을
  뚫고 추진해나갈 만큼 씩씩한지를 재확인하여봄.
- 自反其力而不固(자반기력이불고): 자신의 힘이 일을 시작하고 견디
  어 추진할 수 있을 만큼 견고한지 재확인하여봄.
- 自反其知而不周(자반기지이부주): 내가 아는 것이 두루 세상 이치를
  두루 포괄하고 연결할 수 있는지 재확인해봄.
- 自反其謀而不弘(자반기모이불홍): 내가 낸 계책이 세상에 두루 미칠
  만큼 주도면밀하게 아우르는지 재확인해봄.

[통역]

(확충7에 이어서,) 태양의 진(추진해 나가려 함)은 가능한지 따져본 다음
추진해 나아간다. 자신의 재(재능과 자질)를 스스로 되돌아보고 장(충분
히 씩씩하다)하지 않으면 추진해나갈 수 없다.

소양의 거(일을 벌이려 함)는 가능한지 따져본 다음 일을 벌인다. 자신의
력(역량과 힘)을 스스로 되돌아보고 고(충분히 견고함)하지 않으면 일을
벌일 수 없다.

태음의 정(조용히 가만히 있으려 함)은 가능한지 따져본 다음 가만히 있

으려 한다. 자신의 지(지식과 지혜)를 스스로 되돌아보고 주(두루 세상을 포괄하고 연결함)하지 않으면 가만히 있을 수 없다.

소음의 처(멈추어 한곳에 머무르려고 함)는 가능한지 따져본 다음 머무르려고 한다. 자신의 모(계획과 책략)를 스스로 되돌아보고 홍(모든 것들이 널리 고려되었음)하지 않으면 머물 수 없다.

* 타고난 본성으로 만들어진 심리적 특징(확충7)은 적당한 선에서 스스로 자제(확충8)할 수 있다. 확충7~8은 호선(好善)에, 확충9~10은 오악(惡惡)에 해당한다.

확충9

太陽之情氣 恒欲爲雄 而不欲爲雌
태 양 지 정 기 항 욕 위 웅 이 불 욕 위 자

少陰之情氣 恒欲爲雌 而不欲爲雄
소 음 지 정 기 항 욕 위 자 이 불 욕 위 웅

少陽之情氣 恒欲外勝 而不欲內守
소 양 지 정 기 항 욕 외 승 이 불 욕 내 수

太陰之情氣 恒欲內守 而不欲外勝
태 음 지 정 기 항 욕 내 수 이 불 욕 외 승

[직역]

태양은, 정기(情氣)가 항상 수컷(雄)이 되려 하고 암컷(雌)이 되려 하지 않는다.

소음은, 정기가 항상 암컷이 되려 하고 수컷이 되려 하지 않는다.

소양은, 정기가 항상 밖으로 이기려(外勝) 하고 안으로 지키려(內守) 하지 않는다.

태음은, 정기가 항상 안으로 지키려 하고 밖으로 이기려 하지 않는다.

— 情氣(정기): '정(情)+기(氣)'로서, 사회생활 속에서 드러나는 심리적 특성. 확충7에서는 천기(天機)를 토대로 태양인, 소양인, 태음인, 소음인

의 고유한 심리적 본성들을 제시하였으며, 확충9에서는 인사(人事)를 토대로 태양인-소음인, 소양인-태음인을 짝지어 대조적으로 설명하고 있다.

- 雄(웅): 수컷, 용감하다, 씩씩하다, 굳세다, 외향적이다.
- 雌(자): 암컷, 물러나다, 약하다, 굴복하다, 내성적이다.
- 外勝(외승): 집 밖에서 사회적으로 활동하며, 새로운 것을 얻으려 하며, 타인과 경쟁적이다.
- 內守(내수): 집 안에 머물려 하며, 보수적이며, 현재 가지고 있는 기존의 것을 지키려 한다.

[통역]

태양의 사회생활 속 심리적 특성은, 항상 수컷이 되려 하되 암컷이 되지 않으려 한다.

소음의 사회생활 속 심리적 특성은, 항상 암컷이 되려 하되 수컷이 되지 않으려 한다.

소양의 사회생활 속 심리적 특성은, 항상 집 밖에서 경쟁적이려 하되 집 안에서 지키려 하지 않는다.

태음의 사회생활 속 심리적 특성은, 집 안에서 지키려 하되 집 밖에서 경쟁적이지 않으려 한다.

확충론·擴充論

* 확충9는 정기(情氣)에 따른 사회적 관계에서의 특성을 태양인(太陽人)-소음인(少陰人), 소양인(少陽人)-태음인(太陰人)을 비교해가면서 제시한다.

* 동양과 서양에서 사용되는 조작적 정의(operational definition)와 설명 방식이 상이하기에, 제시된 특성을 한글로 번역하고 해석함에 매우 주의하여야 한다. 예를 들어, 소양인은 외향적(Extrovert)이고, 소음인은 내성적(Introvert)이며, 태음인은 이들의 중간이라고 보고되었다.

확충10

太陽之人 雖好爲雄 亦或宜雌 若全好爲雄 則放縱之心 必過也
태 양 지 인 수 호 위 웅 역 혹 의 자 약 전 호 위 웅 즉 방 종 지 심 필 과 야

少陰之人 雖好爲雌 亦或宜雄 若全好爲雌 則偸逸之心 必過也
소 음 지 인 수 호 위 자 역 혹 의 웅 약 전 호 위 자 즉 투 일 지 심 필 과 야

少陽之人 雖好外勝 亦宜內守 若全好外勝 則偏私之心 必過也
소 양 지 인 수 호 외 승 역 의 내 수 약 전 호 외 승 즉 편 사 지 심 필 과 야

太陰之人 雖好內守 亦宜外勝 若全好內守 則物慾之心 必過也
태 음 지 인 수 호 내 수 역 의 외 승 약 전 호 내 수 즉 물 욕 지 심 필 과 야

[직역]

태양은, 사람이 비록 수컷(雄)이 되길 좋아하나 또한 더러 암컷(雌)이 되어도 괜찮다. 만일 온전히 수컷이 되길 좋아하면 방종(放縱)의 마음이 반드시 지나친다.

소음은, 사람이 비록 암컷이 되길 좋아하나 또한 더러 수컷이 되어도 괜찮다. 만일 온전히 암컷이 되길 좋아하면 투일(偸逸)의 마음이 반드시 지나친다.

소양은, 사람이 비록 밖으로 이기길(外勝) 좋아하나 또한 안으로 지켜도(內守) 괜찮다. 만일 온전히 밖으로 이기길 좋아하면 편사(偏私)의 마음이 반드시 지나친다.

태음은, 사람이 비록 안으로 지키길 좋아하나 또한 밖으로 이겨도 괜찮다. 만일 온전히 안으로 지키길 좋아하면 물욕(物慾)의 마음이 반드시 지나친다.

- 확충10에서는 '태양인(太陽人)'이라는 단어 대신에 '태양지인(太陽之人)'을 사용하고 있다. 이에, '태양(太陽)이라는 속성이 잘 발현되거나 크게 드러나는 사람'이라고 번역되어야 한다. 이에 비해서, 확충11에서는 직접적으로 '태양인(太陽人)'이라는 단어를 사용하고 있다. 확충10은 기전에, 확충11은 사람에 중심을 두고 설명한다.
- 宜(의): 마땅히 A하여야 한다.
- 放縱(방종): 발자취를 마음대로 풀어놓았다. 스스로 절제하지 못한다.
- 過(과): 과도하다, 초과하다, 넘치다, 지나치다.
- 偸逸(투일): 겁이 많아서 편한 것으로만 찾아가는 것.
- 偏私(편사): 식사(飾私, 사단2)의 의미와 유사하다. 사사로운 욕심으로 스스로를 과장하고 포장하는 것.

[통역]

(확충9에 이어서,) 태양이 발현된 사람은 비록 수컷이 되기를 좋아하나 또한 때에 따라서는 암컷이 되어야 한다. 만약 전적으로 수컷이 되려고만 한다면 방종(예절을 무시하고 제멋대로 행동함)의 마음이 반드시 지

나치게 된다.

소음이 발현된 사람은 비록 암컷이 되기를 좋아하나 또한 때에 따라서는 수컷이 되어야 한다. 만약 전적으로 암컷이 되려고만 한다면 투일(공평함을 무시하고 눈앞의 이익만 추구함)의 마음이 반드시 지나치게 된다.

소양이 발현된 사람은 집 밖에서 경쟁적이지만 또한 때에 따라서는 집 안에서 지키려고 해야 한다. 만약 전적으로 집 밖에서 경쟁적이기만 한다면 편사(사사로운 욕심으로 겉모습을 과장함)의 마음이 반드시 지나치게 된다.

태음이 발현된 사람은 집 안에서 지키려고 하지만 또한 때에 따라서는 집 밖에서 경쟁적이어야 한다. 만약 전적으로 집 안에서 지키려고만 한다면 물욕(공공의 이익보다는 개인적인 물질적 욕심이 많은)의 마음이 반드시 지나치게 된다.

* 사회적 관계에서의 사상인(四象人)의 고유한 심리적 특징(확충9)에는, 적당한 선에서 스스로 자제하려는 노력(확충10)이 필요하다.

확충11

太陽人 雖至愚 其性便便然 猶延納也 雖至不肖 人之善惡 亦知之也
태양인 수지우 기성편편연 유연납야 수지불초 인지선악 역지지야

少陽人 雖至愚 其性恢恢然 猶式度也 雖至不肖 人之知愚 亦知之也
소양인 수지우 기성회회연 유식도야 수지불초 인지지우 역지지야

太陰人 雖至愚 其性卓卓然 猶敎誘也 雖至不肖 人之勤惰 亦知之也
태음인 수지우 기성탁탁연 유교유야 수지불초 인지근타 역지지야

少陰人 雖至愚 其性坦坦然 猶撫循也 雖至不肖 人之能否 亦知之也
소음인 수지우 기성탄탄연 유무순야 수지불초 인지능부 역지지야

– '其性 便便然猶延納也(기성 편편연유연납야)'의 띄어쓰기를 '其性便
便然 猶延納也(기성편편연 유연납야)'로 수정하였다.

[직역]

태양인은, 비록 지극히 어리석어도 그 성(性)이 편편(便便)하여 오히려
연납(延納)한다. 설령 참으로 못났어도 사람의 선악(善惡)은 또한 안다.

소양인은, 비록 지극히 어리석어도 그 성은 회회(恢恢)하여 오히려 식도
(式度)한다. 설령 참으로 못났어도 사람의 지우(知愚)는 또한 안다.

태음인은, 지극히 어리석어도 그 성은 탁탁(卓卓)하여 오히려 교유(敎
誘)한다. 설령 참으로 못났어도 사람의 근타(勤惰)는 또한 안다.

소음인은, 지극히 어리석어도 그 성은 탄탄(坦坦)하여 오히려 무순(撫循)한다. 설령 참으로 못났어도 사람의 능부(能否)를 또한 안다.

- 본문의 구조를 해석할 때, 雖-猶 그리고 雖-亦이 서로 대구가 되는 것을 고려해야 한다.
- 猶(유): 아무리 못나도 '최소한 ~는 할 수 있다'로 해석하였다. .
- 愚(우): 그냥 어리석음. 지적으로 부족함.
- 不肖(불초): 타고난 부족함.
- 延納(연납): 포용하다, 받아들이다, 끌어안다, 이끌다, 넓게 펼치다, 넓게 끌어안음.
- 式度(식도): 절도, 제도, 법도, 규칙, 순서, 규칙.
- 敎誘(교유): 달래고 권하여 본받도록 가르친다.
- 撫循(무순): 어루만지고 달래어 가지런하도록 한다.
- 便便然(편편연): '연(然)'은 명사를 형용사로 바꾸어준다.
- 便便然 猶延納(편편연 유연납): 편편(便便: 交遇를 잘 할 수 있도록 제약에 얽매이거나 세세한 것을 따지지 않음)한 본성을 기본으로 하기에, 최소한 다른 사람들을 편안하게 끌어들여 받아들임으로써 포용하는 것은 잘한다.
- 恢恢然 猶式度(회회연 유식도): 회회(恢恢: 事務를 잘할 수 있도록 공정하면서 크고 넓음)한 본성을 기본으로 하기에, 최소한 다른 사람들과

일을 벌일 때 규칙과 법도가 있는 것은 알고 있다.

– 卓卓然 猶敎誘(탁탁연 유교유): 탁탁(卓卓: 居處를 잘할 수 있도록 두 드러지고 또렷하게 뛰어남)한 본성을 기본으로 하기에, 최소한 다른 사람들을 교육하여 예절을 알게 할 수는 있다.

– 坦坦然 猶撫循(탄탄연 유무순): 탄탄(坦坦: 黨與를 잘할 수 있도록 부드럽고 태연하며 안정적임)한 본성을 기본으로 하기에, 최소한 다른 사람들을 잘 다독거리고 어루만져서 달래줄 수는 있다.

– 人之善惡(인지선악): 다른 사람의 나쁜(惡: 사회적 의미로서의 나쁨) 것. 교우(交遇) 과정에서 연납(延納)으로 포용을 잘하기에, 딸려오지 않음을 근거로 다른 사람이 딴마음을 품었는지를 잘 알아차린다.

– 知愚(지우): 사무(事務)에서 법도와 절차를 잘 알기에, 다른 사람이 일머리가 없거나 지혜가 없고 우둔(愚)한 것을 쉽게 알아차린다.

– 勤惰(근타): 다른 사람에게 거처(居處)의 행동과 예절을 잘 가르쳐주기에, 그래도 배우지 못하는 것을 근거로 다른 사람이 근면하여 부지런하거나 또는 게으른(惰) 것을 잘 알아차린다.

– 能否(능부): 다른 사람을 다독거려서 당여(黨與)에서 편안하게 적응할 수 있도록 해주는데, 그래도 자기의 역할을 찾아가지 못하는 것을 보아 다른 사람의 능력 없음(否)을 잘 알아차린다. 능(能)은 인내(참을 認, 견딜 耐)의 의미로 사용되기도 하지만, 여기에서는 능력(능할 能)을 의미한다.

[통역]

태양인은 본성이 편편(작은 일에 개의치 않음)하여 (혹여 지적으로) 매우 어리석더라도 연납(넓게 끌어안음)을 잘한다. 만약 (능력이) 못나더라도 (교우의 너른 포용에 딴마음을 품는지 보아서) 다른 사람의 선악(착하고 나쁜 것)을 잘 알아차린다.

소양인은 본성이 회회(공정하여 크게 넓음)하여 (혹여 지적으로) 매우 어리석더라도 식도(규칙과 법도를 앎)를 잘한다. 만약 (능력이) 못나더라도 (다른 사람이 사무의 식도를 잘하는지 보고) 다른 사람의 지우(지혜로운지 어리석은지)를 잘 알아차린다.

태음인은 본성이 탁탁(남보다 또렷하고 뛰어남)하여 (혹여 지적으로) 매우 어리석더라도 교유(달래어 잘 가르침)를 잘한다. 만약 (능력이) 못나더라도 (거처의 예절을 가르쳤을 때 잘 배우는지를 보고) 다른 사람의 근타(게으른지 부지런한지)를 잘 알아차린다.

소음인은 본성이 탄탄(부드럽고 안정적임)하여 (혹여 지적으로) 매우 어리석더라도 무순(어루만져 잘 달램)을 잘한다. 만약 (능력이) 못나더라도 (다른 사람이 당여의 속에서 자신의 역할을 잘 찾고 수행하는지를 보고) 다른 사람의 능부(능력이 있는지 없는지)를 잘 알아차린다.

확충론 · 擴充論

확충12

太陽人 謹於交遇 故恒有交遇生疏人慮患之怒心
태 양 인 근 어 교 우 고 항 유 교 우 생 소 인 려 환 지 노 심
此心 出於秉彝之敬心也 莫非至善
차 심 출 어 병 이 지 경 심 야 막 비 지 선
而輕於黨與 故每爲親熟黨與人所陷 而偏怒傷臟
이 경 어 당 여 고 매 위 친 숙 당 여 인 소 함 이 편 노 상 장
以其擇交之心不廣故也
이 기 택 교 지 심 불 광 고 야

– '謹於交遇故 恒有交遇生疏人 慮患之怒心(근어교우고 항유교우생소
인 려환지노심)'의 띄어쓰기를 '謹於交遇 故恒有交遇生疏人慮患之怒
心(근어교우 고항유교우생소인려환지노심)'로 수정하였다. 이는 확충
12~15 모두에 적용된다.

[직역]

태양인은 교우(交遇)에 삼간다. 그러므로 항상 교우가 생소한 사람을 걱
정하는 성난 마음(怒心)을 지닌다. 이 마음은 병이(秉彝)의 공경하는 마
음(敬心)에서 나온다. 어느 것도 참으로 선하지 않은 것은 아니나 당여
를 가볍게 여긴다. 그러므로 매양 친숙한 당여인에게 모함을 받으며, 치
우치도록 성내다 장(臟)을 상한다. 그 가려서 사귀는 마음(擇交之心)이
넓지 않기 때문이다.

- 謹(근): 신중하게 한다, 신중하게 잘한다, 잘할 수 있는 능력이 있다, 집중한다, 조심스레 접근하면서 신경 써서 한다, 근심한다.

- 輕(경): 너무 쉽게 여긴다, 가볍게 여긴다, 설렁설렁 다룬다, 잘하지 못한다. 경솔하다.

- 慮患(려환): 타인의 괴로움이나 불편함, 근심걱정 할 것을 내가 걱정하거나 염려하다.

- 秉彝之敬心(병이지경심): '떳떳함을 지키는 삼가는 마음'이라는 의미로 『시경』대아(大雅) 「증민(蒸民)」에 "天生蒸民 有物有則 民之秉彝 好是懿德(천생증민 유물유칙 민지병이 호시의덕. 하늘이 백성을 나으사, 사물과 원칙을 두었네. 백성이 지닌 떳떳한 마음이여, 좋이 아름다운 덕일세)"이라고 했다. 인간이 가져야 할 가장 중요한 마음을 요약한 것이다. 다만, 확충12~15에서는 사상인의 '타고난 본성이다'라는 의미로 해석되었다. 참고로 『맹자』 「고자(告子) 상」(제6장)에서 측은지심(惻隱之心: 仁), 수오지심(羞惡之心: 義), 공경지심(恭敬之心: 禮), 시비지심(是非之心: 智)을 거론하면서 『시경』 「증민」을 인용하고 있다. 이제마는 『맹자』를 통해 '병이(秉彝)'를 원용한 것으로 이해된다.

- 陷(함): 모함에 빠뜨리다, 날조하다, 함정에 빠뜨리다. 다른 사람들이 만들어 놓은 함정에 빠진다로 해석한다.

- 爲親熟黨與人所陷(위친숙당여인소함): 친숙한 당여(黨與)의 사람들로부터 모함을 받게 된다. '爲A所B'는 'A에 의해서 B를 당하게 된다'고

해석한다.

- 以其擇交之心不廣故也(이택교지심불광고야): '以A故'는 '그 이유는 A이기 때문이다'로 해석한다.

- 擇交之心不廣(택교지심불광): 사람을 잘 가려서 사귀어야 하는데 주도면밀하지 못했다.

- 不廣(불광): 두루두루 살피지 못했다, 주도면밀하지 못했다, 고민해서 살펴보지 못했다, 폭넓게 널리 적용하지 못하였다. 낯선 사람과 잘 아는 사람 모두에게 잘 적용하지 못하였다.

- '偏怒'(편노): '편(偏)'은 균형을 잡지 못했다는 의미로 한 방향으로만 과도하게 쏠린다는 의미이다. 성내는 것이 무조건 나쁜 것이 아니라, 균형을 못 잡는 것 또는 적절치 못한 것이 문제이다.

[통역]

태양인은 교우(사회적 교우와 사귐)를 근(신중하게)하게 하여 생소한 사람과 교우(사회적 교우와 사귐)할 때 려환(상대방의 불편함을 염려함)하는 노심(불공정에 공분을 보임)이 항상 있다. 이 마음은 병이지경심(타고난 본성에서 나온 것)이다. 일부러 잘못하는 것은 아니지만, 당여(친근한 일족과의 어울림)에는 경(경솔하게, 또는 친근한 인간관계가 아닌 공정함으로 대충 해결하려 함)한다. 이에 매번 친숙한 당여(친근한 일족과의 어울림)하는 사람들의 함정에 빠지고, 노(불공정에 공분을 보임)에는 치우쳐져서 장부(간장)를 상하게 되니, 이것은 택교지심(사람을 가려서 사귐)이 불광(널리 적용되지 못함)하기 때문이다.

* 확충12~확충15에서 사상인(四象人)별 장국(臟局) 특성에 따른 인사(人事)와 애노희락(哀怒喜樂)의 관계가 제시된다.

* 확충12~15는 확충9~10에서 설명된 사회적 관계에서의 어려움을 보다 상세하게 설명한다. 확충9~10에서 태양인(太陽人)-소음인(少陰人), 소양인(少陽人)-태음인(太陰人)을 짝지어 비교하였던 것처럼, 확충 12~13은 태양과 소음인을, 확충14~15는 소양인과 태음인의 특성을 비교한다.

* 태양인(太陽人)은, 새롭게 사귀는 처음 보는 사람들의 속내를 살피는 것(交遇生疏人慮患)을 중시하기 때문에, 사람을 잘 가려서 사귀는 것에 주도면밀하지 못해서(擇交之心不廣), 평소에 믿었던 나와 뜻이 같은 친숙한 사람들(親熟黨與人)로부터 모함(陷)을 당하게 된다.

확충13

少陰人 謹於黨與 故恒有黨與親熟人擇交之喜心
소음인 근어당여 고항유당여친숙인택교지희심
此心 出於秉彛之敬心也 莫非至善
차심 출어병이지경심야 막비지선
而輕於交遇 故每爲生疏交遇人所誣 而偏喜傷臟
이경어교우 고매위생소교우인소무 이편희상장
以其慮患之心不周故也
이기려환지심불주고야

[직역]

소음인은 당여(黨與)에 삼간다. 그러므로 항상 당여가 친숙한 사람과 가려서 사귀는 기쁜 마음(喜心)을 지닌다. 이 마음은 병이(秉彛)의 공경하는 마음(敬心)에서 나온다. 어느 것도 참으로 선하지 않은 것은 아니나 교우(交遇)를 가볍게 여긴다. 그러므로 항상 교우가 생소한 사람에게 무함을 받으며, 치우치도록 기뻐하다 장(臟)을 상한다. 그 걱정하는 마음이 두루하지 않기 때문이다.

- 擇交(택교): 무리 짓는 것. 친숙한 당여에서 자신과 비슷한 사람들끼리 무리를 이루는 것.
- 輕於交遇(경어교우): 생소한 사람들과 교류를 하는 것을 잘하지 못한다. 소음인은 (태양인과는 반대로) 친숙한 사람들만을 과도하게 골라 사귄다.

- 周(주): 주선(周旋) 또는 일이 잘되도록 두루 힘쓰는 것. 두루두루 안배하거나 꼼꼼하게 주변을 살피는 것.

- 慮患之心不周(려환지심부주): 걱정하는 마음이 친소(親疏)와 무관하게 주변 사람 모두를 대상으로 해야 하는데, 가깝고 친한 사람들의 속내만을 살펴보았기 때문에 생소한 사람들의 모함(誣)을 받게 되는 것이다.

- 誣(무): 무고하다. 비방하다. 헐뜯다. 흉을 보다. 비웃고 헐뜯다. 다른 사람으로부터 헐뜯음을 당한다고 해석한다.

[통역]

소음인은 당여(친근한 일족과의 어울림)를 근(신중)하게 하여 당여(친근한 일족과의 어울림)에서 친숙한 사람들과 택교(사람을 가려서 사귐)하는 희심(인간관계로 해결하고 즐기려 함)이 항상 있다. 이 마음은 병이지 경심(타고난 본성에서 나온 것)이다. 일부러 잘못하는 것은 아니지만, 교우(사회적 교우와 사귐)에는 경(경솔하게, 또는 공정함이 아닌 친근한 인간관계로 대충 해결하려 함)한다. 이에 매번 교우(사회적 교우와 사귐)하는 생소한 사람들에게서는 헐뜯음을 당하고, 희(관계를 가지고 즐기려 함)에는 치우쳐져서 장부(비장)를 상하게 되니, 이것은 려환지심(상대방의 불편함을 염려함)이 불주(주변을 꼼꼼히 보지 못함)하기 때문이다.

* (太陽人과는 반대로,) 소음인(少陰人)은, 가깝고 친숙하면 뜻이 같은 사람들만을 골라서 사귀는 것(黨與親熟人擇交)을 중시하기 때문에, 다른 사람의 속내를 살피는 것이 친한 사람들에게만 초점을 맞추고(慮患之心不周) 있기에, 생소하거나 친하지 않아 서먹한 사람들(生疏交遇人)로부터 무고(誣)를 당하게 된다.

확충14

少陽人 重於事務 故恒有出外興事務之哀心
소양인 중어사무 고항유출외흥사무지애심
此心 出於秉彝之敬心也 莫非至善
차심 출어병이지경심야 막비지선
而不謹於居處 故每爲主內做居處人所陷 而偏哀傷臟
이불근어거처 고매위주내주거처인소함 이편애상장
以其重外而輕內故也
이기중외이경내고야

[직역]

소양인은 사무(事務)를 무겁게 여긴다. 그러므로 항상 밖으로 나가 사무를 일으키는 슬픈 마음(哀心)을 지닌다. 이 마음은 병이(秉彝)의 공경하는 마음(敬心)에서 나온다. 어느 것도 참으로 선하지 않은 것은 아니나 거처(居處)에 삼가지 못한다. 그러므로 매양 안으로 거처를 만드는 사람에게 모함을 받으며, 치우치도록 슬퍼하다 장(臟)을 상한다. 그 밖을 무겁게 여기고 안을 가볍게 여기기 때문이다.

– 重(중)과 不謹(불근): 신중하게 처신한다와 경솔하거나 걱정하지 않는
  다는 의미이다. 앞에서의 '근(謹)'과 '경(輕)'에 해당한다.

소양인은 사무(사회적 활동의 진행)를 중(중시)하여 집 밖으로 나아가 사무(사회적 활동의 진행)를 일으키는 애심(공공에 대한 안쓰러움)이 항상 있다. 이 마음은 병이지경심(타고난 자연스러운 본성)이다. 일부러 잘못하는 것은 아니지만, 거처(터를 잡은 동네에서의 생활)에는 불근(신중하지 않게, 또는 익숙한 사회적 관계가 아닌 안쓰러워하는 마음으로 대충 해결하려 함)한다. 이에, 매번 집 안에서 거처(터를 잡은 동네에서의 생활)를 만드는 사람들의 함정에 빠지고, 애(안쓰러워함)에는 치우쳐져서 장부(신장)를 상하게 되니, 이것은 중외이경내(집 밖을 중시하고 집 안에 경솔함) 때문이다.

* 소양인(少陽人)은 밖으로 나아가 사무(事務)를 일으키는 것(出外興事務)을 중시하기 때문에, 내 가까운 주변보다는 바깥세상의 사회와 국가의 일들만을 중시(重外而輕內)하기 때문에, 평소에 믿었던 주변 사람(主內做居處人)의 함정에 빠지게(陷) 된다.

확충15

太陰人 重於居處 故恒有主內做居處之樂心
태음인 중어거처 고항유주내주거처지락심

此心 出於秉彝之敬心也 莫非至善
차심 출어병이지경심야 막비지선

而不謹於事務 故每爲出外興事務人所誣 而偏樂傷臟
이불근어사무 고매위출외흥사무인소무 이편락상장

以其重內而輕外故也
이기중내이경외고야

[직역]

태음인은 거처(居處)를 무겁게 여긴다. 그러므로 항상 안을 주로 하며
거처를 만드는 즐거운 마음(樂心)을 지닌다. 이 마음은 병이(秉彝)의 공
경하는 마음(敬心)에서 나온다. 어느 것도 참으로 선하지 않은 것은 아
니나 사무(事務)에 삼가지 못한다. 그러므로 매양 밖으로 나가 사무를
일으키는 사람에게 무함을 받으며, 치우치도록 즐거워하다 장(臟)을 상
한다. 그 안을 무겁게 여기고 밖을 가볍게 여기기 때문이다.

[통역]

태음인은 거처(터 잡은 동네에서의 생활)를 중(중시)하여 집 안에서 거처
(터 잡은 동네에서의 생활)를 만드는 락심(익숙함을 찾아 평안해지려 함)
이 항상 있다. 이 마음은 병이지경심(타고난 자연스러운 본성)이다. 일부
러 잘못하는 것은 아니지만, 사무(사회적 활동의 진행)에는 불근(신중하

지 않게, 또는 안쓰러워하는 마음이 아닌 익숙한 사회적 관계를 사용하여 대충 해결하려 함)한다. 이에, 매번 집 밖으로 나아가 사무(사회적 활동의 진행)를 만드는 사람들에게서는 헐뜯음을 당하고, 락(평안해지려 함)에는 치우쳐져서 장부(폐장)를 상하게 되니, 이것은 중내이경외(집 안을 중시하고 집 밖에 경솔함) 때문이다.

* (少陽人과는 반대로,) 태음인(太陰人)은 가까운 주변 사람들과 함께 거처하는 것(主內做居處)을 중시하기 때문에, 세상의 사회와 국가의 일들보다는 내 가까운 주변의 것들만을 중시(重內而輕外)하여, 평소에 믿었던 사회적으로 큰일을 벌이는 사람들(出外興事務人)로부터 무고 (誣)를 당하게 된다.

확충16

太陰之頷 宜戒驕心 太陰之頷 若無驕心 絶世之籌策 必在於此也
태 음 지 함 의 계 교 심 태 음 지 함 약 무 교 심 절 세 지 주 책 필 재 어 차 야

少陰之臆 宜戒矜心 少陰之臆 若無矜心 絶世之經綸 必在於此也
소 음 지 억 의 계 긍 심 소 음 지 억 약 무 긍 심 절 세 지 경 륜 필 재 어 차 야

太陽之臍 宜戒伐心 太陽之臍 若無伐心 絶世之行檢 必在於此也
태 양 지 제 의 계 벌 심 태 양 지 제 약 무 벌 심 절 세 지 행 검 필 재 어 차 야

少陽之腹 宜戒夸心 少陽之腹 若無夸心 絶世之度量 必在於此也
소 양 지 복 의 계 과 심 소 양 지 복 약 무 과 심 절 세 지 도 량 필 재 어 차 야

[직역]

태음은, 함(頷)이 교심(驕心)을 경계해야 한다. 태음은, 함이 교심을 갖지 않으면 세상에 다시없는 주책(籌策)이 반드시 여기에 있을 것이다.

소음은, 억(臆)이 긍심(矜心)을 경계해야 한다. 소음은, 억이 긍심을 갖지 않으면, 세상에 다시없는 경륜(經綸)이 반드시 여기에 있을 것이다.

태양은, 제(臍)가 벌심(伐心)을 경계해야 한다. 태양은, 제가 벌심을 갖지 않으면 세상에 다시없는 행검(行檢)이 반드시 여기에 있을 것이다.

소양은, 복(腹)이 과심(夸心)을 경계해야 한다. 소양은, 복이 과심을 갖지 않으면 세상에 다시없는 도량(度量)이 반드시 여기에 있을 것이다.

- 太陰之頷(태음지함): '태음이라는 속성이 발현된 여러 곳 중에서 턱은'
  으로 해석한다.
- 絶世之(경세지): 세상에서 제일가는, 최고의.
- 籌策(주책): 일의 꾸미는 기획력과 성취해내는 추진력.
- 經綸(경륜): 현장에서의 경험을 토대로 하여 조직적으로 만들어내는
  능력.
- 行檢(행검): 예절과 인간관계를 잘 알기에 할 수 있는 절도 있는 몸가
  짐과 행동.
- 度量(도량): 구체적인 사안을 상세하게 분석하고 파악하여 현명하게
  대처하는 것.
- 驕/矜/伐/夸(교/긍/벌/과): 모두 뻐기는 자신의 마음을 말한다. 부족
  하게 타고난 부분이므로 실수할 가능성이 높다.

[통역]

태음이 발현된 (부족한 본성으로 나타나는 성숙하지 못한 마음이 머무
는 앞쪽 네 부분 중에서) 함(턱)은 마땅히 교심(능력 있음에 교만함)을 조
심해야 한다. 태음이 발현된 함(턱)에 만약 교심(능력 있음에 교만함)이
없으면 세계 최고의 주책(일을 완성해내는 추진력)이 반드시 여기에 있
을 것이다.

소음이 발현된 (부족한 본성 및 성숙하지 않은 마음이 있는) 억(가슴)은

마땅히 긍심(자신감에 드러내 자랑함)을 조심해야 한다. 소음이 발현된 억(가슴)에 만약 긍심(자신감에 드러내 자랑함)이 없으면 세계 최고의 경륜(경험에서 얻은 현실적인 능력)이 반드시 여기에 있을 것이다.

태양이 발현된 (부족한 본성 및 성숙하지 않은 마음이 있는) 제(배꼽)는 마땅히 벌심(공적을 뽐내며 자랑함)을 조심해야 한다. 태양이 발현된 제(배꼽)에 만약 벌심(공적을 뽐내며 자랑함)이 없으면 세계 최고의 행검(절도 있는 몸가짐과 행동)이 반드시 여기에 있을 것이다.

소양이 발현된 (부족한 본성 및 성숙하지 않은 마음이 있는) 복(아랫배)은 마땅히 과심(과장하여 돋보이려 함)을 조심해야 한다. 소양이 발현된 복(아랫배)에 만약 과심(과장하여 돋보이려 함)이 없으면 세계 최고의 도량(구체적인 사안을 잘 파악함)이 반드시 여기에 있을 것이다.

* 확충16은 사상인(四象人)의 사심(邪心, 성명23)을 구체적으로 제시하며, 신체 앞부분의 교긍벌과(驕矜伐夸)를 중심으로 한 성명7~8, 성명19~20의 실제적 적용 기전이며, 사단25의 '허동불급(虛動不及)'을 구체적으로 설명한 것이다.

* 확충16에서는 사상(四象) 및 사상인(四象人)별로 타고나기에 가장 약한 지(知) 및 경계해야 할 사심(邪心)을 설명하면서, 자신의 겸양(謙讓)을 통해 수양하면 세상에서 제일가는 능력을 계발할 수 있음을 제시하고 있다.

* 확충16~17의 이해에는 성명론(性命論, 성명)에서의 신체 부위별 지행 (知行)의 배속, 사단론(사단)에서의 장부대소(臟腑大小, 사단1)및 사단 강약(四端强弱, 사단2)을 입체적으로 이해하여야 한다.

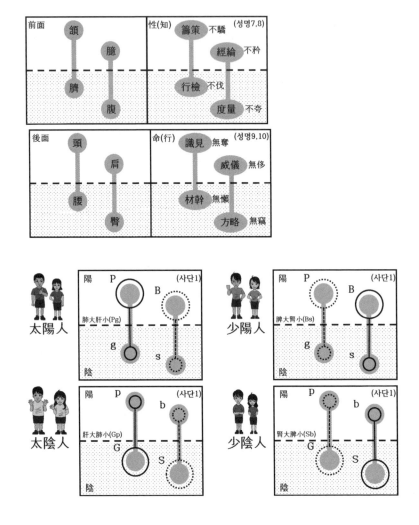

* 확충16의 태음인(太陰人)에 대한 설명을 예로 들면, 태음인은 간대폐소(肝大肺小)하므로 희강애약(喜强哀弱), 예강인약(禮强仁弱)으로 태어난 것이다. 이에, (약한 애성(哀性)에 자리 잡은 상초(上焦)에 있는) 턱의 주책(籌策)이 부족하고 교만할 수 있으니(성명7~8, 성명19~20) 항상 본성을 잘 살펴서 성숙한 인격을 갖추도록(存其心養其性, 성명26) 수양(修養, 사단23, 인성 증진에 노력함)해야 한다.

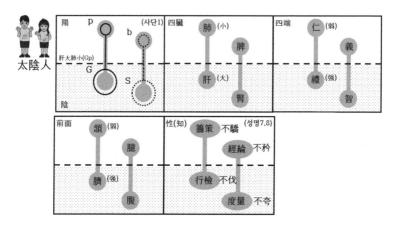

* 확충16의 소음인(少陰人)에 대한 설명을 예로 들면, 다음과 같다.

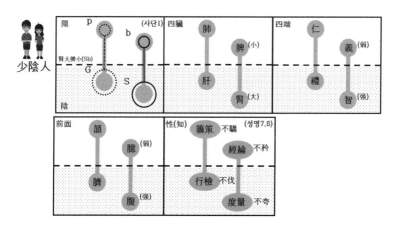

확충17

少陰之頭 宜戒奪心 少陰之頭 若無奪心 大人之識見 必在於此也
소음지두 의계탈심 소음지두 약무탈심 대인지식견 필재어차야

太陰之肩 宜戒侈心 太陰之肩 若無侈心 大人之威儀 必在於此也
태음지견 의계치심 태음지견 약무치심 대인지위의 필재어차야

少陽之腰 宜戒懶心 少陽之腰 若無懶心 大人之才幹 必在於此也
소양지요 의계라심 소양지요 약무라심 대인지재간 필재어차야

太陽之臀 宜戒竊心 太陽之臀 若無竊心 大人之方略 必在於此也
태양지둔 의계절심 태양지둔 약무절심 대인지방략 필재어차야

[직역]

소음은, 두(頭)가 탈심(奪心)을 경계해야 한다. 소음은, 두가 탈심을 갖지 않으면, 대인(大人)의 식견(識見)이 반드시 여기에 있을 것이다.

태음은, 견(肩)이 치심(侈心)을 경계해야 한다. 태음은, 견이 치심을 갖지 않으면, 대인의 위의(威儀)가 반드시 여기에 있을 것이다.

소양은, 요(腰)가 나심(懶心)을 경계해야 한다. 소양은, 요가 나심을 갖지 않으면, 대인의 재간(才幹)이 반드시 여기에 있을 것이다.

태양은, 둔(臀)이 절심(竊心)을 경계해야 한다. 태양은, 둔이 절심을 갖지 않으면, 대인의 방략(方略)이 반드시 여기에 있을 것이다.

– 少陰之頭(소음지두): '소음이라는 속성이 발현된 여러 곳 중에서 머리는'으로 해석한다.

– 大人之(대인지): 훌륭한 사람의. 성숙한 사람의. 보통 사람이 노력해서 사단이 완성된 성인의 모습을 갖춘 사람. 대인(大人)은 잘하거나 못하는 사단(四端)을 가진 보통 사람들이 잘 관리하고 노력해서 성숙한 인성을 갖게 된 것을 말한다.

– 識見(식견): 변화에 대한 지식을 토대로 상황을 잘 파악하는 능력을 말한다.

– 威儀(위의): 능력 등이 밖으로 드러나는 모습을 말한다.

– 才幹(재간): 일을 맡아서 풀어내는 수완과 재주를 말한다.

– 方略(방략): 현실적으로 사용되는 구체적인 방법과 계략을 말한다.

– 奪侈懶竊(탈치나절): 남의 것을 자신의 것인 양 자랑하는 행동들을 말한다. 부족하게 타고난 부분으로서 실수할 가능성이 높다.

– 臀(둔): 궁둥이, 바닥, 볼기, 밑. 허리 아래부터 허벅다리 위 좌우로 살이 두두룩한 부분.

[통역]

소음이 발현된 (부족한 본성의 영향 및 미성숙한 마음이 있는 뒤쪽 네 부분에서) 두(머리)는 마땅히 탈심(식견을 악용해서 이로움을 빼앗음)을 조심해야 한다. 소음이 발현된 두(머리)에 만약 탈심(이로움을 빼앗음)이 없으면 훌륭한 사람의 식견(현상과 변화에 대한 지혜)이 반드시 여기에 있을 것이다.

태음이 발현된 (부족한 본성의 영향 및 미성숙한 마음이 있는) 견(어깨)은 마땅히 치심(위의가 지나쳐 스스로를 치켜세움)을 조심해야 한다. 태음이 발현된 견(어깨)에 만약 치심(스스로 치켜세움)이 없으면 훌륭한 사람의 위의(능력이 드러나는 위엄)가 반드시 여기에 있을 것이다.

소양이 발현된 (부족한 본성의 영향 및 미성숙한 마음이 있는) 요(허리)는 마땅히 나심(재간을 자만해서 나태하려는 마음)을 조심해야 한다. 소음이 발현된 요(허리)에 만약 나심(자만하고 나태함)이 없으면 훌륭한 사람의 재간(구체적인 재능과 수완)이 반드시 여기에 있을 것이다.

태양이 발현된 (부족한 본성의 영향 및 미성숙한 마음이 있는) 둔(궁둥이)은 마땅히 절심(방략을 사용하여 몰래 도둑질하려 함)을 조심해야 한다. 태양이 발현된 둔(궁둥이)에 만약 절심(몰래 도둑질하려 함)이 없으면 훌륭한 사람의 방략(상세한 방법과 계략)이 반드시 여기에 있을 것이다.

* 확충17은 사상인(四象人)의 태심(怠心, 성명23)을 구체적으로 제시하며, 신체 뒷부분의 탈치나절(奪侈懶竊)을 중심으로 한 성명9~10, 성명 21~22의 실제적 적용 기전이며, 사단25의 '허동불급(虛動不及)'을 구체적으로 설명한 것이다.

* 확충17에서는 사상(四象) 및 사상인(四象人)별로 타고나기에 가장 약한 행(行) 그리고 경계해야 할 태행(怠行)을 설명하면서, 타인을 향한 행동에 있어서 자신의 겸양을 통해 수양하면 훌륭한 행동을 하는 대인(大人)이 될 수 있음을 제시하고 있다.

* 확충17에 적용되는 설명은 지(知)/행(行) 단계에 처음으로 적용되었기에 단계적으로 접근하지 않으면, 기전을 이해하기 쉽지 않다. 무엇보다, 사단10의 '少陰人 樂性深確 而喜情促急(소음인 락성심확 이희정촉급)'은 소음인(少陰人)의 신대비소(腎大脾小)와 락강노약(樂强怒弱)을 전제로 강한 락성(樂性)에 의한 영향을 설명하는데, 확충17에서는 관심을 반대로(강→약) 옮겨서, 소음인(少陰人)의 노약(怒弱)에 초점을 맞추게 되면 정반대로 '(少陽人) 怒性宏抱 而哀情促急((소양인) 노성굉포 이애정촉급)'이 매우 부족한 상황도 동시에 소음인에게 나타난다는 것을 먼저 이해하여야 한다.

* 확충17의 소음인에 대한 설명을 예로 들면, 소음인의 장국(臟局)은 신대비소(腎大脾小)하므로 락강노약(樂强怒弱), 지강의약(智强義弱)으로 태어난 것이다. (사단10을 반대 상황(강→약)에서 생각해보면,) 약하게 태어난 노성(怒性)에 의해 드러나는 애정(哀情)의 발현이 약해신나. 이에, (약한 哀情이 자리 잡은 上焦에 있는) 머리의 식견(識見)이 부족

하고 탈심(奪心)이 있으니(성명9~10, 성명21~22) 항상 행동을 바르게

하고 본성을 찾도록(修其身立其命, 성명26) 수양(修養, 사단23, 인성

증진에 노력함)해야 한다.

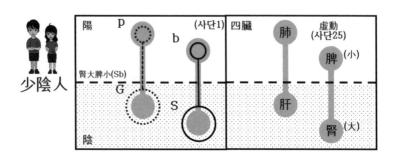

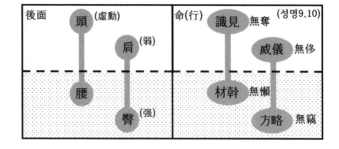

* 확충17의 태음인(太陰人)에 대한 설명을 예로 들면, 다음과 같다.

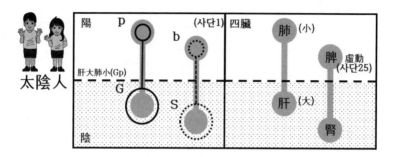

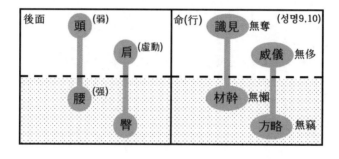

확충론 · 擴充論

장부론

臟腑論

장부1

肺部位在䫌下背上 胃脘部位在䪽下胸上
폐 부 위 재 추 하 배 상　위 완 부 위 재 함 하 흉 상
故背上胸上以上 謂之上焦
고 배 상 흉 상 이 상　위 지 상 초

脾部位在膂 胃部位在膈 故膂膈之間 謂之中上焦
비 부 위 재 려　위 부 위 재 격　고 려 격 지 간　위 지 중 상 초

肝部位在腰 小腸部位在臍 故腰臍之間 謂之中下焦
간 부 위 재 요　소 장 부 위 재 제　고 요 제 지 간　위 지 중 하 초

腎部位在腰脊下 大腸部位在臍腹下 故脊下臍下以下 謂之下焦
신 부 위 재 요 척 하　대 장 부 위 재 제 복 하　고 척 하 제 하 이 하　위 지 하 초

[직역]

폐(肺) 부위는 추(䫌) 아래 배(背) 위에 있고, 위완(胃脘) 부위는 함(䪽) 아래 흉(胸) 위에 있다. 그래서 배 위와 흉 위 이상을 '상초(上焦)'라고 부른다.

비(脾) 부위는 려(膂)에 있고 위(胃) 부위는 격(膈)에 있다. 그래서 려와 격 사이를 '중상초(中上焦)'라고 부른다.

간(肝) 부위는 요(腰)에 있고 소장(小腸) 부위는 제(臍)에 있다. 그래서 요와 제 사이를 '중하초(中下焦)'라고 부른다.

신(腎) 부위는 요(腰)와 척(脊) 아래에 있고 대장(大腸) 부위는 제(臍)와 복(腹) 아래에 있다. 그래서 척 아래 제 아래 이하를 '하초(下焦)'라고 부른다.

– 肺部位在(폐부위재): 폐의 해부학적 또는 기능적 위치를 말한다. 끊어 읽는 방식(肺部/位在와 肺部位/在)에 따라 두 가지 방식으로 해석할 수 있다. '폐라는 부분(肺部)은 …에 위치해 있다(位在)'로 해석하거나, '폐(肺)라는 부분의 위치(部位)는 …에 있다(在)'라고 해석할 수 있다. 여기에서는 두 번째 방법을 사용하였다.

[통역]

폐장의 부위는 앞이마 아래에서 어깨 위쪽까지이며, 위완의 부위는 턱 아래에서 가슴 위쪽이다. 이에 등 위쪽과 가슴 위쪽은 상초라고 한다. 비장의 부위는 등골뼈이며 위의 부위는 가슴이다. 이에 등골뼈와 가슴 사이를 중상초라고 한다. 간장의 부위는 허리이며 소장의 부위는 배꼽이다. 이에 허리와 배꼽 사이를 중하초라고 한다. 신장의 부위는 허리뼈 아래쪽이며 대장의 부위는 배꼽 아랫배이다. 이에 허리뼈와 배꼽 아래를 중하초라고 한다.

* 장부론(臟腑論, 17條)에서는 몸, 해부학 및 생병리에 대한 설명이 제시

되는데, 이는 확충에서 마음에 대한 설명이 주로 제시된 것과 대조적이다.

* 사초의 부위와 기능을 장부1~3에서 설명한다. 신체의 네 부분에 배속된 신체기관(장부1)과 지행(知行. 성명7의 頷·臆·臍·腹과 성명9의 頭·肩·腰·臀) 사이의 관련성은 장부11과 장부17에서 제시하였다.

* 장부1에서 사장(四臟), 사부(四腑), 사초(四焦)의 해부학적, 기능적 위치를 제시한다. 신체를 상하를 기준으로, 네 부분(上焦, 中上焦, 中下焦, 下焦)으로 나누고, 앞쪽은 소화 기관(胃脘, 胃, 小腸, 大腸)의 부위로 뒤쪽은 장부(肺臟, 脾臟, 肝臟, 腎臟)의 부위로 배정하였다. 성명7에서 생각(知)을 담당하는 몸의 앞쪽은 네 부분(頷·臆·臍·腹)으로 나누어 각각 주책, 경륜, 행검, 도량을 배속하였고, 성명9에서는 행동(行)을 담당하는 몸의 뒤쪽을 네 부분(頭·肩·腰·臀)으로 나누어 각각 식견, 위의, 재간, 방략을 배속하였다.

장부2

水穀 自胃脘而入于胃 自胃而入于小腸 自小腸而入于大腸
수 곡 자 위 완 이 입 우 위   자 위 이 입 우 소 장   자 소 장 이 입 우 대 장
自大腸而出于肛門者
자 대 장 이 출 우 항 문 자

水穀之都數 停畜於胃 而薰蒸爲熱氣 消導於小腸 而平淡爲凉氣
수 곡 지 도 수   정 축 어 위   이 훈 증 위 열 기   소 도 어 소 장   이 평 담 위 량 기

熱氣之輕淸者 上升於胃脘 而爲溫氣
열 기 지 경 청 자   상 승 어 위 완   이 위 온 기

凉氣之質重者 下降於大腸 而爲寒氣
량 기 지 질 중 자   하 강 어 대 장   이 위 한 기

[직역]

수곡(水穀)은 위완(胃脘)을 거쳐서 위(胃)로 들어가고, 위를 거쳐서 소장
(小腸)으로 들어가며, 소장을 거쳐서 대장(大腸)으로 들어가고 대장을
거쳐서 항문(肛門)으로 나가는 것이다.

수곡의 전체는 위에 축적되어 훈증(薰蒸)되어 열기(熱氣)가 되고, 소장
에서 소화(消導)되어 평담하게 량기(凉氣)가 된다.

가볍고 맑은 열기는 위완으로 상승하여 온기(溫氣)가 되고,

질박하고 무거운 량기는 대장으로 하깅하어 한기(寒氣)가 된다.

- 自(자): ～를 통해서

- 都數(도수): 모두의 경우, 전체 진행 과정, 모두 합한 수효. 모든.

- 水穀之都數(수곡지도수): '수곡이라는 것은' 또는 '수곡 전체는'으로 해석한다. '열기지경청자(熱氣之輕淸者)'도 역시 '경청(輕淸)한 열기(熱氣)라는 것은'으로 해석하였다.

- 停畜於胃 而薰蒸爲熱氣(정축어위 이훈증위열기): '정축(停畜)'은 멈춰서 쌓인다, 담겨진다는 의미이다. 이 내용은, 자연에서 퇴비를 만드는 과정을 비유로 하여 내용을 이해한다. 퇴비를 만드는 과정에서는, 주재료(낙엽과 나뭇가지 등)를 잘게 파쇄하고 보조 재료를 섞어 호기적으로 부숙(腐熟)시키면 열이 발생하며, 열로 건조하지 않도록 수분을 (쥐면 물이 스며 나올 정도)로 보충시키고 가끔씩 뒤집어 공기가 들어가도록 한다.

- 平淡(평담): 농염(濃艶: 색이 진하고 화려한 것)의 반대말로서, 화려한 것이 사라진 상태를 말한다. 소화 과정을 통해 다양한 음식물들이 모두 잘 퍼진 질척한 죽으로 바뀌는 것을 말한다.

- 消導(소도): '소식도체(消食導滯)'의 줄임말로, '소식화체(消食化滯)'라고도 한다. 본래 음식을 소화하여 막힌 것을 뚫는 처방을 뜻하지만, 여기서 '소도(消導)'라고 하여 소화하는 것을 간략하게 말한 것이다.

[통역]

먹은 음식물은 위완을 통해 위로 들어가고, 위에서 소장으로 들어가고, 소장에서 대장으로 들어가며, 대장에서 항문을 통해 밖으로 나오게 된다. 음식물의 전체 소화 과정을 보면, 위에서 정축(머물러 쌓이게)되면 태워지고 쪄져서 열기(뜨거운 기운)가 되며, 소장에서 소도(소화되어 삭아지게 되어)되면 평담(퍼진 죽)이 되어 량기(서늘한 기운)가 된다. 열기(뜨거운 기운) 중에서 가볍고 맑은 것은 위로 위완으로 올라가 온기(따스한 기운)가 되며, 량기(서늘한 기운) 중에서 성질이 무거운 것들은 아래로 대장으로 내려가 한기(차가운 기운)가 된다.

* 장부2에서 전체적인 소화 과정을 제시하였는데, 소화는 이론적으로 발효, 부패, 숙성 및 썩는 것과 동일한 과정으로, 모두 화학적, 물리적 구조가 작게 나누어지면서 발열이 함께 한다. 소화 과정에서 사부(四腑)별 수곡지기(水穀之氣)의 특성(장부3)과 한열온량(寒熱溫涼)에 대한 설명(장부4~7)으로 이어진다.

* 각 소화기관에 대한 설명에 있어서, 소화기관들에 대한 상세한 설명은 없이, 음식물이 순서대로 내려가는 것, 각 부위의 온도 등이 제시되었다. 기존 한의학에서의 한열(寒熱)과 달리, 음양의 부위가 뜨거운 것과 서늘한 것에서 시작해서 따스한 것과 차가운 것으로 분화해나가는 것으로 설명하고 있다.

사부(四腑)	위치(位置), 형상(形象)	성질(性質)	수곡지기(水穀之氣)	사기(四氣)
위완(胃脘)	통어구비(通於口鼻)	경청(輕淸)	상승(上升)	온(溫)
위(胃)	광대이포용(廣大而包容)	훈증(熏蒸)	정축(停畜)	열(熱)
소장(小腸)	협착이굴곡(狹窄而屈曲)	평담(平淡)	소도(消導)	량(凉)
대장(大腸)	통어항문(通於肛門)	질중(質重)	하강(下降)	한(寒)

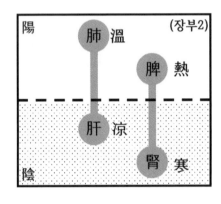

장부3

胃脘 通於口鼻 故水穀之氣上升也
위 완 통 어 구 비 고 수 곡 지 기 상 승 야

大腸 通於肛門 故水穀之氣下降也
대 장 통 어 항 문 고 수 곡 지 기 하 강 야

胃之體 廣大而包容 故水穀之氣停畜也
위 지 체 광 대 이 포 용 고 수 곡 지 기 정 축 야

小腸之體 狹窄而屈曲 故水穀之氣消導也
소 장 지 체 협 착 이 굴 곡 고 수 곡 지 기 소 도 야

[직역]

위완(胃脘)은 구(口)·비(鼻)와 통한다. 그러므로 수곡의 기는 상승한다.

대장(大腸)은 항문(肛門)으로 통한다. 그러므로 수곡의 기는 하강한다.

위(胃)의 체는 크고 넓으며 담아낸다. 그러므로 수곡의 기가 축적된다.

소장(小腸)의 체는 작고 비좁으며 구불하다. 그러므로 수곡의 기는 소화된다.

– 水穀之氣(수곡지기): 통상적으로 '소화되어 흡수된 음식물의 영양분'을
  의미하시만, 첫 두 줄에서는 소화 과정에서의 열기와 한기가 흘러가는
  방향을 의미하며, 다음 두 줄에서는 먹은 음식물 자체를 의미한다.

– 體(체): 몸체, 몸통, 형태.

[통역]

(장부2에 이어서,) 위완은 입과 코에 연결되어 있기 때문에 수곡지기(위완의 온기)는 위로 올라간다. 대장은 항문에 연결되어 있기 때문에 수곡지기(대장의 한기)는 아래로 내려간다. 위의 형태는 넓고 크며 감싸 안기 때문에 수곡지기(위의 열기)는 머물러 쌓인다. 소장의 형태는 매우 좁고 구부러져 있기 때문에 수곡지기(소장의 냉기)는 소화되며 내려간다.

* 장부3는 장부2에 대한 추가적인 설명으로, 열기와 량기가 위 또는 아래로 움직이는 이유를 설명한다.

* 소화기관 내에서 음식물의 진행 순서는 무조건 위에서 아래로 한다. 위와 소장의 기능을 해부학적 형태를 기준으로 설명하는데, 위(胃)의 형태가 큰 통처럼 광대(廣大), 포용(包容)하기에 수곡(水穀)이 정축(停畜)하며, 소장(小腸)은 형태가 구불하면 긴 관처럼 협착(狹窄), 굴곡(屈曲)하기에 수곡이 소도(消導)한다.

* 위완(胃脘)에서 수곡지기(水穀之氣)가 위로 올라가는 생리적 특성은, 위완(胃脘) 기능이 과도해져서 발생하는 태양인(太陽人)의 특징적인 증상(열격(噎膈)과 반위(反胃), 사상인변증4)에 대한 병리기전으로 발전한다.

장부4

水穀溫氣 自胃脘而化津 入于舌下 爲津海 津海者 津之所舍也
수 곡 온 기 자 위 완 이 화 진 입 우 설 하 위 진 해 진 해 자 진 지 소 사 야

津海之淸氣 出于耳而爲神 入于頭腦 而爲膩海
진 해 지 청 기 출 우 이 이 위 신 입 우 두 뇌 이 위 니 해
膩海者 神之所舍也
니 해 자 신 지 소 사 야

膩海之膩汁 淸者 內歸于肺 濁滓 外歸于皮毛
니 해 지 니 즙 청 자 내 귀 우 폐 탁 재 외 귀 우 피 모

故胃脘與舌耳頭腦皮毛 皆肺之黨也
고 위 완 여 설 이 두 뇌 피 모 개 폐 지 당 야

– 淸者(청자) 앞에서 띄어쓰기를 추가하여, 淸者(청자)와 濁滓(탁재)의

대구를 맞추었는데(장부4~7), 막걸리가 맑은 청주와 찌끼의 술밥으로

나누어지는 것에 비유할 수 있다.

[직역]

수곡(水穀)의 온기(溫氣)는 위완(胃脘)에서 진(津)이 되고 설(舌) 아래로

들어가 진해(津海)가 된다. '진해'는 진이 머무는 곳이다.

진해의 맑은 기운(淸氣)은 이(耳)에서 나와 신(神)이 되고, 두뇌(頭腦)로

들어가 니해(膩海)가 된다. '니해'는 신이 머무는 곳이다.

니해의 니즙(膩汁) 가운데 맑은 것(淸者)은 안으로 폐(肺)로 돌아가고, 탁한 찌끼(濁滓)는 밖으로 피모(皮毛)로 돌아간다.

그러므로 위완은 설, 이, 두뇌, 피모 등과 함께 모두 폐의 무리이다.

- 津(진): 진액처럼 끈끈하면서 양분이 되는 액체, 활력과 관련된 수액(樹液), 활용되는 수분과 영양분, 활력의 토대가 되는 진액 등을 지칭한다. 예를 들어, '너무 열심히 했더니 진이 다 빠졌다', 또는 '소나무의 수액은 송진(松津)' 등으로 사용된다. 비슷한 의미를 지니고 있는 진(津)과 액(液)을 구별한다면, 진(津)은 상처가 났을 때 밖으로 드러나는 양(陽)적인 것, 액(液)은 몸을 안에서 적시고 담구는 음(陰)적인 것으로 구별한다.

- 海(해): 기능적 중심 또는 기능이 모이는 해부학적 위치나 기관을 의미한다. 『침구갑을경(鍼灸甲乙經)』에서는, "人有四海 十二經水者 皆注於海 有髓海 有血海 有氣海 有水穀之海(인유사해 십이경수자 개주어해 유수해 유혈해 유기해 유수곡지해. 사람에게는 네 가지 바다가 있는데, 12경의 강물이 모두 바다로 흘러든다. 골수의 바다, 피의 바다, 기의 바다, 수곡의 바다가 있다."와 같이 네 가지 기능계(四海)를 제시하고 강물이 바다로 흘러드는 자연 현상에 비유하였다. 본문의 '니해(膩海)'의 '니즙(膩汁)'을 이러한 바다와 강물에 비유할 수 있는데, 『동

의수세보원』에서는 이러한 전통을 활용하여 기능계(黨) 안에서의 상호

작용을 제시한 것으로 보인다.

– 膩(니): 기름진 것, 피부의 윤기, 스며 나오는 기름기. 머릿기름. 활력

과 아울러 진(津)이 밖으로 드러난 윤기.

– 濁滓(탁재): 앙금. 물에 풀었을 때 탁한 부분. 맑고 조금 더 좋은 '즙청

(汁淸)'은 몸속의 중심 장부로 들어가게 되며, 탁하고 조금 덜 좋은 것

인 '탁재(濁滓)'는 몸의 외부로 가거나 물질적 구성요소가 된다.

– 歸(귀): 돌아간다, 돌려보낸다, 맡기거나 위임하다, 모이거나 합친다,

몸을 의탁한다, 마친다, 끝낸다. 본문에서는 '돌아간다'로 번역하였는

데, '순환이 A에서 끝난다' 혹은 'A로 합쳐진다'는 의미로도 이해할 수

있다.

– 胃脘與舌(위완여설): '위완(胃脘)은 설(舌)과 함께'라고 해석한다. 위

완(胃脘)에서부터 시작된 논리적 흐름이기에, 위완과 함께 하는 무리

(黨)를 구성하는 것으로 전체적인 흐름을 구성한다.

– 黨(당): 중국 주(周)나라 때의 500집의 말하는 단위로, 같이 어울리는

무리, 동료, 친족이나 인척 또는 같은 성을 쓰는 혈연관계를 지닌 일가

친척들이 모인 씨족 마을 등을 의미한다. 기능적으로 비슷한 묶음 또는

기능계라고 번역할 수 있는데, 기능적으로 비슷하거나 생리적 관련성

이 있는 것을 하나로 묶는 『동의수세보원』민의 새로운 의학 개념으로,

장부4에서 처음으로 제시되었다.

음식물의 (소화 과정에서 나온) 온기(따스한 기운)는 위완에서 진(활력의 진액)으로 바뀌어 설하(혀 아래)로 들어가 진해(활력을 위한 진액의 바다)가 되는데, 진해는 활력으로 사용되는 체액과 영양이 모여 있는 곳이다. 진해의 맑은 기운들은 이(귀)에서 나와 신(총명함)이 되고, 두뇌로 들어가 니해(기름진 윤기의 바다)가 되는데, 니해는 총명함이 모여 있는 곳이다. 기름진 윤기의 바다에서 맑은 즙들은 안으로 폐장에 들어가고, 탁재(탁한 것들)는 밖으로 피부와 털로 돌아간다. 그래서 위완과 더불어 혀, 귀, 두뇌, 피부와 털은 모두 폐장의 당(집안 친척 또는 기능계)이다.

* 장부4~7는 사초(四焦, 장부1)의 구성과 상호관계, 생리작용을 제시하며, 이해를 위해서 확충4를 참고한다. 장부4, 장부5, 장부6, 장부7은 각각 폐당(肺黨), 비당(脾黨), 간당(肝黨), 신당(腎黨)의 생리기능을 설명하고 있다.

장부5

水穀熱氣 自胃而化膏 入于膻間兩乳 爲膏海 膏海者 膏之所舍也
수곡열기 자위이화고 입우전간량유 위고해 고해자 고지소사야

膏海之淸氣 出于目而爲氣 入于背膂 而爲膜海
고해지청기 출우목이위기 입우배려 이위막해
膜海者 氣之所舍也
막해자 기지소사야

膜海之膜汁 淸者 內歸于脾 濁滓 外歸于筋
막해지막즙 청자 내귀우비 탁재 외귀우근

故胃與兩乳目背膂筋 皆脾之黨也
고위여량유목배려근 개비지당야

[직역]

수곡(水穀)의 열기(熱氣)는 위(胃)에서 나오며 고(膏)가 되고, 전간(膻間)의 양유(兩乳)로 들어가서 고해(膏海)가 된다. '고해'는 고가 머무는 곳이다.

고해의 맑은 기운(淸氣)은 목(目)에서 나와 기(氣)가 되고, 배(背)·려(膂)로 들어가 막해(膜海)가 된다. '막해'는 기가 머무는 곳이다.

막해의 막즙(膜汁) 가운데 맑은 것(淸者)은 안으로 비(脾)로 돌아가고 탁한 씨까(濁滓)는 밖으로 근(筋)으로 돌아간다.

그러므로 위는 양유, 목, 배, 려, 근 등과 함께 모두 비의 무리이다.

- 膏(고): 살진 고기와 기름. 윤택한 영양, 동물에서 짜낸 지방. 고약, 진하게 고아서 만든 물건, 과실이나 음식물을 끓이고 졸여서 고아 엉기게 한 즙, 윤택한 영양. 열기로 곡식을 끓여서 얻은 영양물질. 『황제내경』(黃帝內經) 영추(靈樞) 「오륭진액별편(五癃津液別篇)」에서는, "五穀之津液 和合而爲膏(오곡지진액 화합이위고. 오곡의 진액이 화합하여 고가 된다)"고 하였다. 문학 작품 속에서는 '백성의 고혈(膏血)'이라고 하면, 일반인들이 몹시 고생하여 얻은 이익이나 재산을 말한다.

- 膜(막): 전사해(前四海: 津海, 膏海, 油海, 液海)와 후사해(後四海: 膩海, 膜海, 血海, 精海)에서 가장 이해되기 어려운 단어의 하나가 막(膜)이다. 여기에서는 '힘찬 기운이 모이는 근육막 또는 근육'으로 해석하였다.

- 背膂(배려): 등 배. 등골뼈 려. 등의 척추뼈와 근육들을 아울러 말한다.

- 筋(근)과 肉(육): 비슷해 보이는 두 가지를 비교하자면, 근(筋)은 힘줄(tendon) 또는 힘을 내는 근육(muscle)들을 말하며, 육(肉)은 살덩어리 또는 살집, 살점으로 결합조직(connective tissue)에 중점을 두고 있다. 힘줄이나 근육은 힘찬 기운(氣)에서, 살덩어리나 살점은 혈액(血)에서 기능을 발휘하고 자체를 발달시킬 원천을 공급받는다.

음식물의 (소화 과정에서 나온) 열기(뜨거운 기운)는 위에서 고(살진 영양분)로 바뀌어 전간양유(어깨 가운데 양쪽 젖꼭지 부위)로 들어가 고해(영양분이 모이는 바다)가 되는데, 고해는 힘쓰는 근육을 위한 영양분이 모여 있는 곳이다. 고해의 맑은 기운들은 목(눈)에서 나와 기(힘찬 기운)가 되고, 배려(등뼈와 근육 부위)로 들어가 막해(근육과 힘줄의 바다)가 되는데, 막해는 힘찬 기운이 모이는 곳이다. 막해에서 맑은 즙들은 안으로 비장에 들어가고, 탁재(탁한 부분들)는 밖으로 근육(또는 힘줄)으로 돌아간다. 그래서 위와 더불어 양쪽 젖꼭지, 눈, 등뼈와 근육, 힘줄은 모두 비장의 당(기능계)이다.

장부6

水穀凉氣 自小腸而化油 入于臍 爲油海 油海者 油之所舍也
수 곡 량 기 자 소 장 이 화 유 입 우 제 위 유 해 유 해 자 유 지 소 사 야

油海之淸氣 出于鼻而爲血 入于腰脊 而爲血海
유 해 지 청 기 출 우 비 이 위 혈 입 우 요 척 이 위 혈 해
血海者 血之所舍也
혈 해 자 혈 지 소 사 야

血海之血汁 淸者 內歸于肝 濁滓 外歸于肉
혈 해 지 혈 즙 청 자 내 귀 우 간 탁 재 외 귀 우 육

故小腸與臍鼻腰脊肉 皆肝之黨也
고 소 장 여 제 비 요 척 육 개 간 지 당 야

[직역]

수곡(水穀)의 량기(凉氣)는 소장(小腸)을 거치며 유(油)가 되고, 제(臍)로 들어가 유해(油海)가 된다. '유해'는 유가 머무는 곳이다.

유해의 맑은 기운(淸氣)은 비(鼻)에서 나와 혈(血)이 되고, 요(腰)·척(脊)으로 들어가서 혈해(血海)가 된다. '혈해'는 혈이 머무는 곳이다.

혈해의 혈즙(血汁) 가운데 맑은 것(淸者)은 안으로 간(肝)으로 돌아가고, 탁한 찌끼(濁滓)는 밖으로 육(肉)으로 돌아간다.

그러므로 소장은 제, 비, 요척, 육과 함께 모두 간의 무리이다.

– 油(유): 위치상 몸 앞의 배에 낀 기름, 복부 지방을 의미한다. 에너지를
저장하는 기름으로 해석하였다.

[통역]

음식물의 (소화 과정에서 나온) 량기(서늘한 기운)는 소장에서 유(영양분
을 저장하는 기름)로 바뀌어 전(배꼽 부위)으로 들어가 유해(영양분을 저
장하는 기름의 바다)가 되는데, 유해는 영양이 저장되는 기름이 모여 있
는 곳이다. 유해의 맑은 기운들은 비(코)에서 나와 혈(에너지원으로서의
피)이 되고, 요척(허리뼈 부위)으로 들어가 혈해(에너지와 활력이 모이는
바다)가 되는데, 혈해는 에너지와 활력이 모이는 곳이다. 혈해에서 맑은
즙들은 안으로 간장에 들어가고, 탁재(탁한 부분들)는 밖으로 살덩어리
(또는 살점)에 들어간다. 그래서 소장과 더불어 배꼽, 코, 허리등뼈, 살점
등은 모두 간장의 당(기능계)이다.

장부7

水穀寒氣 自大腸而化液 入于前陰毛際之內 爲液海
수곡 한기 자 대장 이 화 액 입 우 전 음 모 제 지 내 위 액 해
液海者 液之所舍也
액 해 자 액 지 소 사 야

液海之淸氣 出于口而爲精 入于膀胱 而爲精海
액 해 지 청 기 출 우 구 이 위 정 입 우 방 광 이 위 정 해
精海者 精之所舍也
정 해 자 정 지 소 사 야

精海之精汁 淸者 內歸于腎 濁滓 外歸于骨
정 해 지 정 즙 청 자 내 귀 우 신 탁 재 외 귀 우 골

故大腸與前陰口膀胱骨 皆腎之黨也
고 대 장 여 전 음 구 방 광 골 개 신 지 당 야

[직역]

수곡(水穀)의 한기(寒氣)는 대장(大腸)을 거치며 액(液)이 되고, 전음(前陰)의 모제(毛際) 안으로 들어가 액해(液海)가 된다. '액해'는 액이 머무는 곳이다.

액해의 맑은 기운(淸氣)은 구(口)에서 나와 정(精)이 되고 방광(膀胱)으로 들어가 정해(精海)가 된다. '정해'는 정이 머무는 곳이다.

정해의 정즙(精汁) 가운데 맑은 것(淸者)은 안으로 신(腎)으로 돌아가고 탁한 찌끼(濁滓)는 밖으로 골(骨)로 돌아간다.

그러므로 대장은 전음, 구, 방광, 골 등과 함께 모두 신의 무리이다.

– 前陰(전음): 남녀의 생식기를 의미한다.

– 精(정): 가장 순수한 진액으로 된 체액. 『동의보감(東醫寶鑑)』의 「섭양
요결(攝養要訣)」에 "太乙眞人七禁文曰 … 四者 嚥精液養藏氣(태을
진인칠금문왈 … 사자 연정액양장기. 태을진인의 일곱 가지 하지 말아
야 할 것에는 … 넷째, 침(唾液)을 삼켜 오장의 기를 기른다)"고 기술되
어 있음을 고려하면, 가장 순수하고 으뜸이 되는 체액으로서의 타액 등
으로 해석한다. 통상적으로는, 신체에서 가장 중요하고 핵심적인 에너
지, 생명의 물질적 기초, 음식물을 소화해서 얻은 가장 좋은 에너지원,
남성 생식기의 정충이 들어 있는 액체 등으로 이해된다.

– 膀胱(방광): 『황제내경』에서는 통상적으로 기능적 장기로서의 오줌통
(urinary bladder)을 의미하지만, 『동의수세보원』에서는 궁둥이(臀: 허
리 아래부터 허벅다리 위까지의 살이 많은 부분) 부위라는 의미로도 사
용하였다. 사상인변증2를 참고하면, '앉는데 사용하는 궁둥이(膀胱之
坐)'이다.

[통역]

음식물의 (소화 과정에서 나온) 한기(차가운 기운)는 대장에서 액(음의
성질을 지니는 체액)으로 바뀌어 전음모제(생식기와 음모)의 안쪽 부위

로 들어가 액해(몸을 채우는 체액의 바다)가 되는데, 액해는 신체를 순환하는 체액이 모이는 곳이다. 액해의 맑은 기운들은 구(입)에서 나와 정(가장 좋은 체액)이 되고, 방광(궁둥이 부위)으로 들어가 정해(체액 중 가장 좋은 것, 또는 으뜸 체액의 바다)가 되는데, 정해는 정제되어 가장 좋은 체액들이 모여 있는 곳이다. 정해에서 맑은 즙들은 안으로 신장에 들어가고, 탁재(탁한 부분들)는 밖으로 골격근으로 돌아간다. 그래서 대장과 더불어 생식기, 입, 궁둥이, 골격근은 모두 신장의 당(기능계)이다.

* 장부4~장부7, 장부13, 장부14에서의 사기(四氣, 水穀之氣)의 사초(四焦)·사해(四海) 구조를 총괄하면 다음과 같다.

사기 (四氣)	사초 (四焦)	사관 (四官)	조위 (造爲)	사부 (四腑)	사지 (四知)	전 사해 (前 四海)	장 (藏)	사행 (四行)	후 사해 (後 四海)	장 (藏)	탁재 (濁滓)	사장 (四臟)
온기 (溫氣)	상초 (上焦)	이 (耳)	신 (神)	위완 (胃脘)	설하 (舌下)	진해 (津海)	의 (意)	두(頭: 頭腦)	니해 (膩海)	신 (神)	피모 (皮毛)	폐 (肺)
열기 (熱氣)	중 상초 (中 上焦)	목 (目)	기 (氣)	위 (胃)	전간 (膻間) 양유 (兩乳)	고해 (膏海)	려 (慮)	견(肩: 背膂)	막해 (膜海)	령 (靈)	근 (筋)	비 (脾)

량기 (凉氣)	중 하초 (中 下焦)	비 (鼻)	혈 (血)	소장 (小腸)	제 (臍)	유해 (油海)	조 (操)	요(腰: 腰脊)	혈해 (血海)	혼 (魂)	육 (肉)	간 (肝)
한기 (寒氣)	하초 (下焦)	구 (口)	정 (精)	대장 (大腸)	전음 (前陰), 모제 (毛際)	액해 (液海)	지 (志)	둔(臀: 膀胱)	정해 (精海)	백 (魄)	골 (骨)	신 (腎)

장부8

耳以廣博天時之聽力 提出津海之淸氣 充滿於上焦 爲神
이 이 광 박 천 시 지 청 력   제 출 진 해 지 청 기   충 만 어 상 초   위 신
而注之頭腦 爲膩 積累爲膩海
이 주 지 두 뇌   위 니   적 루 위 니 해

目以廣博世會之視力 提出膏海之淸氣 充滿於中上焦 爲氣
목 이 광 박 세 회 지 시 력   제 출 고 해 지 청 기   충 만 어 중 상 초   위 기
而注之背膂 爲膜 積累爲膜海
이 주 지 배 려   위 막   적 루 위 막 해

鼻以廣博人倫之嗅力 提出油海之淸氣 充滿於中下焦 爲血
비 이 광 박 인 륜 지 후 력   제 출 유 해 지 청 기   충 만 어 중 하 초   위 혈
而注之腰脊 爲凝血 積累爲血海
이 주 지 요 척   위 응 혈   직 루 위 혈 해

口以廣博地方之味力 提出液海之淸氣 充滿於下焦 爲精
구 이 광 박 지 방 지 미 력   제 출 액 해 지 청 기   충 만 어 하 초   위 정
而注之膀胱 爲凝精 積累爲精海
이 주 지 방 광   위 응 정   적 루 위 정 해

- '而(이)' 앞에서 띄어쓰기를 추가하여, 의미 단락을 구별하였다.

[직역]

이(耳)를 통해 천시(天時)의 청력(聽力)을 넓히고 진해(津海)의 맑은 기
운을 제출(提出)하여 상초(上焦)에 가득 채우면 신(神)이 된다. 이를 두
뇌(頭腦)로 흘러들이면 니(膩)가 되고 누적되면 니해(膩海)가 된다.

목(目)을 통해 세회(世會)의 시력(視力)을 넓히고 고해(膏海)의 맑은 기운을 제출하여 중상초(中上焦)에 가득 채우면 기(氣)가 된다. 이를 배(背)·려(臂)로 흘러들이면 막(膜)이 되고 누적되면 막해(膜海)가 된다.

비(鼻)를 통해 인륜(人倫)의 후력(嗅力)을 넓히고 유해(油海)의 맑은 기운을 제출하여 중하초(中下焦)에 가득 채우면 혈(血)이 된다. 이를 요(腰)·척(脊)으로 흘러들이면 응혈(凝血)이 되고 누적되면 혈해(血海)가 된다.

구(口)를 통해 지방(地方)의 미력(味力)을 넓히고 액해(液海)의 맑은 기운을 제출하여 하초(下焦)에 가득 채우면 정(精)이 된다. 이를 방광(膀胱)으로 흘러들이면 응정(凝精)이 되고 누적되면 정해(精海)가 된다.

- 耳以(이이): 직역을 하자면 '귀(耳), 그것으로써'라고 해석된다. 즉 '귀를 사용해서', 또는 '귀를 가지고', '귀를 통해'로 해석한다. 주어가 아닌, 사용되는 도구로서의 의미로 해석한다. 이들 얼굴의 네 기관(耳目鼻口)은 천기(天機)를 받아들이는 도구이다(성명3).
- 廣博(광박): 넓고 깊다.
- 提出(제출): 밖으로 이끌어낸다 또는 끌어당겨서 드러낸다.
- 充滿於上焦 爲神(충망어상초 위신): 상초에 충만하게 채워져 있는 신(총명함).
- 頭腦 爲膩(두뇌 위니): 두뇌에 있는 니(기름진 윤기).

– 凝(응): 오래 쌓이게 되면 또는 엉기어 굳어지면. 니해나 막해와는 다르게, 혈해와 정해는 오래 쌓여서 엉기는 한 가지 과정이 더해진 다음에야 바다(海)를 만든다.

[통역]

(장부4~장부7을 보완하여 설명하면,) 이(귀)를 사용해서 천시(세상의 변화)를 듣는 힘(능력)을 아주 좋게 하면, 진해(활력으로 사용되는 체액과 영양의 바다)에서 맑은 기운을 끌어내어 상초(위쪽 몸통 부분)를 가득 채우게 되는데, 신(총명함)이 되어 두뇌(머리와 뇌)로 들어가 니(기름진 윤기)가 된 다음, 이것이 거듭 쌓여지면 니해(기름진 윤기의 바다)가 된다.

목(눈)을 사용해서 세회(사회적 변동)를 보는 능력을 아주 좋게 하면, 고해(영양분이 모이는 바다)에서 맑은 기운들을 끌어내서 중상초(중간 위쪽 몸통 부분)를 가득 채우게 되는데, 기(힘찬 기운)가 되어 배려(등뼈와 근육 부위)로 들어가 막(근육과 힘줄)이 된 다음, 이것이 거듭 쌓여지면 막해(힘줄과 근육의 바다)가 된다.

비(코)를 사용해서 인륜(사람간의 인간관계)을 냄새를 맡는 능력을 아주 좋게 하면, 유해(영양분을 저장하는 기름의 바다)에서 맑은 기운들을 끌어내서 중하초(중간 아래 몸통 부분)를 가득 채우게 되는데, 혈(에너지와 활력)이 되어 요척(허리뼈와 근육 부위)으로 들어가 엉겨진 다음, 이것이

거듭 쌓여지면 혈해(에너지와 활력이 엉겨 있는 바다)가 된다.

구(입)를 사용해서 지방(내 주변 상황)을 맛보는 능력을 아주 좋게 하면, 액해(몸을 채우는 체액의 바다)에서 맑은 기운들을 끌어내서 하초(아래 몸통 부분)를 가득 채우게 되는데, 정(정제되어 가장 좋은 체액)이 되어 방광(궁둥이 부위)으로 들어가 엉겨진 다음, 이것이 거듭 쌓여지면 정해(으뜸 체액이 모여 엉겨 있는 바다)가 된다.

* 장부8~16은 사초(四焦)에서의 생리작용에 대한 부연 설명이다.

* 장부8은 이(耳)·목(目)·비(鼻)·구(口)와 후사해(後四海)에 대한 설명으로, 성명3을 확충하여 장부4~7에서의 생리적 기능에 대하여 추가적으로 설명한다. 니해(膩海), 막해(膜海), 혈해(血海), 정해(精海)가 만들어지는 과정을 설명한다.

장부9

肺以鍊達事務之哀力 吸得膩海之清汁 入于肺 以滋肺元
폐 이 연 달 사 무 지 애 력 흡 득 니 해 지 청 즙 입 우 폐 이 자 폐 원
而內以擁護津海 鼓動其氣 凝聚其津
이 내 이 옹 호 진 해 고 동 기 기 응 취 기 진

脾以鍊達交遇之怒力 吸得膜海之清汁 入于脾 以滋脾元
비 이 연 달 교 우 지 노 력 흡 득 막 해 지 청 즙 입 우 비 이 자 비 원
而內以擁護膏海 鼓動其氣 凝聚其膏
이 내 이 옹 호 고 해 고 동 기 기 응 취 기 고

肝以鍊達黨與之喜力 吸得血海之清汁 入于肝 以滋肝元
간 이 연 달 당 여 지 희 력 흡 득 혈 해 지 청 즙 입 우 간 이 자 간 원
而內以擁護油海 鼓動其氣 凝聚其油
이 내 이 옹 호 유 해 고 동 기 기 응 취 기 유

腎以鍊達居處之樂力 吸得精海之清汁 入于腎 以滋腎元
신 이 연 달 거 처 지 락 력 흡 득 정 해 지 청 즙 입 우 신 이 자 신 원
而內以擁護液海 鼓動其氣 凝聚其液
이 내 이 옹 호 액 해 고 동 기 기 응 취 기 액

[직역]

폐(肺)를 통해 사무(事務)의 애력(哀力)을 단련하면, 니해(膩海)의 맑은

즙을 흡수하여 폐로 들여서 폐원(肺元)을 자양(滋養)시키고 안으로 진해

(津海)를 보호하되 그 기를 움직이고 그 진(津)을 응취(凝聚)시킨다.

비(脾)를 통해 교우(交遇)의 노력(怒力)을 단련하면, 막해(膜海)의 맑은

즙을 흡수하여 비로 들여서 비원(脾元)을 자양시키고 안으로는 고해(膏

海)를 보호하되 그 기를 움직이고 그 고(膏)를 응취시킨다.

간(肝)을 통해 당여(黨與)의 희력(喜力)을 단련하면, 혈해(血海)의 맑은 즙을 흡수하여 간으로 들여서 간원(肝元)을 자양시키고 안으로는 유해(油海)를 보호하되 그 기를 움직이고 그 유(油)를 응취시킨다.

신(腎)을 통해 거처(居處)의 락력(樂力)을 단련하면, 정해(精海)의 맑은 즙을 흡수하여 신으로 들여서 신원(腎元)을 자양시키고 안으로는 액해(液海)를 보호하되 그 기를 움직이고 그 액(液)을 응취시킨다.

장부론 · 臟腑論

- 肺以鍊達(페이연달): 본문에서의 사장(폐비간신)은 주어가 아니라 도구의 개념으로 사용되었다. 이에, 'A는'이 아니라, 'A를 사용하여'로 해석한다.

- 哀(애): 단순히 슬프다는 의미가 아니라, 가엾어 하다, 불쌍히 여기다, 사랑하다, 애지중지하다.

- 滋(자): 자양하다. 키워내다. 생명력을 부여하다.

- 鍊達(연달): 연습(단련)해서 이치나 지식, 기술 따위를 훤하게 알거나 또는 아주 능란하다. 능숙해지도록 한다.

- 吸得(흡득): 모아서 손에 넣다. 얻다.

- 入于肺(입우폐): 폐로 되돌아왔다고 해석한다.

- 內以(내이): 안으로, 안쪽으로.

- 鼓動(고동): 순환에 따른 울림이나 뜀.

[통역]

(장부4~7을 보완하여 설명하면,) 폐장을 사용하여 사무(사회적인 일들)에서의 애력(일반 대중을 가련하게 여기는 마음)에 능숙하도록 하면, 니해(기름진 윤기의 바다)의 맑은 즙을 모아 폐장으로 돌아오게 하여 폐장의 근원을 키우며, 안쪽으로는 진해(활력으로 사용되는 체액과 영양의 바다)를 도와주고 보호하여 그 기운이 순환하게 함과 더불어 진(양적 성질을 지닌 수분과 영양분)이 엉겨 모이게 한다.

비장을 사용하여 교우(사회적인 만남)에서의 노력(공정하지 않은 것에 분노하는 마음)에 능숙하도록 하면, 막해(힘찬 기운의 바다)의 맑은 즙을 모아 비장으로 돌아오게 하여 비장의 근원을 키우며, 안쪽으로는 고해(영양분의 바다)를 도와주고 보호하여 그 기운이 순환하게 함과 더불어 고(살진 영양분)가 엉겨 모이게 한다.

간장을 사용하여 당여(친숙한 혈족들 사이)에서의 희력(예의을 지킴에 기뻐하는 마음)에 능숙하도록 하면, 혈해(에너지와 활력이 모이는 바다)의 맑은 즙을 모아 간장으로 돌아오게 하여 간장의 근원을 키우며, 안쪽으로는 유해(영양분을 저장하는 기름의 바다)를 도와주고 보호하여 그 기운이 순환하게 함과 더불어 유(영양분을 저장하는 기름)가 엉겨 모이게 한다.

신장을 사용하여 거처(내가 생활하는 공간)에서의 락력(지켜주어 편안해하는 마음)에 능숙하도록 하면, 정해(으뜸 체액들의 바다)의 맑은 즙을 모아서 신장으로 돌아오게 하여 신장의 근원을 키우며, 안쪽으로는 액해(몸을 채우는 체액의 바다)를 도와주고 보호하여 그 기운이 순환하게 함과 더불어 액(음의 성질을 지니는 체액)이 엉겨 모이게 한다.

* 장부9는 폐(肺)·비(脾)·간(肝)·신(腎)과 전사해(前四海)에 대한 설명이다. 성명5를 확충하며, 장부4~7의 생리작용을 상세히 설명한다.

장부10

津海之濁滓 則胃脘 以上升之力 取其濁滓 而以補益胃脘
진 해 지 탁 재 즉 위 완 이 상 승 지 력 취 기 탁 재 이 이 보 익 위 완

膏海之濁滓 則胃 以停畜之力 取其濁滓 而以補益胃
고 해 지 탁 재 즉 위 이 정 축 지 력 취 기 탁 재 이 이 보 익 위

油海之濁滓 則小腸 以消導之力 取其濁滓 而以補益小腸
유 해 지 탁 재 즉 소 장 이 소 도 지 력 취 기 탁 재 이 이 보 익 소 장

液海之濁滓 則大腸 以下降之力 取其濁滓 而以補益大腸
액 해 지 탁 재 즉 대 장 이 하 강 지 력 취 기 탁 재 이 이 보 익 대 장

[직역]

진해(津海)의 탁한 찌끼(濁滓)는, 위완(胃脘)이 상승(上升)의 힘으로 그 탁한 찌끼를 취하여 그로써 위완을 보익한다.

고해(膏海)의 탁한 찌끼는, 위(胃)가 축적(停畜)의 힘으로 그 탁한 찌끼를 취하여 그로써 위를 보익한다.

유해(油海)의 탁한 찌끼는, 소장(小腸)이 소화(消導)의 힘으로 그 탁한 찌끼를 취하여 그로써 소장을 보익한다.

액해(液海)의 탁한 찌끼는, 대장(大腸)이 하강(下降)의 힘으로 그 탁한 찌끼를 취하여 그로써 대장을 보익한다.

– 則(즉): ~인 경우에는. ~는.

– 而以(이이)의 '以': 앞의 내용을 받아서 '그것으로써'라고 해석한다.

– 補益(보익): 보태고 늘여 도움이 되게 한다.

[통역]

(장부4~7을 장부3과 함께 보완하여 설명하면,) 진해(활력을 위한 진액의 바다)의 탁재(탁한 것)에 있어서, 위완은 위로 올라가는 힘을 사용하여 그 탁한 것을 가져다가 위완에 보익(보태어 넉넉해지도록) 한다.

고해(영양분의 바다)의 탁한 것에 있어서, 위는 머물러 쌓이는 힘을 사용해서 그 탁한 것을 가져다가 위에 보태어 넉넉해지도록 한다.

유해(영양분을 저장하는 기름의 바다)의 탁한 것에 있어서, 소장은 소화되며 내려가는 힘을 사용하여 그 탁한 것을 가져다가 소장에 보태어 넉넉해지도록 한다.

액해(몸을 채우는 체액의 바다)의 탁한 것에 있어서, 대장은 아래로 내려가는 힘을 사용하여 그 탁한 것을 가져다가 대장에 보태어 넉넉해지도록 한다.

* 장부10은 장부9에서 연결되어 몸 앞쪽의 전사해(前四海)와 사부(四腑)의 생기적 기능을 설명하는 것으로, 장부3~7을 보완한다.

장부11

膩海之濁滓 則頭 以直伸之力 鍛鍊之 而成皮毛
니 해 지 탁 재 즉 두 이 직 신 지 력 단 련 지 이 성 피 모

膜海之濁滓 則手 以能收之力 鍛鍊之 而成筋
막 해 지 탁 재 즉 수 이 능 수 지 력 단 련 지 이 성 근

血海之濁滓 則腰 以寬放之力 鍛鍊之 而成肉
혈 해 지 탁 재 즉 요 이 관 방 지 력 단 련 지 이 성 육

精海之濁滓 則足 以屈强之力 鍛鍊之 而成骨
정 해 지 탁 재 즉 족 이 굴 강 지 력 단 련 지 이 성 골

[직역]

니해(膩海)의 탁한 찌끼(濁滓)는, 두(頭)가 꼿꼿하게 펴는(直伸) 힘으로 단련하여 피모(皮毛)를 이룬다.

막해(膜海)의 탁한 찌끼는, 수(手)가 능히 수렴하는(能收) 힘으로 단련하여 근(筋)을 이룬다.

혈해(血海)의 탁한 찌끼는, 요(腰)가 느슨히 풀어놓는(寬放) 힘으로 단련하여 육(肉)을 이룬다.

정해(精海)의 탁한 찌끼는, 족(足)이 억세고 강한(屈强) 힘으로 단련하여 골(骨)을 이룬다.

- 則(즉): ~인 경우에는. ~는.

- 頭 以直伸之力(두 이직신지력): '두(頭)가 신직(直伸)의 힘으로'라고 해석한다.

- 鍛鍊(단련): 연습하여 잘하거나 익숙하게 만드는 것. 불로 달구어 두드려서 단단하게 만드는 것.

- 寬放(관방): 너그럽게 놓아주다. 느슨하게 풀어놓다. 크게 멀리까지 빛을 발하다. 크게 넓히다.

[통역]

니해(기름진 윤기의 바다)의 탁재(탁한 부분들)에 있어서, 두(머리)가 곧게 뻗쳐나가는 힘을 사용해서 그것을 단련하여 피모(피부와 털)로 만든다. 막해(힘찬 기운의 바다)의 탁한 부분들에 있어서, 수(손)가 잘 잡는 힘을 사용해서 그것을 단련하여 근(힘줄)으로 만든다. 혈해(에너지와 활력의 바다)의 탁한 부분들에 있어서, 요(허리)가 크게 넓히는 힘을 사용해서 그것을 단련하여 육(살집)으로 만든다. 정해(으뜸 체액의 바다)의 탁한 부분들에 있어서, 족(다리)이 강하게 구부리는 힘을 사용해서 그것을 단련하여 골(골격근)로 만든다.

* 장부11은 장부8에서 연결되는 것으로, 사단10과 사단11을 약간 변형하여 장부4~7을 보완하고 설명하였다. 장부11은 후사해(後四海)와 두

(頭)·수(手)·요(腰)·족(足), 피모(皮毛)·근(筋)·육(肉)·골(骨)에 대하여 설명하였다.

* 사단10에서는, "태양인, 소양인, 태음인, 소음인의 본성이 각각 멀리 퍼지며(遠散), 크게 감싸 안으며(宏抱), 널리 퍼지며(廣張), 깊이 있게 굳건(深確)하다"고 하였다. 또한, 사단11에서는 "폐장(肺臟)의 기운은 곧게 뻗쳐나가는 특성(直而伸)을 가지고 있고, 비장(脾臟)의 기운은 잘 여물게 하고 모으는, 또는 조심스레 포용하는 특성(栗而包)을 가지고 있고, 간장(肝臟)의 기운은 폭넓고 느긋한 특성(寬而緩)을 가지고 있으며, 신장(腎臟)의 기운은 부드럽게 쌓아두는 특성(溫而畜)을 가지고 있다"고 설명하였다.

장부12

是故 耳必遠聽 目必大視 鼻必廣嗅 口必深味
시 고 이 필 원 청 목 필 대 시 비 필 광 후 구 필 심 미

耳目鼻口之用 深遠廣大 則精神氣血 生也
이 목 비 구 지 용 심 원 광 대 즉 정 신 기 혈 생 야
淺近狹小 則精神氣血 耗也.
천 근 협 소 즉 정 신 기 혈 모 야.

肺必善學 脾必善問 肝必善思 腎必善辨
폐 필 선 학 비 필 선 문 간 필 선 사 신 필 선 변

肺脾肝腎之用 正直中和 則津液膏油 充也
폐 비 간 신 지 용 정 직 중 화 즉 진 액 고 유 충 야
偏倚過不及 則津液膏油 爍也
편 의 과 불 급 즉 진 액 고 유 삭 야

[직역]

그러므로 이(耳)는 반드시 멀리 보고, 목(目)은 반드시 크게 보며, 비(鼻)

는 반드시 널리 맡으며, 구(口)는 반드시 깊이 맛봐야 한다. 이 · 목 ·

비 · 구의 소용이 깊고 멀고 넓고 크면 정(精) · 신(神) · 기(氣) · 혈(血)이

자라고, 얕고 가깝고 좁고 작으면 정 · 신 · 기 · 혈은 닳는다.

폐(肺)는 반드시 배우길 잘하고, 비(脾)는 반드시 묻기를 잘하며, 간(肝)

은 반드시 생각을 잘하고, 신(腎)은 반드시 변별을 잘해야 한다. 폐 ·

비 · 간 · 신의 소용이 바르고 곧고 중도를 지키고 조화로우면 진(津) ·

4. 장부론(臟腑論) | 311

액(液) · 고(膏) · 유(油)는 채워지고, 비뚤고 기울고 지나치고 미치지 못하면 진 · 액 · 고 · 유는 잦아진다.

- 必(필): ~해야 한다. ~가 되어야 하는 당위성이 있다.
- 學/問/思/辨(학/문/사/변): 가르치고 배우고, 묻고, 생각하고 사색하며, 분별해 밝힌다. (확충4 참고)
- 爍(삭): 태워서 끊다. 녹다, 꺼지다, 잦아지다, 사라지다.

[통역]

이와 같은 이유로, 이(귀)는 반드시 멀리 들어야 하고, 목(눈)은 반드시 크게 보아야 하며, 비(코)는 반드시 넓게 냄새 맡아야 하며, 구(입)는 반드시 깊은 맛을 보아야 한다. (천기를 받아들이는 얼굴의 네 기관인) 이 · 목 · 비 · 구를 멀리, 크게, 넓게, 깊이 사용한다면 (후사해인) 정 · 신 · 기 · 혈이 만들어질 수 있으나, (반대로) 가깝게, 작게, 좁게, 얕게 사용한다면 정 · 신 · 기 · 혈이 소모될 것이다.

폐장은 반드시 새로운 것 배우기를 좋아하고, 비장은 반드시 궁금한 것을 물어보기를 좋아하며, 간장은 반드시 곰곰이 생각해보기를 좋아하며, 신장은 반드시 지혜롭게 논쟁하기를 좋아해야 한다. (인사를 간직하는 몸속의 네 장부인) 폐 · 비 · 간 · 신을 바르고, 곧고, 적당하고, 온화하게 사용한다면 (전사해인) 진 · 액 · 고 · 유가 가득 찰 수 있지만, (반대로)

편향되고, 치우치고, 과도하고, 부족하게 사용한다면 진·액·고·유가
없어질 것이다.

* 장부8~9에 대하여 설명을 추가한다.

* 초본권(原人, 四統-1)에서는 이와 유사하게 "神安意 氣安魄 血安魂
  精安志 首能伸 肱能收 腹能放 股能屈 肺安學 脾安問 肝安思 腎安
  辨 耳能聽 目能視 舌能言 頤能貌(신안의 기안백 혈안혼 정안지 수능
  신 굉능수 복능방 고능굴 폐안학 비안문 간안사 신안변 이능청 목능시
  설능언 이능모)"라고 제시하였다.

* 성기(性氣)와 이(耳)·목(目)·비(鼻)·구(口)에서 생화(生化)된 후사
  해(後四海: 膩海·膜海·血海·精海, 장부8)에서의 문제들은 표병(表
  病)으로 발전해 나가면, 정기(情氣)와 폐(肺)·비(脾)·간(肝)·신(腎)
  에서 생화(生化)된 전사해(前四海: 津海·膏海·油海·液海, 장부9)
  에서의 문제는 이병(裏病)으로 발전해 나간다.

* 『중용』(제20장)의 "博學之 審問之 愼思之 明辨之 篤行之(박학지 심문
  지 신사지 명변지 독행지)"를 인용하였다. 이는 확충4를 참조하여 의미
  를 보충할 수 있다.

장부13

膩海藏神 膜海藏靈 血海藏魂 精海藏魄
니 해 장 신 막 해 장 령 혈 해 장 혼 정 해 장 백

[직역]

니해(膩海)는 신(神)을 갈무리하고, 막해(膜海)는 영(靈)을 갈무리하고,
혈해(血海)는 혼(魂)을 갈무리하고, 정해(精海)는 백(魄)을 갈무리한다.

– 神(신): 총명함이나 식견. 생명을 총괄하는 생명력.

– 靈(령): 영민(靈敏)한 날랜 의식과 정신활동.

– 魂(혼): 양(陽)적인 또는 의식적인 정신활동과 체계적인 논리.

– 魄(백): (魂과 비교하여) 음(陰)적이며 무의식적 정신활동과 자동적 사
  고.

[통역]

니해(기름진 윤기의 바다)는 신(총명함과 식견)을 간직하고, 막해(힘줄과
근육의 바다)는 령(날랜 의식과 정신력)을 간직하고, 혈해(에너지와 활력
의 바다)는 혼(의식적 정신활동과 체계적인 논리)을 간직하고, 정해(으뜸
체액이 모이는 바다)는 백(무의식적 정신활동과 자동적 사고)을 간직한
다.

* 장부13은 몸 뒤쪽의 사해(四海: 後四海)의 정신생리학적 의미를 제시하며, 토대로서의 정신적 활동을 설명한다.
* 장부13~장부14에는 사해(四海)와 정신 생리를 제시한다.

* 『황제내경』「본신편(本神編)」에서는 심리학적 단어들의 정의를 "生之來 謂之精 兩精相搏 謂之神 隨神往來者 謂之魂 竝精而出入者 謂之魄(생지래 위지정 양정상박 위지신 수신왕래자 위지혼 병정이출입자 위지백. 생명의 시작은 정(精)이다. 두 개의 정(精)이 서로 맞부딪치면 신(神)이 된다. (생명력의) 신을 따라 왕래하는 것이 혼(魂)이며, (물질적 기반인) 정과 함께 들어오고 나가는 것이 백(魄)이다"라고 제시하는데, 이를 『동의수세보원』의 해석에 참고할 수 있다.

장부14

津海藏意 膏海藏慮 油海藏操 液海藏志
진 해 장 의 고 해 장 려 유 해 장 조 액 해 장 지

[직역]

진해(津海)는 의(意)를 갈무리하고, 고해(膏海)는 려(慮)를 갈무리하고,
유해(油海)는 조(操)를 갈무리하고, 액해(液海)는 지(志)를 갈무리한다.

- 意(의): 한 가지를 마음에 두고 생각을 꾸준하게 노력하는 것으로 의념
  (意念)이나 의식(意識)을 말한다.
- 慮(려): 오랫동안 생각한 것을 토대로 다양한 상황에 응용 또는 활용하
  는 것이다.
- 操(조): 깨끗이 가지는 몸가짐과 굳게 부여잡은 마음으로, '조심(操心)'
  과 '지조(志操)'의 용례를 고려하면 '나뭇가지에 앉은 새들을 잡는 것과
  같이' 조심스럽게 마음에 다잡고 자신을 바르게 유지하려고 노력하는
  것이다.
- 志(지): 가장 중요한 뜻, 생각이기에 끝까지 남기는 것으로 적는다(誌)
  의 의미로, 『삼국지(三國志)』와 같이 역사서라는 의미를 지니기도 한
  다.

[통역]

진해(활력을 위한 진액의 바다)는 의(마음에 두고 꾸준히 생각함)를 간직하고, 고해(영양분의 바다)는 려(실생활에 다양하게 응용함)를 간직하고, 유해(영양을 저장하는 기름의 바다)는 조(조심스럽고 단정하게 생각함)를 간직하고, 액해(으뜸 체액의 바다)는 지(가장 중요한 핵심 생각)를 간직한다.

* 장부14는 몸 앞쪽의 사해(四海: 前四海)의 정신생리학적 의미를 제시하는데, 사회 활동에 활용되는 정신활동을 설명한다.

* 『황제내경』「본신편(本神編)」에서 "所以任物者 謂之心 心有所憶 謂之意 意之所存 謂之志 因志而存變 謂之思 因思而遠慕 謂之慮 因慮而處物 謂之智(소이임물자 위지심 심유소억 위지의 의지소존 위지지 인지이존변 위지사 인사이원모 위지려 인려이처물 위지지)"라고 인체의 고등사고나 인지와 관련된 단어의 정의를 제공하는데, 이를 『동의수세보원』의 해석에 참고할 수 있다.

* 『동의수세보원』「태양인(太陽人) 내촉소장병론(內觸小腸病論)」(조문 7)에서는 "太陽人 意强而操弱 意强則胃脘之氣 上達而呼散者 太過而越也 操弱則小腸之氣 中執而吸聚者 不支而食委也 所以其病 爲

噎膈反胃也(태양인 의강이조약 의강즉위완지기 상달이호산자 태과이
월야 조약즉소장지기 중집이흡취자 부지이식위야 소이기병 위열격반
위야)"라고 기술하였다. 정신생리와 장부생리를 연계해서 설명하고 있
는데, 태양인의 경우, 선천적인 장국대소(臟局大小 : 肺大肝小)에 기
인한 심리적 특성에 따라서 소화기능의 특성(소장(小腸)에서의 흡취
(吸聚)가 부족하고, 위완(胃脘)에서의 호산(呼散)이 과다)이 나타나고,
최종적으로는 열격(噎膈), 반위(反胃)라는 증상이 발생한다.

* 『동의수세보원』 신축본에서는 전사해(前四海: 津 · 膏 · 油 · 液)가 의
식적이며 사고와 관련된 의(意) · 려(慮) · 조(操) · 지(志)를, 후사해
(後四海: 膩 · 膜 · 血 · 精)가 무의식적이며 행동과 관련된 신(神) · 령
(靈) · 혼(魂) · 백(魄)을 간직하는 것으로 설명하고 있다. 그러나, 초본
권(原人, 四統-1)에서는 이와는 다르게 '神安意 氣安魄 血安魂 精安
志(신안의 기안백 혈안혼 정안지)'라고 제시하고 있다. 이는 신(神) ·
기(氣) · 혈(血) · 정(精)의 개념은 초본권에서 정리되었으나, 정신생리
에 해당하는 부분은 신축본에서 확장되고 완성된 것을 보여주는 것이
라 생각된다.

장부15

頭腦之膩海 肺之根本也
두뇌지니해 폐지근본야

背膂之膜海 脾之根本也
배려지막해 비지근본야

腰脊之血海 肝之根本也
요척지혈해 간지근본야

膀胱之精海 腎之根本也
방광지정해 신지근본야

[직역]

두뇌(頭腦)의 니해(膩海)는 폐(肺)의 근본이다. 배(背) · 려(膂)의 막해(膜海)는 비(脾)의 근본이다. 요(腰) · 척(脊)의 혈해(血海)는 간(肝)의 근본이다. 방광(膀胱)의 정해(精海)는 신(腎)의 근본이다.

[통역]

두뇌(머리와 뇌)에 있는 니해(기름진 윤기의 바다)는 폐장의 근본(뿌리)이다. 배려(등뼈와 근육 부위)에 있는 막해(힘줄과 근육의 바다)는 비장의 근본이다. 요척(허리뼈와 근육 부위)에 있는 혈해(에너지와 활력의 바다)는 간장의 근본이다. 방광(궁둥이)에 있는 정해(으뜸 체액의 바다)는 신장의 근본이다.

* 장부15는 장부8이 장부9로 이어짐을 설명한다.

* 장부15~16에서 사해(四海)가 이(耳) · 목(目) · 비(鼻) · 구(口)와 폐
(肺) · 비(脾) · 간(肝) · 신(腎)의 근본이 된다고 제시한다.

장부16

舌之津海 耳之根本也
설 지 진 해 이 지 근 본 야

乳之膏海 目之根本也
유 지 고 해 목 지 근 본 야

臍之油海 鼻之根本也
제 지 유 해 비 지 근 본 야

前陰之液海 口之根本也
전 음 지 액 해 구 지 근 본 야

[직역]

설(舌)의 진해(津海)는 이(耳)의 근본이다. 유(乳)의 고해(膏海)는 목(目)의 근본이다. 제(臍)의 유해(油海)는 비(鼻)의 근본이다. 전음(前陰)의 액해(液海)는 구(口)의 근본이다.

[통역]

설(혀)에 있는 진해(활력을 위한 진액의 바다)는 이(귀)의 근본이다.
유(젖가슴 부위)에 있는 고해(영양분의 바다)는 목(눈)의 근본이다.
제(배꼽 부위)에 있는 유해(영양분을 저장하는 기름의 바다)는 비(코)의 근본이다.

전음(생식기 부위)에 있는 액해(몸을 채우는 체액의 바다)는 구(입)의 근본이다.

* 장부16는 장부9가 장부8로 이어지도록 설명한다.

장부17

心爲一身之主宰 負隅背心 正向膻中 光明瑩徹
심 위 일 신 지 주 재   부 우 배 심   정 향 단 중   광 명 형 철

耳目鼻口 無所不察 肺脾肝腎 無所不忖 頷臆臍腹 無所不誠
이 목 비 구 무 소 불 찰   폐 비 간 신   무 소 불 촌   함 억 제 복   무 소 불 성
頭手腰足 無所不敬
두 수 요 족   무 소 불 경

[직역]

심(心)은 일신의 주재자로서 배심(背心)을 등지고 단중(膻中)을 앞으로

하고 있으며 환한 빛이 밝게 빛난다.

이(耳)·목(目)·비(鼻)·구(口) 가운데 살피지 않는 것이 없고, 폐(肺)·

비(脾)·간(肝)·신(腎) 가운데 헤아리지 않는 것이 없으며, 함(頷)·억

(臆)·제(臍)·복(腹) 가운데 성실하게 하지 않는 것이 없고, 두(頭)·수

(手)·요(腰)·족(足) 가운데 공경하지 않는 것이 없다.

- 負隅背心(부우배심): 등짝의 가운데(背心)를 등지고(負隅) 있다. 예를

  들어, '부우완항(負隅頑抗)'은 '전략적으로 접근하기 어려운 구석에 위

  치해서(負隅) 최후의 싸움을 벌였다(頑抗)'로 사용하기도 하지만, 본문

  에서는 '부우(負隅)'를 단순히 '등지고 있다'는 의미로 해석하였다.

- 正向膻中(정향단중): 가슴 또는 단중혈(단중(膻中), 양쪽 젖꼭지 사이,

CV17)을 향하고 있다.

- 光明瑩徹(광명형철): 빛처럼 밝고 의심 없이 명백하다. 빛이 피어나 밖으로 배어나온다.

- 두 번째 줄(耳目鼻口 … 無所不敬): 심(心)은, 이목비구(耳目鼻口)가 찰(察)하도록 하며, 폐비간신(肺脾肝腎)이 부(忖)하도록 하며, 함억제복(頷臆臍腹)이 성(誠)하도록 하며, 두수요족(頭手腰足)이 경(敬)하도록 한다.

- 察(찰): 자세히 살펴서 알다, 자세하다, 널리 알려지다.

- 忖(촌): 헤아리다, 미루어 생각하다. '촌탁(忖度)'은 남의 마음을 미루어 헤아리다(짐작하여 가늠하거나 미루어 생각한다).

- 誠(성): 정성되고 진실하게 몸가짐이나 언행 등을 조심하는 것으로, 성실한 마음가짐을 강조한다.

- 敬(경): 절제된 마음으로 몸가짐이나 언행 등을 조심함에 예절 바르고 정중하다. 정중한 행동을 강조한다.

- 無所不A(무소불A): '無所(而)不A'으로, '모두 A한다', '아주 잘 A한다'라는 의미의 이중부정이다. 예를 들어, 『대학』(전(傳) 6장)의 "小人閒居爲不善 無所不至(소인한거위불선 무소부지)"는 "소인이 홀로 있을 때에 착하지 않은 짓을 하는데 이르지 않는 것이 없다" 또는 "소인이 혼자 있을 때 온갖 나쁜 짓을 서슴없이 한다"로 해석한다.

[통역]

심은 (기능적으로) 사람의 몸을 주관하며, (위치로는) 등짝의 가운데를 뒤에 두고 가슴의 단중혈을 앞에 두고, (특성으로는) 빛처럼 밝고 의심 없이 명백하다.

(심은,) (얼굴에 있는) 이목비구가 (천기의) 모든 것을 잘 살펴보고, (몸통에 있는) 폐비간신이 (인사의) 모든 것을 잘 알아차리고, (전사해인) 함억제복이 마음과 뜻을 성실하게 가지며, (후사해인) 두수요족이 조심스럽게 예절에 맞게 행동하도록 한다.

* 장부17에서는, 장부1~16에서 설명한 신체적 기능들이 모두 마음에서 관리(확충에서의 설명을 참고)된다고 제시하고 있다.

* 심(心: 마음)과 네 장부(臟腑: 肺, 脾, 肝, 腎)와의 상호관계가 마지막에 설명된 것으로, 심(心: 마음)은 주재(主宰)로서 신체의 각 부분이 자기 맡은 역할을 잘 하도록 관리(主宰)한다.

* 심(心)에 대한 설명은 사단론(사단3, 사단6, 사단7, 사단8, 사단9)에 많이 나타나는 반면, 장부론(장부)에는 오직 장부17에서만 사용되고 있다. 이에, 장부론에서의 심(心)을 폐비간신(肺脾肝腎)과 같은 수준의 해부학적인 장기가 아니라 '마음'의 의미로 해설하였다. 장부17('心爲一身之主宰')과 유사한 내용은 사단3('五臟之心 中央之太極也')에서 찾아볼 수 있다.

東醫壽世保元 臟腑論 (追加補完)

※ 사장(四臟)의 기능에 대한 설명(사단12)은, 초본권과 임상편의 기술들
　을 참고로 심도 있게 이해될 수 있다. 추가적인 이해에 활용할 수 있도
　록 다음과 같이 본문을 제공한다.

A. 초본권에서 장부에 대한 설명은 다음과 같다.

草本劵 (第五統)

5-6.

肺旺春 脾旺夏 肝旺秋 腎旺冬 春氣生 夏氣長 秋氣收 冬氣藏
폐 왕 춘　비 왕 하　간 왕 추　신 왕 동　춘 기 생　하 기 장　추 기 수　동 기 장

肺象木 脾象火 肝象金 腎象水 木氣發 火氣鬱 金氣澁 水氣泄
폐 상 목　비 상 화　간 상 김　신 상 수　목 기 발　화 기 울　김 기 삽　수 기 설

肺以呼 脾以束 肝以緩 腎以吸 呼則遠 束則大 緩則廣 吸則深
폐 이 호　비 이 속　간 이 완　신 이 흡　호 즉 원　속 즉 대　완 즉 광　흡 즉 심

肺能哀 脾能怒 肝能喜 腎能樂 哀則直 怒則栗 喜則寬 樂則溫
폐 능 애　비 능 노　간 능 희　신 능 락　애 즉 직　노 즉 율　희 즉 관　락 즉 온

肺充神 脾充氣 肝充血 腎充精 神疑散 氣完聚 血和行 精畜止
폐충신 비충기 간충혈 신충정 신의산 기완취 혈화행 정축지

肺藏意 脾藏魄 肝藏魂 腎藏志 意妙伸 魄活動 魂安靜 志忽屈
폐장의 비장백 간장혼 신장지 의묘신 백활동 혼안정 지홀굴

5-7.

脾腎之體形 有質而無葉 掌內修之柄者宜乎 全其專一之殼子也
비신지체형 유질이무엽 장내수지병자의호 전기전일지각자야
肝肺之體形 有葉而無質 持外御之勢者宜乎 派其四散之議像也
간폐지체형 유엽이무질 지외어지세자의호 파기사산지의상야

5-8.

肺腎之運轉 一引而一縮 任呼吸之貴者宜乎 經其終始之貫串也
폐신지운전 일인이일축 임호흡지귀자의호 경기종시지관곶야
脾肝之運轉 一收一放 操唱和之機者宜乎 緯其緊歇之範圍也
비간지운전 일수일방 조창화지기자의호 위기긴헐지범위야

5-9.

穀道通於腸胃 溫冷交濟於上下 氣道通於三焦 虛實均適於表裏
곡도통어장위 온냉교제어상하 기도통어삼초 허실균적어표리

5-10.

脾以納 腎以出 脾腎者出納水穀道之府庫也 肝以充 肺以散
비이납 신이출 비신자출납수곡도지부고야 간이충 폐이산
肝肺者散充氣道之門戶也
간폐자산충기도지문호야

A-1. 초본권(5-6)에 제시된 사장(四臟)의 특성은 다음 표와 같이 정리될 수 있다.

	왕(旺)	상(象)	이(以)	능(能)	충(充)	장(藏)
폐(肺)	춘(春, 氣生)	목(木, 氣發)	호(呼, 則遠)	애(哀, 則直)	신(神, 凝散)	의(意, 妙伸)
비(脾)	하(夏, 氣長)	화(火, 氣鬱)	속(束, 則大)	노(怒, 則栗)	기(氣, 完聚)	백(魄, 活動)
간(肝)	추(秋, 氣收)	금(金, 氣澁)	완(緩, 則廣)	희(喜, 則寬)	혈(血, 和行)	혼(魂, 安靜)
신(腎)	동(冬, 氣藏)	수(水, 氣泄)	급(吸, 則深)	락(樂, 則溫)	정(精, 畜止)	지(志, 忽屈)

A-2. 초본권(5-7,8,10)에서는 사장(四臟)을 두 개씩 짝으로 묶어서 다음 표과 같이 특성을 제시하였다.

5-9	이(以)	
비(脾)	납(納)	출납수곡지부고(出納水穀之府庫)
신(腎)	출(出)	
간(肝)	충(充)	산충기도지문호(散充氣道之門戶)
폐(肺)	산(散)	

5-7	형체(體形)	의(宜)	
비(脾)	유질이무엽 (有質而無葉)	장내수지병자 (掌內修之柄者)	전기전일지각자 (全其專一之殼者)
신(腎)			
간(肝)	유엽이무질 (有葉而無質)	지외어지세자 (持外禦之勢者)	파기사산지의상 (波其四散之儀象)
폐(肺)			

5-8	운전(運轉)	의(宜)	
폐(肺)	일인이일축 (一引而一縮)	임호흡지귀자 (任呼吸之貴者)	경기종시지관관 (經其終始之貫串)
신(腎)			
비(脾)	일수이일방 (一收而一放)	조창화지기자 (操唱和之機者)	위기긴헐지범위 (緯其緊歇之範圍)
간(肝)			

A- 3. 초본권(5-9)에서는 장위(腸胃)에 대한 설명으로 '穀道通於腸胃
溫冷交濟於上下(곡도통어장위 온냉교제어상하)'을 제시하였는데, 이는
장부2~3의 소화기에 대한 설명을 보완한다.

B. 임상편에서는 다음과 같이 장부의 기능을 부연하여 설명하고 있다.

太陽人 內觸小腸病論

8.

問 朱震亨 論噎膈反胃 曰 血液俱耗 胃脘乾枯 食物難入
문 주 진 형 논 열 격 반 위 왈 혈 액 구 모 위 완 건 고 식 물 난 입
其說如何
기 설 여 하

曰 水穀納於胃 而脾衛之 出於大腸 而腎衛之 脾腎者
왈 수 곡 납 어 위 이 비 위 지 출 어 대 강 이 신 위 지 비 신 자
出納水穀之府庫 而迭爲補瀉者也
출 납 수 곡 지 부 고 이 질 위 보 사 자 야

氣液呼於胃脘 而肺衛之 吸於小腸 而肝衛之 肺肝者
기 액 호 어 위 완 이 폐 위 지 흡 어 소 장 이 간 위 지 폐 간 자
呼吸氣液之門戶 而迭爲進退者也
호 흡 기 액 지 문 호   이 질 위 진 퇴 자 야

是故 少陽人 大腸出水穀陰寒之氣 不足 則胃中納水穀陽熱之氣
시 고 소 양 인 대 장 출 수 곡 음 한 지 기 부 족 즉 위 중 납 수 곡 양 열 지 기
必盛也
필 성 야

太陽人 小腸吸氣液陰冷之氣 不足 則胃脘呼氣液陽溫之氣
태 양 인 소 장 흡 기 액 음 냉 지 기 부 족 즉 위 완 호 기 액 양 온 지 기
必盛也
필 성 야

胃脘陽溫之氣 太盛 則胃脘血液 乾枯 其勢固然也
위 완 양 온 지 기 태 성 즉 위 완 혈 액 건 고 기 세 고 연 야

然 非但乾枯而然也 上呼之氣 太過 而中吸之氣 太不支
연 비 단 건 고 이 연 야 상 호 지 기 태 과 이 중 흡 지 기 태 부 지
故 食物不吸入 而還呼出也
고 식 물 부 흡 입 이 환 호 출 야

– 이곳에서 열격(噎膈)·반위(反胃)의 기전에 대한 주진형의 설명을 제시하면서, 비장–신장(위와 대장)의 수곡 대사와 폐장–간장(위완과 소장)의 기액 대사를 설명하고, 이러한 특성이 소양인과 태양인의 소화기능을 어떻게 특징짓는지 비교하여 설명한다.

5

———

광제설

廣濟說

광제1

初一歲至十六歲 曰幼
초 일 세 지 십 육 세 왈 유

十七歲至三十二歲 曰少
십 칠 세 지 삼 십 이 세 왈 소

三十三歲至四十八歲 曰壯
삼 십 삼 세 지 사 십 팔 세 왈 장

四十九歲至六十四歲 曰老
사 십 구 세 지 륙 십 사 세 왈 로

[직역]

첫돌에서 16세까지를 '유(幼)'라고 하고, 17세에서 32세까지를 '소(少)'라고 하며, 33세에서 48세까지를 '장(壯)'이라 하고, 49세에서 64세를 '노(老)'라고 한다.

─『예기(禮記)』「곡례(曲禮)」에 "人生十年曰幼 學 二十曰弱 冠 三十曰壯 有室 四十曰强 而仕 五十曰艾 服官政 六十曰耆 指使 七十曰老 而傳 八十九十曰耄 七年曰悼 悼與耄 雖有罪 不加刑焉 百年曰期 頤(인생십년왈유 학 이십왈약 관 삼십왈장 유실 사십왈강 이사 오십왈애 복관정 육십왈기 지사 칠십왈로 이전 팔십구십왈모 칠년왈도 도여

모 수유죄 부가형언 백년왈기 이. 사람이 태어난 지 10세를 '유'라 부르고 배운다. 20세는 '약'이라 부르고 관례를 치른다. 30세는 '장'이라 부르고 가정을 지닌다. 40세는 '강'이라 부르고 벼슬을 한다. 50세는 '애'라 부르고 관정에 복무한다. 60세는 '기'라 부르고 지시하거나 부린다. 70세는 '노'라 하고 일을 전해준다. 80세와 90세는 '모'라 부르고 7세는 '도'라고 부르는데, 도와 모는 비록 죄를 짓더라도 형벌을 주지 않는다. 100세는 '기'라 부르고 봉양을 받는다)"라고 했다. 이제마의 유(幼) · 소(少) · 장(壯) · 노(老)와는 다소 차이가 난다.

[통역]

1~16세까지를 유(유년기)라고 하며, 17~32세까지를 소(청년기)라고 하며, 33~48세를 장(장년기)이라고 하며, 49~64세를 노(노년기)라고 한다.

* 광제설(廣濟說, 23條)에서는 『동의수세보원』의 사회의학으로서의 기본적인 개념과 설명이 제시한다. 성숙한 인격(타고난 본성을 잘 알고 외부로 표현되는 행동이 적절함)을 갖추기 위한 구체적인 방법을 설명하였다.

* 광제1에서 인생 시기(幼/少/壯/老)를 연령으로 구분하여 제시한다.

* 광제1~4에서 유소장로(幼少壯老)의 구분과 특성, 시기별로 성숙한 인

성의 특성과 필요한 도움을 제시한다.

* 인간의 생애를 4개의 기간으로 나누었는데, 조선 말기의 사회상과 유학적 사고를 고려한 구분으로 보인다. 조선시대 군역(군역)은 16세~60세까지의 양인 남자에게 부여되었다.

* 『황제내경(黃帝內經)』에서는 기간을 구분하는 단위로 10세 또는 7/8세(여자는 7세, 남자는 8세)를 사용하였다.

* 현재 사용되는 통계청의 생애주기별 통계에서는 심신 발달과 공공보건, 노동생산성 등을 고려하여 영아기(0~2세), 유아기(3~5세), 아동기(6~12세), 사회적 심신 성장을 특징으로 하는 청소년기(13~19세), 사회적 성숙과 활동을 특징으로 하는 청년기(20~29세)와 장년기(30~49세), 노쇠를 특징으로 하는 중년기(50~64세)와 노년기(65~84세), 그리고 초고령기(85세 이상)로 구분한다.

광제2

凡人 幼年 好聞見而能愛敬 如春生之芽
범인 유년 호문견이능애경 여춘생지아

少年 好勇猛而能騰捷 如夏長之苗
소년 호용맹이능등첩 여하장지묘

壯年 好交結而能修飭 如秋斂之實
장년 호교결이능수칙 여추렴지실

老年 好計策而能秘密 如冬藏之根
노년 호계책이능비밀 여동장지근

[직역]

무릇 사람은

유년은 보고 듣는 것(聞見)을 좋아하여 능히 사랑하고 공경하니 마치 봄에 나오는 싹눈(芽)과 같고,

소년은 용맹하기(勇猛)를 좋아하여 능히 뛰어오르곤 하니, 마치 여름에 성장하는 묘목(苗)과 같고,

장년은 서로 사귀는 것(交結)을 좋아하여 능히 수양하여 신칙(申飭)하니 마치 가을에 거둬들이는 열매(實)와 같고,

노년은 헤아려 꾀하기(交結)를 좋아하여 능히 은밀히 감추니 마치 겨울에 갈무리하는 뿌리(根)와 같다.

- 凡(범): 무릇, 대개. 본문에서의 '범인(凡人)'을 보통 사람들 또는 평범한 사람들로 해석하면 안 된다.
- 好聞見而能愛敬(호문견이능애경): '호(好)'와 '능(能)'은 서로 연결되어 있는데, '호(好)'는 취향을 '능(能)'은 능력을 의미한다. 'A而B' 구문으로, 'A하되, B하다'로 해석한다. '문견(聞見)'과 '애경(愛敬)'은 동명사로서 문견하는 것, 애경하는 것으로 해석한다.
- 交結(교결): 묶어나간다. 교류를 통해 인적 네트워크를 만들어나간다.
- 修飭(수칙): 품행을 다스리고 정리하고 가다듬어, 몸가짐이나 언행을 조심하여 삼가는 것.
- 秘密(비밀): 망가지면 안 되므로, 치밀하게 간직한다. 남에 눈에 띄지 않도록 신중하게 갈무리한다. 노욕(老慾)으로 드러나지 않도록 조심한다.

[통역]

대개 사람들은, 유년기에는 견문(보고 듣는 것)을 좋아하여 애경(사랑하고 공경)할 수 있으니, 봄에 새롭게 시작하는 새싹과 같다. 청년기에는 용맹(씩씩하고 날래고 사나운 것)을 좋아하여 등첩(힘차게 일들을 이루어나감)할 수 있으니, 여름에 부쩍 커가는 묘목과 같다. 장년기에는 교결(사람들과 사회적으로 사귐)을 좋아하여 수칙(몸가짐이나 언행을 가다듬고 조심함)할 수 있으니, 가을에 익어가는 과일과 같다. 노년기에는 계책

(일을 꾸려나갈 계획과 방법)을 좋아하여 비밀(빈틈없게 간직)할 수 있으니, 겨울에 감추고 모아두는 뿌리와 같다.

광제3

幼年好文字者 幼年之豪傑也
유 년 호 문 자 자   유 년 지 호 걸 야

少年敬長老者 少年之豪傑也
소 년 경 장 로 자   소 년 지 호 걸 야

壯年能汎愛者 壯年之豪傑也
장 년 능 범 애 자   장 년 지 호 걸 야

老年保可人者 老年之豪傑也
노 년 보 가 인 자   노 년 지 호 걸 야

有好才能而又有十分快足於好心術者 眞豪傑也
유 호 재 능 이 우 유 십 분 쾌 족 어 호 심 술 자   진 호 걸 야

有好才能而終不十分快足於好心術者 才能而已
유 호 재 능 이 종 불 십 분 쾌 족 어 호 심 술 자   재 능 이 이

[직역]

유년으로 문자(文字)를 좋아하는 사람은 유년 가운데 호걸이요, 소년으로 장로를 공경하는 사람은 소년 가운데 호걸이요, 장년으로 능히 널리 사랑하는 사람은 장년 가운데 호걸이요, 노년으로 사람됨을 지킨 사람은 노년 가운데 호걸이다.

좋은 재능을 지니고서 또한 좋은 심술(好心術)에 십분 흔쾌해하는 사람

은 참된 호걸이다.

좋은 재능을 지니고서도 끝내 좋은 심술에 십분 흔쾌해하지 못하는 사람은 재능일 뿐이다.

- 好文字(호문자): 동사+목적어의 형태로, 문자를 좋아한다. '문자(文字)'는 학문, 공부를 말한다.
- 豪傑(호걸): 뛰어난 재주, 슬기, 용기와 넓은 도량과 기개, 높은 기상과 성숙한 인격을 지닌 사람. 이제마는 완성된 인성을 지닌 사람을 호걸이라고 보았는데, 기본적인 재능(才能)과 함께 심술(心術)까지 갖춘 사람을 말한다. 광제17에서는 간단히 '걸(傑)'로 지칭하였다.
- 汎愛(범애): 널리 사랑하다. 일반 대중을 아낀다.
- 可人(가인): 사람답다, 사람이라 할 만하다는 의미. 사람 행세를 할 마음을 보존하는 사람. 군주나 신하를 부르는 명칭의 하나로 사용되기도 한다.
- 有好才能而又有十分…(유호재능이우유십분…): '有A而B'는 'A하면서도 B하면', 또는 'A한 태도를 지니고 있으면서도 동시에 B하다'로 해석한다.
- 十分快足(십분쾌족): 아주 많이 (또는 아주 충분히, 모자람 없이) 만족스러워하다.
- 心術(심술): 또는 '심법(心法)'. 유가 경전에서 이야기하는 마음 씀씀

이, 또는 마음이 행하는 태도, 마음이 가는 방향, 마음을 구현하는 방법. 선한 마음을 가꾸는 것, 마음을 가다듬는 인성 증진을 의미한다. '심술도덕(心術道德)'은 착한 심정(心情)을 기준으로 도덕적 판단을 하는 학설이다. '심술을 부린다'는 다른 의미로 쓰인 용례이다.

[통역]

유년기의 호걸(뛰어난 능력과 성숙한 인성을 함께 지닌 사람)은 글을 읽기 좋아하는 사람이며, 청년기의 호걸은 연장자를 예의 바르게 대할 수 있는 사람이며, 장년기의 호걸은 두루 친밀하게 자애할 수 있는 사람이며, 노년기의 호걸은 군신을 지키고 도와줄 수 있는 사람이다.

재능뿐 아니라 심술(성숙한 인성을 갖추고자 노력함)이 있는 사람들이 진짜 호걸이며, 재능만 있을 뿐 성숙한 인성을 갖기 위하여 노력하지 않는 사람들은 재능에만 머무를 뿐 호걸이라 할 수는 없다.

광제4

幼年 七八歲前 聞見未及 而喜怒哀樂膠着則成病也
유 년 칠 팔 세 전 문 견 미 급 이 희 로 애 락 교 착 즉 성 병 야
慈母宜保護之也
자 모 의 보 호 지 야

少年 二十四五歲前 勇猛未及 而喜怒哀樂膠着則成病也
소 년 이 십 사 오 세 전 용 맹 미 급 이 희 로 애 락 교 착 즉 성 병 야
智父能兄宜保護之也
지 부 능 형 의 보 호 지 야

壯年 三十八九歲前 則賢弟良朋可以助之也
장 년 삼 십 팔 구 세 전 즉 현 제 량 붕 가 이 조 지 야

老年 五十六七歲前 則孝子孝孫可以扶之也
노 년 오 십 륙 칠 세 전 즉 효 자 효 손 가 이 부 지 야

– 年(년) 이후에 띄어쓰기를 추가하였다.

[직역]

유년으로 7~8세 전에 아직 제대로 보고 듣지도 못했는데 희(喜)·노(怒)·애(哀)·락(樂)이 달라붙으면 병이 된다. 자애로운 어머니(慈母)가 의당 보호해야 한다.

소년으로 24~5세 전에 아직 제대로 용맹하지도 못했는네 희·노·애·락이 달라붙으면 병이 된다. 지혜로운 아버지(智父)와 능력 있는 형

(能兄)이 의당 보호해야 한다.

장년으로 38~9세 전에는 현명한 아우(賢弟)와 어진 벗(賢弟)이 도와야
옳다.

노년으로 56~7세 전에는 효성스런 아들(孝子)과 효성스런 손자(孝孫)
가 부축해 주어야 옳다.

- 喜怒哀樂膠着(희로애락교착): (四端이 발현된) 네 가지 감정들을 스
  스로 관리할 능력이 없어서, 균형을 잃은 것이 고착화 또는 습관화되었
  다. 네 가지 감정이 적절히 분화, 발달하여 성숙한 사단(四端)이 발현
  되어야 하는데, 한두 가지에만 얽매이면서 균형을 잃고 마음의 병으로
  발전하는 것이다.
- 可以(가이): A할 만하다, A해야 한다, 마땅히 A해야 한다.
- 扶之(부지): 부축하다, 받들다, 봉양하다, 양쪽 옆에서 거들다.

[통역]

유년기에 있어서 7~8세 이전에 보고 들어서 배우는 것이 부족하여 희
로애락(성정)의 사용이 잘못되게(타고난 본성과 기질을 잘 관리하지 못
하여) 습관으로 굳으면 병이 되니, 자상한 어머니가 잘 보호하고 지키고
지도해야 한다. 청년기에 있어서 24~25세 이전에 씩씩하고 날랜 것이
아직 성숙하지 못하여 타고난 기질이 적절하게 발현되지 못하도록 습

관으로 굳으면 병이 되니, 지혜로운 아버지와 형이 잘 보호하고 지키고 지도해야 한다. 장년기에 있어서 38~39세 이전에는 현명한 동생들이나 식견과 판단력이 좋은 친구들이 도와주어야 한다. 노년기에 있어서 56~57세에는 정성스레 도와주는 아들이나 손자들이 옆에서 거들고 도와주어야 한다.

광제5

善人之家 善人必聚 惡人之家 惡人必聚
선 인 지 가 선 인 필 취 악 인 지 가 악 인 필 취

善人多聚 則善人之臟氣 活動 惡人多聚 則惡人之心氣 强旺
선 인 다 취 즉 선 인 지 장 기 활 동 악 인 다 취 즉 악 인 지 심 기 강 왕

酒色財權之家 惡人多聚 故其家孝男孝婦受病
주 색 재 권 지 가 악 인 다 취 고 기 가 효 남 효 부 수 병

[직역]

선인(善人)의 집에는 반드시 선인이 모이고, 악인(惡人)의 집에는 반드시 악인이 모인다.

선인이 많이 모이면 선인의 장기가 살아 움직이고, 악인이 많이 모이면 악인의 심기가 억세고 왕성해진다.

주가(酒家) · 색가(色家) · 재가(財家) · 권가(權家)에 악인이 많이 모인다. 그래서 그 집의 효성스러운 남자(孝男)와 효성스런 부인(孝婦)은 병을 얻는다.

– 多聚(다취): 많이 꼬인다, 모여든다.

– 酒色財權(주색재권): 여기에서의 '주색재권'은 하나의 단어처럼 쓰였다.

- 色(색): '아름다운 여성'으로 이해할 수도 있으나, 본문에서는 부정적
  의미를 지닌 '화려한 여성'으로 해석한다.
- 효남(孝男), 효부(孝婦): 효성스런 남자와 여자.
- 受病(수병): 병을 얻게 된다. '수병(受病, 광제5, 광제23)'은 병을 얻게
  되는 것 또는 세상이나 집안이 어지러워진다는 의미로, '성병(成病, 광
  제4)'은 몸과 마음의 질병으로 발전한다는 의미로, '구병(救病, 광제23)'
  은 세상이 안정된다는 의미로 사용되었다.

[통역]

착한 사람들의 집에는 착한 사람들이 모이며, 나쁜 사람들의 집에는 나
쁜 사람들이 모인다. 착한 사람들이 많이 모이면 착한 사람들의 장부의
기운이 활발하게 움직이고, 나쁜 사람들이 많이 모이면 나쁜 사람들의
마음의 기운이 강하고 왕성해진다. 술과 화려한 이성과 재물과 권세를
좋아하는 집에는 나쁜 사람들이 많이 모이므로, 이 때문에 그 집안에서
부모를 정성스레 도와주는 후손들(남자와 여자)이 병들게 된다.

* 광제5~광제17에서 집안이나 가문(家)이 건강하기 위한 조건을, 주색
   재권과 성숙한 인격을 사용하여 설명한다.
* 집안이 병드는 과정에서, 가문이 아니라 정성스레 도와주는 효남효부
   (孝男孝婦)가 병든다고 설명하였다.

광제6

好權之家 朋黨比周 敗其家者 朋黨也
호 권 지 가 붕 당 비 주 패 기 가 자 붕 당 야

好貨之家 子孫驕愚 敗其家者 子孫也
호 화 지 가 자 손 교 우 패 기 가 자 자 손 야

[직역]

권(權)을 좋아하는 집에는 붕당(朋黨)이 즐비하게 늘어서니, 그 집을 망
치는 자는 붕당이다.

재(貨)를 좋아하는 집에는 자손이 교만하고 우둔하니, 그 집을 망치는
자는 자손이다.

- 朋黨(붕당): 이해나 이념 등을 함께 하는 사람들이 뭉쳐 있는 집단을
  의미하며, 내용상 부정적인 의미를 지닌다.

[통역]

권력을 좋아하는 집에는 붕당(이익을 쫓는 집단)이 모여드니, 집안을 무
너트리는 것은 이익을 좇는 사람들이다. 재물을 좋아하는 집안의 아들
과 손자는 오만(또는 교만)하고 어리석으니, 집안을 망하게 하는 것은
(오만하고 어리석은) 아들과 손자(와 같은 후손들)이다.

광제7

人家 凡事不成 疾病連綿 善惡相持 其家將敗之地
인 가 범 사 불 성 질 병 연 면 선 악 상 지 기 가 장 패 지 지
惟明哲之慈父孝子 處之有術也
유 명 철 지 자 부 효 자 처 지 유 술 야

[직역]

사람의 집안에 일마다 이뤄지지 않고, 질병이 계속 이어지며, 선과 악이
서로 맞서면, 그 집은 장차 패망할 곳이다.

오직 현명한 자애로운 아버지(慈父)와 효성스러운 아들(孝子)이라야 이
를 처리하는 데에 방법이 있을 뿐이다.

– 凡事(범사): 모든 일들. '범(凡)'은 무릇, 모든으로 해석된다.

– 連綿(연면): 끝이지 않고 계속된다.

– 善惡相持(선악상지): 선악이 서로 부딪혀서 맞서서 대치하고 있다.

– 術(술): 구체적인 방법(方法)을 말한다.

[통역]

사람이 사는 집에서, 모든 일들이 잘 풀리지 않고, 질병이 계속되며, 착
하고 나쁜 생각들이 서로 싸우고 버티면, 그 집안이 곧 망할 때가 된 것
이다.

세태와 도리, 사리에 밝고 자애로운 아버지와 정성스러운 아들만이 집안을 구해낼 방법을 찾아낼 수 있다.

광제8

嬌奢減壽 懶怠減壽 偏急減壽 貪慾減壽
교 사 감 수 나 태 감 수 편 급 감 수 탐 욕 감 수

爲人嬌奢 必耽侈色 爲人懶怠 必嗜酒食
위 인 교 사 필 탐 치 색 위 인 나 태 필 기 주 사

爲人偏急 必爭權勢 爲人貪慾 必殉貨財
위 인 편 급 필 쟁 권 세 위 인 탐 욕 필 순 화 재

[직역]

교만과 사치(嬌奢)는 수명을 감소시키고, 나태와 태만(懶怠)은 수명을
감소시키며, 편파와 조급(偏急)은 수명을 감소시키고, 탐욕과 욕심(偏
急)은 수명을 감소시킨다.

사람됨이 교만하고 사치스러우면 반드시 호사스런 색(侈色)을 탐닉하
고, 사람됨이 나태하고 태만하면 반드시 술과 음식을 즐기며,

사람됨이 편파적이고 조급하면 반드시 권세를 다투고, 사람됨이 탐욕스
럽고 욕심스러우면 반드시 재물을 좇다 죽는다.

– 嬌奢(교사): '교(嬌)'는 겸손함이 없이 과도하게 뽐내며 건방진 것을 말

 한다. '사(奢)'는 과장되어 자랑하거나, 오만하거나, 사신의 분수를 넘

 어서는 것을 말한다.

- 酒食(주사): '사(食)'는 밥의 의미로는 '사'로 읽으며, 행위로서의 식사 (食事)에서는 '식'으로 읽는다.
- 惑嗜(혹기): 지나치게 즐기는 것.
- 殉(순): 탐하여 쫓아가다가 천수(天壽: 제 수명)을 다하지 못하고 요절 한다. 감수(減壽)와 유사한 의미이다.

[통역]

과도하게 자신을 뽐내는 사람, 행동이 느리고 게으른 사람, 소견이 좁고 급 하게 이루려는 사람, 돈과 재산에 욕심이 많은 사람은 오래 살지 못한다. 교사(과도하게 뽐내는)한 사람들은 반드시 치색(화려한 이성)을 탐닉할 것이며, 나태(느리고 게으른)한 사람들은 반드시 주식(술과 음식)을 지나 치게 즐길 것이며, 편급(소견이 좁고 급한)한 사람들은 반드시 권세(힘과 권력)를 얻기 위해 싸울 것이며, 탐욕(사물에 욕심이 많은)한 사람들은 항상 화재(금전적 이익)를 얻기 위해 쫓아가다가 죽을 것이다.

* 광제8과 광제9은 상반된 경우를 설명하고 있는데, 광제8에서 색(色)·주(酒)·권(權)·재(財)에 의하여 감수(減壽)하는 경우를, 광제9에서는 반대로 득수(得壽)하는 경우를 제시하였다.
* 광제8~14에서 색(色)·주(酒)·권(權)·재(財)에 의한 폐해와 극복 방법을 제시한다.

광제9

簡約得壽 勤幹得壽 警戒得壽 聞見得壽
간 약 득 수 근 간 득 수 경 계 득 수 문 견 득 수

爲人簡約 必遠侈色 爲人勤幹 必潔酒食
위 인 간 약 필 원 치 색 위 인 근 간 필 결 주 사

爲人警戒 必避權勢 爲人聞見 必淸貨財
위 인 경 계 필 피 권 세 위 인 문 견 필 청 화 재

[직역]

간소와 절약(簡約)은 수명을 얻고, 근면과 골간(勤幹)은 수명을 얻으며,
자경과 경계(警戒)는 수명을 얻고, 보고 들으면(聞見) 수명을 얻는다.
사람됨이 간소하고 절약하면 반드시 호사스런 색을 멀리하고, 사람됨이
근면하고 골간을 지니면 반드시 술과 음식을 개결하게 가지며,
사람됨이 자경(自警)하고 경계하면 반드시 권세를 회피(回避)하고, 사람
됨이 보고 들으면 반드시 재물에 대해 청렴(淸廉)하게 처신한다.

– 必遠侈色(필원치색): 치색(侈色)을 중요하지 않은 것으로 보고, 거리
 를 두어야 한다.

– 介潔(개결): 간결하고 간소하게 한다.

– 酒食(주사): 술과 음식.

[통역]

(광제8과는 반대로) 번잡함 없이 검소한 사람과, 성실하고 부지런한 사람, 잘못이 없도록 미리 조심하는 사람, 보고 들은 것에서 지혜를 깨닫는 사람은 오래 산다.

간략(번잡함 없이 검소)한 사람들은 반드시 화려한 이성을 멀리할 것이며, 근간(성실하고 부지런한)한 사람들은 반드시 술과 음식을 조촐하게 할 것이며, 경계(잘못이 없도록 미리 조심하는)한 사람들은 반드시 힘과 권력을 꺼려서 피할 것이며, 문견(보고 들은 것으로 깨달아 지혜를 얻은)한 사람들은 반드시 개인의 금전적 이익에 욕심을 갖지 않을 것이다.

＊ 광제9에서 색(色)·주(酒)·권(權)·재(財)에 있어서 득수(得壽)하는 방법을 제시하였다.

광제10

居處荒凉 色之故也
거 처 황 량 색 지 고 야

行身闒茸 酒之故也
행 신 랍 용 주 지 고 야

用心煩亂 權之故也
용 심 번 란 권 지 고 야

事務錯亂 貨之故也
사 무 착 란 화 지 고 야

[직역]

거처(居處)가 황량한 것은 색(色) 때문이다.

행신(行身)이 용렬한 것은 주(酒) 때문이다.

용심(用心)이 번잡한 것은 권(權) 때문이다.

사무(事務)가 어지러운 것은 재(貨) 때문이다.

– 居處(거처): 내가 살고 있는 나의 집과 가문.

– 色之故也(색지고야): 색(色) 때문이다.

– 闒茸(랍용): 어리석고 미련하다. 지저분하고 구차하다.

– 煩亂(번란): 생각이 번잡하여 걱정이 많고 한 방향으로 모이지 않아 어

지럽다.

– 錯亂(착란): 앞뒤와 논리가 뒤섞여 일관성 없고 혼란스럽다.

[통역]

집안과 가문이 황폐해져서 처량하고 쓸쓸한 것은 화려한 이성을 탐닉하기 때문이다. 행동과 몸가짐이 둔하고 미련한 것은 술을 절제하지 못하기 때문이다. 마음 씀씀이가 괴롭고 어지러운 것은 권력에 맛을 들였기 때문이다. 사회 활동과 일처리가 뒤섞여 혼란스러운 것은 금전적 욕심 때문이다.

* 광제10에서 색(色)·주(酒)·권(權)·재(財)에 의한 폐해(弊害)를 제시하였다.

광제11

若敬淑女 色得中道
약 경 숙 녀 색 득 중 도

若愛良朋 酒得明德
약 애 량 붕 주 득 명 덕

若尙賢人 權得正術
약 상 현 인 권 득 정 술

若保窮民 貨得全功
약 보 궁 민 화 득 전 공

만일 맑은 여인(淑女)을 공경하면 색(色)은 중도를 얻을 것이요,

만일 어진 벗(良朋)을 사랑하면 주(酒)는 명덕(明德)을 얻을 것이며,

만일 어진 사람(賢人)을 숭상하면 권(權)은 바른 법술(法術)을 얻을 것이요,

만일 궁민(窮民)을 보전하면 재(貨)는 온전한 공효를 얻을 것이다.

- 明德(명덕): 『대학』(경(經) 1장)에서 언급한 공명정대(公明正大)한 덕
  행(德行), 또는 하늘에서 받은 순수한 본성.
- 正術(정술): 바른 술법. 권력이 사용되는 올바른 방법.

– 窮民(궁민): 궁핍하고 궁색한 백성들.

– 全功(전공): 온전한 공덕.

[통역]

(광제10과 반대로) 만약 교양과 품위가 있는 이성(여성)을 예의 바르게 대하면, 이성을 좋아함에 있어서도 과도하지 않을 것이다. 식견과 판단력이 좋은(어진) 친구들과 친하게 지내기 위한 것이라면, 술을 마시는 것도 타고난 본성을 밝히는 것이 된다. 현명한 사람들과 함께한다면, 권력을 가졌어도 올바르게 사용할 수 있을 것이다. 가난하고 어려운 사람들을 도우려는 마음이 있다면, 재물로도 업적을 쌓을 수 있을 것이다.

* 광제11에서 색(色) · 주(酒) · 권(權) · 재(財)에 의한 폐해(弊害)를 극복하는 방법을 제시하였다.

광제12

酒色財權 自古所戒 謂之四堵墻 而比之牢獄
주 색 재 권 자 고 소 계 위 지 사 도 장 이 비 지 뇌 옥

非但一身壽夭 一家禍福之所繫也 天下治亂 亦在於此
비 단 일 신 수 요 일 가 화 복 지 소 계 야 천 하 치 란 역 재 어 차

若使一天下酒色財權 無乖戾之氣 則庶幾近於堯舜周召南世矣
약 사 일 천 하 주 색 재 권 무 괴 려 지 기 즉 서 기 근 어 요 순 주 소 남 세 의

[직역]

주(酒) · 색(色) · 재(財) · 권(權)은 예부터 경계했던 것으로서 이를 '사도
장(四堵墻)'이라고 부르고 감옥에 견주었다.

비단 한 몸의 장수와 요절, 한 집안의 재앙과 복록이 매어 있는 곳일 뿐
아니라 천하가 잘 다스려지거나 어지러워지는 것도 또한 여기에 달려
있다.

만일 하나인 천하의 주 · 색 · 재 · 권이 어그러진 기운을 지니지 않도록
한다면, 아마도 요 임금, 순 임금, 그리고 주(周) 나라 주남(周南) · 소남
(召南)의 세상과 가까워질 것이다.

— 四堵墻(사도장): 네 방향으로 둘러싼 담장. 사방(동서남북)에서 나를
  둘러싸고 있는 담장.

- 比之(비지): 그것을 비유한다면.

- 牢獄(뇌옥): 감옥.

- 非但(비단): A일 뿐만 아니라.

- 乖戾(괴려): 사리(事理)에 어그러져 온당치 않음.

- 庶幾(서기): 바람, 바라건대, 아마도, 거의. 서기중용(庶幾中庸: 어떤 일도 기울어짐이 없도록 함), 서기지망(庶幾之望: 거의 이루어질 것 같은 희망).

- 周召南(주소남):『시경』국풍(國風)에 나오는 주나라 때 기산(歧山) 밑에 있는 주남(周南)과 소남(召南)을 가리킨다. 주나라가 천하를 소유하고 태평성세를 유지하던 시기를 가리켜 말한 것이다.

[통역]

오래전부터 주·색·재·권(술과 이성과 재물과 권력)은 잘못이 없도록 항상 조심해야 할 대상으로서, 사도장(사방을 둘러싼 벽)이라고 말하면서 감옥에 비유했었다. 이는 한 사람의 수명의 길고 짧음뿐만 아니라 한 집안의 재앙과 복이 달려 있고, 세상이 혼란할지 질서가 잡혀 있을지도 결정한다. 만약에 세상의 주·색·재·권이 사리에 맞게 된다면, 요·순 시대 또는 주나라 때 주남, 소남 지방처럼 정말 살기 좋은 세상을 기대할 수도 있을 것이다.

* 광제12에서 주(酒) · 색(色) · 재(財) · 권(權)의 중요성을 다시 강조하고, 광제13~14에서는 보통 사람들이 주의해야 할 것들을 구체적으로 제시하고 있다.

광제13

凡人簡約而勤幹 警戒而聞見 四材圓全者 自然上壽
범 인 간 약 이 근 간　경 계 이 문 견　사 재 원 전 자　자 연 상 수

簡約勤幹而警戒 或聞見警戒而勤幹 三材全者 次壽
간 약 근 간 이 경 계　혹 문 견 경 계 이 근 간　삼 재 전 자　차 수

嬌奢而勤幹 警戒而貪慾 或簡約而懶怠 偏急而聞見 二材全者
교 사 이 근 간　경 계 이 탐 욕　혹 간 약 이 나 태　편 급 이 문 견　이 재 전 자
恭敬則壽 怠慢則夭
공 경 즉 수　태 만 즉 요

[직역]

무릇 사람이 간략(簡約)하고 근간(勤幹)이 있으며 경계(警戒)하고 문견
(聞見)이 있어서, 네 가지 자질이 원만히 갖춰진 사람은 자연히 상수(上
壽)한다.

간략하고 근간이 있으며 경계하거나, 혹은 문견이 있고 경계하며 근간
하는 등, 세 가지 자질이 온전한 사람은 차수(次壽)한다.

교사(嬌奢)하되 근간하고, 경계하되 탐욕스러우며 혹은 간략하되 나태
하고, 편급하되 문견이 있는 등 두 가지 자질이 온전한 사람은 공경스러
우면 수(壽)를 누리지만 태만하면 일찍 죽는다.

– 여기에서는 번거로움을 피하려고 간략, 근간, 경계, 탐욕, 교사, 나태,

편급, 문견을 독음만으로 해석하였으니, 의미 해석에는 앞쪽 구절의 내용을 참조한다.

- 四材圓全(사재원전): 네 가지 재질을 모두 원만하게 갖추면.

- 三材全(삼재전) : (네 가지 중에서) 세 가지 재질을 갖추면.

- 二材全(이재전): (네 가지 중에서) 두 가지 재질을 갖추면.

[통역]

간략(번잡함 없이 검소)하며, 성실하고 부지런하며, 잘못이 없도록 미리 조심하고, 보고 들은 것에서 지혜를 얻는다는 네 개의 재능을 모두 갖춘 사람은 당연히 가장 오래 살 것이다.

번잡함 없이 검소하며, 성실하고 부지런하며, 잘못이 없도록 미리 조심하는 사람 또는 보고 들은 것에서 지혜를 얻고, 잘못이 없도록 미리 조심하고, 성실하면서 부지런한 사람처럼 넷 중에서 세 가지만 있는 경우에는 그 다음의 순서로 오래 살 것이다.

만약 넷 중에서 두 가지만 있는 경우로, 과도하게 뽐내기는 하지만 성실하고 부지런한 사람, 잘못이 없도록 미리 조심하지만 재물에 욕심이 많은 사람, 번잡함 없이 검소하지만 게으르고 느린 사람, 소견이 좁고 급해도 보고 들은 것에서 지혜를 얻는 사람이라면, 조심하면서 예의를 지킨디면 그니미 다음의 순시로 오래 살 수 있지만, 해야 할 일에 세으름을 피우면 일찍 죽을 것이다.

* 광제13~14에서 색(色) · 주(酒) · 권(權) · 재(財)의 폐해(광제8)를 극복하기 위한 보통 사람들의 노력(광제9)을 설명한다.

광제14

凡人恭敬則必壽 怠慢則必夭 勤幹則必壽 虛貪則必夭
범인공경즉필수 태만즉필요 근간즉필수 허탐즉필요

飢者之腸 急於得食 則腸氣蕩矣 貧者之骨 急於得財 則骨力竭矣
기 자 지 장 급 어 득 식 즉 장 기 탕 의 빈 자 지 골 급 어 득 재 즉 골 력 갈 의

飢而安飢 則腸氣有守 貧而安貧 則骨力有立
기 이 안 기 즉 장 기 유 수 빈 이 안 빈 즉 골 력 유 립

是故 飲食 以能忍飢而不貪飽 爲恭敬
시 고 음 식 이 능 인 기 이 불 탐 포 위 공 경

衣服 以能耐寒而不貪溫 爲恭敬
의 복 이 능 내 한 이 불 탐 온 위 공 경

筋力 以能勤勞而不貪安逸 爲恭敬
근 력 이 능 근 로 이 불 탐 안 일 위 공 경

財物 以能謹實而不貪苟得 爲恭敬
재 물 이 능 근 실 이 불 탐 구 득 위 공 경

[직역]

무릇 사람은 공경하면 반드시 수를 누리고 태만하면 반드시 요절한다.

근간을 지니면 반드시 수를 누리고, 허탐(虛貪)하면 반드시 요질한다.

주린 자의 장(腸)은 음식을 얻는 데에 조급하여 장기(腸氣)가 흔들린다.

가난한 자의 골(骨)은 재물을 얻는 데에 조급하여 골력(骨力)이 고갈된다.

주리되 주림에 편안하면 장기는 안정되고, 가난하되 가난에 편안하면 골력은 서게 된다.

그러므로 음식은 능히 주림을 견디며 포만을 탐내지 않음을 공경(恭敬)으로 삼고,

의복은 능히 추위를 견디며 온기를 탐하지 않음을 공경으로 삼으며,

근력은 능히 부지런히 일하며 안일을 탐내지 않음을 공경으로 삼고,

재물은 능히 조심히 채우며 구차히 얻기를 탐하지 않음을 공경으로 삼는다.

- 凡人(범인): 무릇 사람들이.

- 虛貪(허탐): 헛되게 욕심내면. 정상적으로 자신의 것이 아닌 것을 욕심내면.

- 腸氣蕩(장기탕): 허겁지겁 먹는다.

- 骨力竭(골력갈): 모든 정신이 과도하게 몰입된다.

- 腸氣蕩矣(장기탕의): 장기(腸氣)에 있어서는 '탕(蕩: 흔들린다)'과 '유수(有守: 지켜진다)'가 대구를 이루며, 골력(骨力)에 있어서는 '갈(竭: 과하게 몰입된다)'과 '유립(有立: 주관이 선다 또는 튼튼히 선다)'가 대구를 이룬다.

- 以能忍飢而不貪飽 爲恭敬(이능인기이불탐포 위공경): '以A爲B'는 'A
  를 B로 삼는다' 또는 'A를 B라고 여긴다'로 해석한다.
- 飽(포): '기(飢)'의 반대말로서, 포만감.
- 謹實(근실): '구득(苟得: 구차하게 얻음)'의 반대로서, 재물에 있어 채
  움을 삼간다. 돈이 없어도 구차하게 좇아가지 않는다.

[통역]

공경(조심하면서 예의를 지키는 것)하면 오래 살지만 해야 할 일에 게으
름을 피우면 일찍 죽을 것이며, 성실하면서 부지런하면 오래 살지만 헛
되게 욕심을 부린다면 일찍 죽을 것이다.

굶은 사람의 위장은 허겁지겁 먹기에만 급급할 것이며, 가난한 사람의
뼈는 재물을 얻는 것에 과도하게 몰입한다. 굶더라도 구애받지 않으면
장의 기운을 끝까지 튼튼하게 지킬 수 있으며, 가난하더라도 구애받지
않으면 뼈의 힘으로 자신의 주관을 지킬 수 있을 것이다.

이 때문에, 공경(조심스레 과도하지 않다)한다는 것은, 먹고 마시는 것에
있어서 배고픔만 없을 정도로 지나친 배부름을 바라지 않는 것이고, 옷
을 입을 때에는 추위만 참을 수 있을 정도로 과도한 따듯함을 바라지 않
는 것이고, 몸으로 일할 때에는 몸과 마음으로 수고하더라도 편안하게
한가한 것을 비리지 않는 것이고, 재물에 있어서는 징딩한 보수에 만족
하고 더 많은 것을 구차하게 탐내지 않는 것이다.

* 광제14에서 '공경(恭敬)'의 의미를 상세히 설명한다. 또한, 음식, 의복, 근력, 재물에서의 공경이 무엇인지 예를 들어 설명하였다.

광제15

山谷之人 沒聞見 而禍夭 市井之人 沒簡約 而禍夭
산 곡 지 인 몰 문 견 이 화 요 시 정 지 인 몰 간 약 이 화 요
農畝之人 沒勤幹 而禍夭 讀書之人 沒警戒 而禍夭
농 무 지 인 몰 근 간 이 화 요 독 서 지 인 몰 경 계 이 화 요

[직역]

산골에 사는 사람은 보고 듣는 것이 없다면 요절할 것이요, 시정(市井)에 사는 사람은 간소하거나 절약하지 않으면 요절할 것이며, 농토에 사는 사람은 근면하거나 골간을 지니지 못하면 요절할 것이요, 책을 읽는 사람은 자경하거나 경계하지 않으면 요절할 것이다.

광제설·廣濟說

- 山谷(산곡): 깊은 산골짜기. 산골.
- 沒聞見而禍夭(몰문견이화요): '沒A而B'는 'A가 없다면(혹은 하지 않으면), B하게 될 것이다'. '而'의 앞은 조건, 뒤는 결과이다.
- 禍夭(화요): 재앙이나 변고, 불의의 사고(禍)로 젊은 나이에 일찍 죽을(夭折) 것이다. '화(禍)'는 '요(夭)'를 수식하는 것으로, 여기서는 '요(夭)'의 뜻만 옮겼다.
- 農畝之人(농무지인): 농토에서 농사짓는 사람을 가리킴. 광제16에서 '향야지인(鄕野之人)'라고 나온다.
- 讀書之人(독서지인): 책을 읽는 사람을 가리킴. 광제16에서 '사림지인

(士林之人)'으로 나온다.

[통역]

산곡(외진 산골짜기 시골)에 사는 사람이 문견(보고 들어서 얻는 지혜)이 없다면 재앙으로 일찍 죽을 것이며, 시정(사람이 많이 모인 곳)에서 (장사치로) 사는 사람이 간략(번잡함 없이 검소)하지 않으면 재앙으로 일찍 죽을 것이며, 농무(농가와 밭)에서 (농사짓는) 사람이 근간(성실하면서 부지런)하지 않으면 재앙으로 일찍 죽을 것이고, 독서(유학을 공부함)하는 (관리가 되려는) 사람이 경계(잘못이 없도록 미리 조심)하지 않으면 재앙으로 일찍 죽을 것이다.

* 광제15~17에서 생활환경(山谷/市井/農畝/讀書)에 따른 문제점과 극복 방법, 극복한 모습을 제시한다.

* 광제15를 광제9의 내용과 함께 설명하면 다음과 같다.
– 산골짜기 시골에 사는(山谷) 사람들은 보고 들은 것으로 깨닫는 지식(聞見)이 있어야 개인의 금전적 이익에 욕심을 갖지 않게 된다.
– 사람이 많이 모인 곳에서 장사치로 사는(市井) 사람은 번잡함 없이 검소한(簡約) 생활로 화려한 이성을 멀리해야 한다.
– 논밭에서 농사를 짓는(農畝) 사람들은 부지런하고 성실(勤幹)한 생활

로 술과 음식을 조촐하게 해야 한다.

– 책을 읽어서 관리가 되려는(讀書) 사람은 자신만 옳다고 생각하는 잘
못이 없도록 미리 경계(儆戒)해서 힘과 권력에 탐닉하지 말고 적당한
거리를 유지하려고 노력해야 한다.

광제16

山谷之人 宜有聞見 有聞見則福壽
산 곡 지 인 의 유 문 견 　 유 문 견 즉 복 수
市井之人 宜有簡約 有簡約則福壽
시 정 지 인 의 유 간 약 　 유 간 약 즉 복 수

鄕野之人 宜有勤幹 有勤幹則福壽
향 야 지 인 의 유 근 간 　 유 근 간 즉 복 수
士林之人 宜有警戒 有警戒則福壽
사 림 지 인 의 유 경 계 　 유 경 계 즉 복 수

[직역]

산골에 사는 사람은 마땅히 보고 듣는 것이 있어야 하니, 보고 듣는 것이 있으면 수를 누릴 것이다.

시정에 사는 사람은 마땅히 간소하고 절약해야 하니, 간소하고 절약하면 수를 누릴 것이다.

시골 들판에 사는 사람은 마땅히 근면하고 골간이 있어야 하니, 근면하고 골간이 있으면 수를 누릴 것이다.

사림(士林)에 속하는 사람은 마땅히 자경하고 경계해야 하니, 자경하고 경계하면 수를 누릴 것이다

− 鄕野(향야): 시골과 들판. 농무(農畝, 광제15)와 동일한 의미.

− 福壽(복수): 복을 받아 수를 누린다는 뜻이다. '복(福)'은 '수(壽)'를 수

식하는 것으로, 여기서는 '수(壽)'의 뜻만 옮겼다.

- 士林(사림): 유림(儒林). 유학을 공부하는 학자들. 독서(讀書, 광제15)
  와 동일한 의미.

[통역]

(광제15와 반대로) 산곡(외진 산골짜기 시골)에 사는 사람이 문견(보고
들어서 얻는 지혜)이 있으면 복을 누리며 오래 살고, 시정(사람이 많이
모인 곳)에서 (장사치로) 사는 사람이 간략(번잡함 없이 검소)하면 복을
누리며 오래 살고, 향야(시골과 들판)에서 (농사짓는) 사람이 근간(성실
하고 부지런)하면 복을 누리며 오래 살고, 사림(유학을 공부하여 관리가
되려는)의 사람이 경계(잘못이 없도록 미리 조심)한다면 복을 누리며 오
래 살 것이다.

* 광제15와 광제16는 화요(禍夭: 불의의 사고로 죽는다)와 복수(福壽: 복
  을 받아 오래 산다)로 서로 대구를 이룬다.

광제17

山谷之人 若有聞見 非但福壽也 此人 卽山谷之傑也
산 곡 지 인 약 유 문 견 비 단 복 수 야 차 인 즉 산 곡 지 걸 야

市井之人 若有簡約 非但福壽也 此人 卽市井之傑也
시 정 지 인 약 유 간 약 비 단 복 수 야 차 인 즉 시 정 지 걸 야

鄕野之人 若有勤幹 非但福壽也 此人 卽鄕野之傑也
향 야 지 인 약 유 근 간 비 단 복 수 야 차 인 즉 향 야 지 걸 야

士林之人 若有警戒 非但福壽也 此人 卽士林之傑也
사 림 지 인 약 유 경 계 비 단 복 수 야 차 인 즉 사 림 지 걸 야

[직역]

산골에 사는 사람이 만일 보고 들을 수 있으면 그저 수를 누릴 뿐만 아니요, 이 사람이 바로 산골의 호걸(豪傑)이다.

시정에 사는 사람이 만일 간소하고 절약하면 그저 수를 누릴 뿐만 아니요, 이 사람이 바로 시정의 호걸이다.

시골 들판에 사는 사람이 만일 근면하고 골간이 있으면 그저 수를 누릴 뿐만 아니요, 이 사람이 바로 시골 들판의 호걸이다.

사림에 속하는 사람이 만일 자경하고 경계하면 그저 수를 누릴 뿐만 아니요, 이 사람이 바로 사림의 호걸이다.

– 傑(걸): 호걸(豪傑, 광제3). 뛰어난 재주와 함께 인격적으로 성숙한 사
  람을 말한다.

[통역]

(광제16에 더해서) 산곡(외진 산골짜기 시골)에 사는 사람이 문견(보고
들어서 얻는 지혜)이 있으면 복을 누리며 오래 살 뿐만 아니라 호걸(뛰
어난 사람)이다. 시정(사람이 많이 모인 곳)에서 (장사치로) 사는 사람이
간략(번잡함 없이 검소)하면 복을 누리며 오래 살 뿐만 아니라 뛰어난
사람이다. 향야(시골과 들판)에서 (농사짓는) 사람이 근간(성실하고 부지
런)하면 복을 누리며 오래 살 뿐만 아니라 뛰어난 사람이다. 사림(유학을
공부하여 관리가 되려는)의 사람들이 경계(잘못이 없도록 미리 조심)한
다면 복을 누리며 오래 살 뿐 아니라 뛰어난 사람이다.

* 광제17에서 이제마의 호걸론(豪傑論)이 제시되었는데, 생활환경에 따
  른 문제를 극복한 사람이다.

※ 광제8~17까지의 내용을 정리하면 다음의 표와 같다. 사상인과의 관
  계는 명시되지 않았으나, 내용의 이해를 위하여 추정된 내용을 제시하
  였다.

		감수 (減壽)	득수 (得壽)	경계해야 할 것	수양(修養)해서 얻는 이득	사상인 (四象人)
색 (色)	시정지인 (市井之人)	교사 (嬌奢)	간약 (簡約)	거처(居處)가 황망(慌忙) → 치색(侈色)을 멀리	숙녀(淑女) 공경(恭敬) → 여색(女色)이 중도(中道) 얻음	소양인 (少陽人)
주 (酒)	농무지인 (農畝之人)	나태 (懶怠)	근간 (勤幹)	항신(行身)이 랍용(闒茸) → 주식(酒食)에 결백(潔白)	양붕(良朋) 경애(敬愛) → 주식(酒食)이 명덕(明德) 얻음	태양인 (太陽人)
권 (權)	독서지인 (讀書之人)	편급 (偏急)	경계 (警戒)	용심(用心)이 번란(煩亂) → 권세(權勢)를 피함	현인(賢人) 존상(尊尙) → 권세(權勢)가 정술(正術) 얻음	소음인 (少陰人)
재 (財)	산곡지인 (山谷之人)	탐욕 (貪慾)	문견 (聞見)	사무(事務)가 착란(錯亂) → 재화(財貨)에 청렴(淸廉)	궁민(窮民) 보호(保護) → 재화(財貨)가 전공(全功) 얻음	태음인 (太陰人)

광제18

或曰 農夫 元來力作 最是勤幹者也 而何謂沒勤幹
혹왈 농부 원래력작 최시근간자야 이하위몰근간
士人 元來讀書 最是警戒者也 而何謂沒警戒耶.
사인 원래독서 최시경계자야 이하위몰경계야.

曰 以百畝之不治 爲己憂者 農夫之任也
왈 이백무지불치 위기우자 농부지임야
農夫而比之士人 則眞是懶怠者也
농부이비지사인 즉진시나태자야

士人 頗讀書 故心恒妄矜 農夫 目不識字 故心恒佩銘
사인 파독서 고심항망긍 농부 목불식자 고심항패명
士人而擬之農夫 則眞不警戒者也.
사인이의지농부 즉진불경계자야.

若農夫勤於識字 士人習於力作 則才性調密 臟氣堅固
약농부근어식자 사인습어력작 즉재성조밀 장기견고

− 而何(이하)와 故心(고심) 앞에 띄어쓰기를 넣었다.

− 恒(항상 항)은 怚(걱정하다, 애쓰다 달)의 오자로 보인다. 바꾸어 쓸 경
  우, 사인(士人)과 농부(農夫)가 이루는 대구가 비로소 설명된다. 심달
  (心怚)은 'A할까 두려워하고 진심으로 걱정한다'는 의미가 된다.

 혹자가 물었다.

"농부는 원래 힘써 일하니 가장 근면하며 골간이 있는 사람이다. 그런데 어찌하여 근면과 골간이 없음을 말하는가? 사인(士人)은 원래 책을 읽으니 가장 자경하고 경계하는 사람이다. 그런데 어찌하여 자경과 경계가 없음을 말하는가?"

(나는) 대답한다. "밭 백 무가 갈아지지 못함을 자기 걱정거리로 삼는 것은 농부의 임무이다. 농부인데도 사인에 견줘지면 참으로 나태하고 태만한 자일 것이다.

사인은 자못 책을 읽으므로 마음은 늘 망령되고 뻐기곤 한다. 농부는 눈으로 글자를 알아보지 못하므로 마음은 늘 지니거나 새겨두곤 한다. 사인인데도 농부에 견줘진다면 참으로 자경하거나 경계하지 않는 자일 것이다.

만일 농부가 글자를 배우는 데 부지런하거나 사인이 힘써 일하는 것을 익힌다면 재성(才性)은 조밀해지고, 장기(臟氣)는 굳어질 것이다."

— 心恒妄矜(심항망긍): '마음이 항상 망긍하다'로 해석되며, 오자를 바로 잡으면 '심항망긍(心恒妄矜)'은 '망긍을 항상 마음으로 두려워한다(마음으로 망긍을 두려워한다)'로 해석된다.

— '士人 頗讀書故 心恒妄矜 農夫 目不識字故 心恒佩銘(사인 파독서고

심항망긍 농부 목불식자고 심항패명. 사인은 책을 읽으니 마음으로 항상 망령되며, 농부는 글을 읽지 못하니 마음으로 항상 기억한다)'보다는 '士人 頗讀書 故心怛妄矜 農夫 目不識字 故心怛佩銘(사인 파독서 고심달망긍 농부 목불식자 고심달패명. 사인은 책을 읽으니 마음이 항상 망령되게 뻐길까 두려워하고, 농부는 눈으로 글자를 읽을 줄 모르니 마음에 새기지 못할까 두려워한다)'가 더 바른 의미를 지니도록 해석된다.

– 力作(력작): 힘써 일한다.

– 以A爲B(이A위B): A를 B로 삼는다.

– 農夫之任(농부지임): 농부의 임무이다.

– 頗(파): 자못, 꽤, 상당히. 파다(頗多, 자못 많음. 아주 많음).

– 心(심): 진심으로, 매우, 마음을 다해.

– 妄矜(망긍): 망령되게(제멋대로 또는 함부로) 자랑하다.

– 十指力作難糊一口(십지력작 난호일구): 열 손가락 닳도록 일해도 한 입 풀칠하기 어렵다. 아무리 고달프게 일을 해도 먹고살기가 어렵다는 뜻의 속담.

– 百畝(백묘): 만 평의 땅. 한 평은 3.3㎡이므로, 만 평은 33,000㎡

– 目不識字(목불식자): 글을 읽을 줄 모른다.

– 佩銘(패명): 마음에 새기다, 마음에 기록하다, 명심하다.

– 才性(재성): 타고 받은 재질. 자질과 성정.

– 調密(조밀): 너무 꼼꼼해짐. 너무 세심해짐.

– 堅固(견고): 융통성 없이 딱딱하게 굳어짐.

[통역]

어떤 사람이 다음과 같이 물었다.

"농부는 원래 애써서 농사일하는 사람으로 가장 성실하고 근간(성실하고 부지런한)한 사람인데 왜 근간하지 않다고 하며, 사인(학자)은 원래 (관리가 되려고 유학을 공부하기 위하여) 책을 읽는 사람으로 경계(잘못이 없도록 항상 조심)하는 사람인데 왜 조심하지 않는다고 하시는지요."

나는 이렇게 대답한다.

"농부는 만 평의 땅에 농사짓는 것을 걱정하는 것이 직업인 사람으로, 학자들에 비하면 진짜 나태한 사람입니다.

학자는 책을 읽으므로 항상 함부로 자랑하려는 경향성을 갖고 있습니다. 농부는 글을 읽을 줄 모르기에 (글의 내용을) 마음에 새기거나 외워두려고 합니다. 농부에게 비교한다면, 학자는 정말로 경계(잘못이 없도록 항상 조심)하지 않는 사람입니다.

만약 (자신의 맡은 바를 잘하는 것이 아니라), 농부가 글을 배우는 데 열심히 노력하고, 학자가 농사짓는 것을 열심히 노력한다면, 재성(타고난 재능과 본성)은 조밀(과도하게 세심해짐)할 것이고, 장기(신체는) 견고(융통성 없이 굳어짐)하게 될 것입니다."

* 광제18은 자신의 상황에 맞추어 노력하지 않을 때 벌어지는 일을 설명
  하고 있다.

광제19

嬌奢者之心 藐視閭閻生活 輕易天下室家
교 사 자 지 심 막 시 여 염 생 활 경 이 천 하 실 가
眼界驕豪 全昧産業之艱難
안 계 교 호 전 매 산 업 지 간 난
甚劣財力之方略 每爲女色所陷 終身不悔
심 열 재 력 지 방 략 매 위 여 색 소 함 종 신 불 회

[직역]

교만하고 사치하는 사람(嬌奢者)의 마음은, 여염의 생활을 낮춰 보고 천하의 실가(室家)를 소홀하게 여겨서, 안계(眼界)가 아주 오만하여 생업의 곤란함에는 완전히 어두울 것이요, 재력을 이룰 방략도 아주 서툴 것이다. 매양 여색에 함몰되며 죽을 때까지 뉘우치지 않을 것이다.

– 嬌奢(교사): '교(嬌)'는 겸손함이 없이 과도하게 뽐내며 건방진 것을 말한다. '사(奢)'는 과장되어 자랑하거나, 오만하거나, 자신의 분수를 넘어서는 것을 말한다.

– 藐視(막시): 깔보다. 낮추어 보다.

– 閭閻(여염): 대부분의 보통 사람들의 집과 가정.

– 輕易(경이): 대수롭지 않게 여기다. 깔보다.

– 室家(실가): 보통 부부들. 실가지락(室家之樂)은 보통 부부(夫婦) 사이의 화락(和樂)을 말한다.

– 眼界(안계): 눈으로 바라볼 수 있는 범위(範圍), 내 눈에 보이는 세계.

– 眼界驕豪(안계교호): 내 눈앞에 보이는 것들을 아주 오만(교만)하게 바라본다. 깔본다.

– 全昧(전매): 아주 몽매(蒙昧)함. 몹시 어리석어서 사리(事理)를 분별 (分別)하지 못함.

– 全昧産業之艱難(전매산업지간난): 생업의 어려움을 하나도 모른다.

– 女色(여색): 화려한 여성(이성).

[통역]

교사(과도하게 뽐냄)하는 사람은 (화려한 여성을 탐닉하기에, 광제8) 대부분의 여염(보통 사람들의 가정) 생활을 대수롭지 않게 낮추어 보고, 세상 보통 가정의 행복들을 오만하게 바라보며, 생업의 어렵고 고생스러움에 대해서는 아무것도 모르고, 경제관념이나 돈 버는 것에 대해서는 능력이 없다. 매번 화려한 이성에 빠져서 죽을 때까지도 자신의 잘못을 깨우치거나 뉘우치지 않는다.

* 광제18과 광제19에서는 생활하는 지역과 특성에 따른 성숙한 성격을 제시하였다.
* 광제19에서는 교사(嬌奢)의 의미를 상세히 설명하고 있다.

광제20

懶怠者之心 極其麤猛 不欲積工之寸累 每有虛大之甕算
나 태 자 지 심 극 기 추 맹 불 욕 적 공 지 촌 루 매 유 허 대 지 옹 산

蓋其心 甚憚勤幹 故欲逃其身於酒國 以姑避勤幹之計也
개 기 심 심 탄 근 간 고 욕 도 기 신 어 주 국 이 고 피 근 간 지 계 야

凡懶怠者 無不縱酒 但見縱者 則必知其爲懶怠人 心麤猛也
범 나 태 자 무 불 종 주 단 견 종 자 즉 필 지 기 위 나 태 인 심 추 맹 야

– 不欲積工之寸累(불욕적공지촌누)의 '工(공)': '공(功)'의 오자로 보인
 다.

– 無不縱酒 但見縱者(무불종주 단견종주자)의 '縱(종)': '종주(縱酒)'의
 '주(酒)'가 누락된 것으로 보인다.

– 故(고) 앞에 띄어쓰기를 추가하였다.

[직역]

나태하고 태만한 사람(懶怠者)의 마음은 그 거칠고 사나운 태도를 극진
히 하여, 공업을 쌓음에 마디 하나씩 포개어나가기를 원하지는 않는다.
매양 허대(虛大)한 독장수의 계산만 품고 있다. 대개 그 마음은 근면과
골간을 아주 꺼린다. 그래서 자신의 몸을 술의 나라로 도피시켜 잠시라
도 근면과 골간의 계책을 회피하려고 한다. 무릇 나태하고 태만한 사람

은 마음껏 술을 먹지 않는 경우가 없다. 만일 마음껏 술을 먹는 사람을 본다면 반드시 그가 나태하고 태만한 사람으로서 마음이 거칠고 사납다는 것을 알 수 있을 것이다.

- 麤猛(추맹): 거칠고 대충하며, 사납고 맹렬하다.
- 寸累(촌누): 조금씩 쌓아 나간다. 수척촌루(銖積寸累: 아주 적은 것이라도 쌓이고 쌓이면 큰 것이 된다).
- 甕算(옹산): 독장수의 계산. 실현 가능성 없는 허황된 계산을 하거나 헛수고로 애만 씀을 이르는 말.
- 姑(고): 잠시, 일단. 고식책(姑息策: 당장 편한 것만을 택하는 방법).
- 勤幹之計(근간지계): 노력해야만 얻을 수 있다는 세상의 이치.
- 但見縱者 則必知(단견종자 즉필지): '但A則B'는 '만일 A한다면 B하게 된다'로 해석한다.

[통역]

(술과 음식을 지나치게 즐기는, 광제8) 나태(느리고 게으름)한 사람들의 마음은 매우 추맹(거칠고 대충대충 빨리 함)하여 작은 것들을 쌓아서 큰 것을 만들려 하지 않고, 항상 허무맹랑한 계획을 세운다. 이런 사람들은 대개 근간(성실하고 부지런하게 노력하는 것)을 싫어하며 술에 빠져 지내면서 성실하게 노력해야 한다는 세상의 이치를 조금이라도 잊어보려

고 한다.

나태(느리고 게으른)한 사람들은 술에 빠져 있는 경우가 많으니, 이런 사람을 보면 나태한 사람의 심리 상태가 추맹(대충대충 빨리 해치우려 함)하다는 것을 알 수 있다.

* 광제20에서는 나태(懶怠)의 의미를 상세히 설명하고 있다.
* 광제20~23에서는, 보충 설명과 질문에 대한 응답이 제시되었다.

酒色之殺人者 人皆曰 酒毒枯腸 色勞竭精云
주 색 지 살 인 자 인 개 왈 주 독 고 장 색 노 갈 정 운
此 知其一 未知其二也
차 지 기 일 미 지 기 이 야

縱酒者 厭勤其身 憂患如山 惑色者 深愛其女 憂患如刀
종 주 자 염 근 기 신 우 환 여 산 혹 색 자 심 애 기 녀 우 환 여 도
萬端心曲 與酒毒色勞幷力攻之 而殺人也
만 단 심 곡 여 주 독 색 로 병 력 공 지 이 살 인 야

- 殺人也(살인야):『동의수세보원』7판본에는 '살대(殺大)'로 되어 있다.

[직역]

주 · 색이 사람을 죽였을 경우, 사람들은 다들 주(酒)의 독(毒)이 장을 말리고 색(色)의 피로가 정기를 고갈시켰다고 말한다. 이는 그 하나만 알고 둘은 모르는 것이다.

마음껏 술을 먹는 사람은 몸은 근면하게 일하길 싫어하여 그 우환이 산과 같다. 색에 미혹된 사람은 여자를 사무치게 사랑하여 그 우환이 칼과 같다. 만 가닥으로 갈라진 마음이 술의 독 · 색의 피로와 같이 힘을 합해쳐서 사람을 죽인 것이다.

- 惑色者(혹색자): 색에 미혹 또는 중독된 사람.

광제설 · 廣濟說

- 憂患如山(우환여산): 걱정할 것이 산처럼 많아진다.
- 憂患如刀(우환여도): 내 몸을 해치는 것이 칼과 같다. 칼처럼 내 몸에 상해를 입힌다.
- 萬端(만단): 수 없이 많은 갈래. 여러 가지, 많은, 온갖.
- 心曲(심곡): 간절(懇切)하고 애틋한 마음속.
- 萬端心曲(만단심곡): 만 갈래 마음 씀씀이. 우환과 걱정이 많은 마음.

[통역]

'주색(술과 화려한 이성에 빠지는 것)이 사람을 죽인다'는 것이, 술의 독이 내장을 말라 시들게 하고 과도한 성행위가 몸속의 영양을 써버리기 때문이라고 하는데, 이는 하나만 알고 둘은 모르는 이야기이다.

술을 자제하지 못하는 사람은 몸으로 부지런히 일하는 것을 싫어하니, 이로 인해서 걱정해야 할 문제들이 산처럼 많다. 이성에게 빠진 사람은 자신의 여성(이성)을 너무 사랑(과도한 성행위)하여 칼처럼 몸에 상해를 입힌다. 수많은 마음속 걱정들이 술에 의한 독이나 성행위의 과로와 합세하여 사람을 공격해서 죽이는 것이다.

* 광제21에서는 주색(酒色)의 의미를 상세히 설명하고 있다.

狂童必愛淫女 淫女亦愛狂童 愚夫必愛妬婦 妬婦亦愛愚夫
광 동 필 애 음 녀 음 녀 역 애 광 동 우 부 필 애 투 부 투 부 역 애 우 부

以物理觀之 則淫女斷合狂童之配也 愚夫亦宜妬婦之匹也
이 물 리 관 지 즉 음 녀 단 합 광 동 지 배 야 우 부 역 의 투 부 지 필 야

蓋淫女妬婦 可以爲惡人賤人之配匹也 不可以爲君子貴人之配匹也
개 음 녀 투 부 가 이 위 악 인 천 인 지 배 필 야 불 가 이 위 군 자 귀 인 지 배 필 야

七去惡中 淫去妬去 爲首惡 而世俗 不知妬字之義
칠 거 악 중 음 거 투 거 위 수 악 이 세 속 부 지 투 자 지 의
但以憎疾衆妾爲言
단 이 증 질 중 첩 위 언

貴人之繼嗣最重 則婦人必不可憎疾貴人之有妾
귀 인 지 계 사 최 중 즉 부 인 필 불 가 증 질 귀 인 지 유 첩
而亂家之本未嘗不在於衆妾
이 난 가 지 본 미 상 부 재 어 중 첩

則婦人之憎疾衆妾之邪媚者 猶爲婦人之賢德也
즉 부 인 지 증 질 중 첩 지 사 미 자 유 위 부 인 지 현 덕 야

何所當於妬字之義乎
하 소 당 어 투 자 지 의 호

詩云 桃之夭夭 其葉蓁蓁 之子于歸 宜其家人
시 운 도 지 요 요 기 엽 진 진 지 자 우 귀 의 기 가 인

宜其家人者 好賢樂善 而宜於家人之謂也
의 기 가 인 자 호 현 락 선 이 의 어 가 인 지 위 야

不宜其家人者 妬賢嫉能 而不宜於家人之謂也
불 의 기 가 인 자 투 현 질 능 이 불 의 어 가 인 지 위 야

凡人家 疾病連綿 死亡相隨 子孫愚蚩 資産零落者
범 인 가 질 병 연 면 사 망 상 수 자 손 우 치 자 산 영 락 자
莫非愚夫妬婦 妬賢嫉能之所做出也
막 비 우 부 투 부 투 현 질 능 지 소 주 출 야

[직역]

미친 남자(狂童)는 반드시 음란한 여인(淫女)을 사랑하고, 음란한 여인도 또한 미친 남자를 사랑한다. 어리석은 남편(愚夫)은 반드시 투기하는 아내(妬婦)를 사랑하고, 투기하는 아내도 또한 어리석은 남편을 사랑한다. 사물의 이치로 살펴보면, 음란한 여인은 단연코 미친 남자의 배필에 어울리고, 어리석은 남편도 또한 마땅히 투기하는 부인의 배필이다.

대개 음란한 여인과 투기하는 부인은 악인과 천인의 배필은 될 수는 있어도 군자와 귀인(貴人)의 배필이 될 수는 없다.

칠거의 죄악 가운데 음란한 여인을 내쫓고 투기하는 여인을 내쫓는 것이 첫손에 꼽는 악이건만, 세상 사람들은 '투(妬)' 자의 뜻을 알지 못한 채, 그저 중첩(衆妾)들을 미워한다는 것으로 말을 삼을 뿐이다. 귀인이 후사를 잇는 것은 아주 중요하니, 부인은 귀인이 첩을 두는 것을 결코 미워해서는 안 된다. 그러나 집안을 어지럽히는 근본이 일찍이 중첩에

있지 않았던 적이 없었으니, 부인이 중첩들의 비뚤어진 아첨을 미워하는 것은 오히려 부인이 갖추어야 할 현숙한 덕이 된다. 그러니 어느 곳에 '투' 자의 뜻이 해당하겠는가.

『시경』 주남 〈도요〉에 "복사꽃이 어여쁘고 그 잎사귀 우거졌네. 이 아가씨 시집가나니, 그 집안사람을 화목하게 하리"라고 했다.

'의기가인(宜其家人)'은 어짊을 좋아하고 착함을 즐거워하며 집안사람을 화목하게 하는 것을 말한다.

'불의기가인(不宜其家人)'은 어짊을 투기하고 능함을 질투하며 그 집안사람을 화목하지 않게 하는 것을 말한다.

무릇 사람의 집안에 질병이 계속 이어지고 죽는 이들이 잇따르며, 자손은 어리석고 재산도 사라지는 것은, 어느 하나 어리석은 남편과 투기하는 부인이 어짊을 질투하고 능함을 질시하여 만들어낸 것이 아닌 것이 없다.

광제설 · 廣濟說

- 狂童(광동)과 淫女(음녀): 불량한 남자와 음란한 여자.

- 愚夫(우부)와 妬婦(투부): 어리석은 남편과 지나친 시기가 많은 아내.

- 物理觀之(물리관지): 사물의 이치를 살펴보면.

- 蓋(개): 대개.

- 君子(군자): 배운 것이 많고 지행이 항상 적절한, 성숙한 사람.

- 七去惡(칠거악): 칠거지악(七去之惡). 유교에서 아내를 내쫓을 수 있

5. 광제설(廣濟說) | 391

을 만큼 큰 일곱 가지의 죄목으로, 부모에게 불순함(不順舅姑), 자식
없음(無子), 음행(淫行), 투기(妬忌), 나쁜 병(惡病), 말썽이 많음(口
舌), 도둑질(盜竊)을 말한다.

- 爲首惡(위수오): 첫손으로 꼽는 나쁜 것.

- 妬(투): 샘내고 시기하다. 투기하다.

- 憎疾(증질): 미워하다, 싫어하다.

- 衆妾(중첩): 첩을 여럿 두는 것.

- 貴人(귀인): 신분이 높고, 아주 귀한 사람.

- 繼嗣(계사): 후대를 이어나간다.

- 邪媚(사미): 마음이 옳지 않은 아첨. 애교.

- 賢德(현덕): 어진 덕행. 어질고 현명한 행동.

- 何所當於妬字之義乎(하소당어투자지의호): 어떠한 것이 시기한다의
  의미로 맞는 것이겠는가.

- 之子(지자): 이 아가씨.

- 人家(인가): 사람의 집안에. 집에서.

- 好賢樂善(호현락선): 어질고 현명하고 선량한 사람들을 좋아하고, 정
  당하여 도덕적 기준에 맞는 것을 편안해 한다.

- 宜(의): 화목하다, 형편이나 사정이 좋다.

- 相隨(상수): 잇따르고. 계속되고.

- 子孫愚蚩 資産零落(자손우치 자산영락): 후손들이 우치(愚蚩: 어리석

고 미련함)하며, 재산이나 살림이 줄어들어 보잘것없게 된다.

– 莫非(막비): 어느 것도 아닌 것이 없다.

[통역]

불량한 남자는 항상 음란한 여자를 좋아하며, 음란한 여자 역시 불량한 남자를 좋아한다(불량한 남자에게 끌리게 된다). 어리석은 남편은 시기하는 부인을 좋아하고, 시기하는 부인은 역시 어리석은 남편을 좋아한다(만나게 된다). 이러한 이치로 본다면, 음란한 여자는 불량한 남자의 짝이며, 어리석은 남편은 시기하는 부인의 짝이다. 대개, 음란한 여자와 시기하는 부인은 나쁜 사람 또는 천박한 사람의 짝이 될 수 있을 뿐, 성숙하거나 귀한 사람의 짝이 될 수는 없다.

칠거지악(아내를 내쫓을 일곱 개의 죄목) 중에서, 음란한 것과 시기하는 것을 가장 나쁜 것이라고 이야기지만, 세상 사람들은 투(샘내고 시기함)의 진짜 의미를 단순히 '중첩(첩을 여럿 두는 것)을 싫어하는 것'이라고 오해하고 있다. 귀한 집안의 사람에게는 후손을 잇는 것이 가장 중요하기 때문에, 귀한 사람의 부인은 첩이 생기는 것을 싫어하면 안 된다. 그러나 집안이 혼란스러워지는 원인 대부분이 첩을 여럿 두는 것에 있었으니, 부인이 여러 첩들의 비뚤어진 애교를 싫어하는 것은 도리어 현명한 행동이다. 그렇다면 샘내고 시기한다는 것의 진짜 뜻은 무엇일까?

『시경』에 실려 있는 주남 지방의 도요(복숭아꽃 노래)에서는 "복사꽃이 어여쁘구나, 그 잎사귀도 우거졌네. 이 아가씨가 시집을 가니, 그 집안사람들을 화목하게 하겠다"라고 하였다. '의기가인(宜其家人)'은 호현락선(현명한 사람들을 좋아하고 예의 바른 사람들을 좋아함. 또는 현명하고 도덕적이며 공정하게 행동)하여 집안사람들이 화목해지게 하는 것을 의미한다. 이와 반대로 '의기가인하지 않는다'는 것은 투현질능(현명한 사람들을 시샘하고 능력 있는 사람들을 미워함. 또는 현명하게 행동하지 않고 능력을 중시하지 않음)하여 집안사람들이 화목해지지 않게 하는 것을 의미한다.

대개, 어떤 가문에서 사람들이 아픈 것과, 사람이 계속 죽어나가며, 아들과 손자들이 어리석고 미련하며 재산이 줄어드는 것은, 어리석은 남편과 시기하는 부인이 현명한 행동을 질투하고 능력을 질투하기 때문이다.

*『시경』 주남(周南) 「도요(桃夭)」에 "桃之夭夭 其葉蓁蓁 之子于歸 宜其家人(도지요요 기엽진진 지자우귀 의기가인. 복사꽃이 어여쁘구나, 그 잎사귀가 우거졌네. 이 아가씨가 시집을 가니, 그 집안 사람들을 화목하게 하겠네)"라고 했다.

광제23

天下之惡 莫多於妬賢嫉能 天下之善 莫大於好賢樂善
천 하 지 악 막 다 어 투 현 질 능 천 하 지 선 막 대 어 호 현 락 선

不妬賢嫉能而爲惡 則惡必不多也
불 투 현 질 능 이 위 악 즉 악 필 부 다 야

不好賢樂善而爲善 則善必不大也
불 호 현 락 선 이 위 선 즉 선 필 부 대 야

歷稽往牒 天下之受病 都出於妬賢嫉能
역 계 왕 첩 천 하 지 수 병 도 출 어 투 현 질 능

天下之救病 都出於好賢樂善
천 하 지 구 병 도 출 어 호 현 락 선

故曰 妬賢嫉能 天下之多病也
고 왈 투 현 질 능 천 하 지 다 병 야

好賢樂善 天下之大藥也
호 현 락 선 천 하 지 대 약 야

[직역]

천하의 악(惡) 가운데 어짊을 투기하고 능함을 질시하는 것보다 무거운
것은 없고, 천하의 선 가운데 어짊을 좋아하고 능함을 즐거워하는 것보
다 큰 것은 없다.

어짊을 투기하거나 능함을 질시하지 않으며 악을 행한다면 그 악은 분명히 무겁지 않을 것이요, 어짊을 좋아하고 착함을 즐거워하지 않으면서 선을 행한다면 그 선은 분명히 크지 않을 것이다.

옛날의 책들을 하나하나 살펴보면, 천하에서 병을 얻는 것은 모두 어짊을 투기하고 능함을 질시하는 데서 나왔고, 천하에서 병을 낫게 한 것은 모두 어짊을 좋아하고 착함을 즐거워하는 데서 나왔다.

그러므로 "어짊을 투기하고 능함을 질시하는 것은 천하에서 무거운 병(多病)이요, 어짊을 좋아하고 착함을 즐거워하는 것은 천하에서 큰 약(大藥)이다"라고 말한다.

- 莫多於A(막다어A): A보다 더 무거운 것은 없다. '다(多)'는 무겁다, '대(大)'는 크다로 해석한다.
- 妬賢嫉能(투현질능): 어진 행동과 훌륭한 능력을 시기하고 미워한다 또는 어질고 유능한 사람을 시기하고 미워한다.
- 惡必不多(악필부다): 그 악(惡)이 그리 많이 무거운 것은 아니다.
- 歷稽往牒(역계왕첩): 옛날의 책들(往牒)을 하나씩 헤아려 보면.
- 受病(수병)과 救病(구병): 질병이 걸리는 것과 치료되는 것. 세상이 어지러워지는 것과 안정되는 것.
- 都(도): 모두.

세상에서 가장 나쁜 것은 투현질능(현명한 사람(행동)을 시기하고 능력
있는 사람(행동)을 미워함, 또는 현명하게 생각하지 않고 능력을 중시하
지 않음)이고, 세상에서 가장 좋은 것은 호현락선(현명한 사람을 좋아하
고 예의 바른 사람들을 좋아함, 또는 현명하게 생각하고 공정하게 행동
함)이다. 나쁜 것이라 해도 투현질능하지 않는다면 나쁨의 무게가 그리
무겁지는 않으며, 좋은 것이라 해도 호현락선하지 않는다면 좋음의 크
기가 그리 크지는 않다.

옛 고전을 하나씩 천천히 읽어보면, 세상이 병드는 것은 모두 투현질능
에서 시작되었고, 세상의 병을 치료하는 것은 모두 호현락선에서 시작
되었다. 그래서, "투현질능은 세상의 무거운 질병이고, 호현락선은 세상
의 큰 약이다."라고 한다.

광제설 · 廣濟說

* 광제23에서 천하(天下)의 평화와 안녕을 위한 구체적인 방법 - 투현질
  능(妬賢嫉能)을 피하고, 호현락선(好賢樂善)을 추구하는 것 - 을 제시
  하였다.

사상인변증론

四象人辨證論

사상인변증1

太少陰陽人 以今時目見 一縣萬人數 大略論之 則太陰人 五千人也
태 소 음 양 인 이 금 시 목 견 일 현 만 인 수 대 략 논 지 즉 태 음 인 오 천 인 야

少陽人 三千人也
소 양 인 삼 천 인 야

少陰人 二千人也
소 음 인 이 천 인 야

太陽人數 絶少 一縣中 或三四人 十餘人而已
태 양 인 수 절 소 일 현 중 혹 삼 사 인 십 여 인 이 이

[직역]

태음 · 소음 · 태양 · 소양인을 지금 시절로 가늠해보자.

하나의 현에 1만인이 있다고 하여 대략 헤아려보면,

태음인은 5천인이요,

소양인은 3천인이요,

소음인은 2천인이다.

태양인의 수는 아주 적어서 하나의 현에 3, 4인,

혹은 10인 남짓일 뿐이다.

─ 太少陰陽人(태소음양인): 태음인, 소음인, 태양인, 소양인을 함께 지

칭하는 것으로, 사상인(四象人)으로 번역하였다.

- 今時(금시): 지금, 요즘 시대.

- 目見(목견): 가늠하다. 살펴보다.

- 十餘人(십여인): 열 명 남짓의 사람.

[통역]

지금(1890년대)을 기준으로 사상인의 분포를 생각해보면, 한 마을에 10,000명이 있다고 가정할 때, 태음인은 5,000명, 소양인은 3,000명, 소음인은 2,000명, 태양인은 매우 적어서 한마을에 3, 4명에서 10명 정도가 된다.

* 변증론(辨證論. 28條)에서는 사상인(四象人) 변증(辨證)에 있어서 어렵거나 애매한 부분을 명확히 하기 위하여 임상 증상, 생병리 등에 대한 추가적인 설명이 제시되었다.
* 사상인변증1에서 사상인의 분포를 제시하였다.
* 사상인변증1~3에서 사상인의 분포와 신체적, 사회심리적 특성이 제시되었다.

* '금시(今時)'라는 단어를 사용한 것은, 시간이나 지역적으로 분포가 다를 수 있음을 전제로 한다. 1890년대 한의서에서 이러한 분포 비율을

제시한 것은 매우 드문 경우로 의학적 접근이 매우 논리적임을 의미한다. 인종, 환경, 역사 및 문화적 영향에 의해서도 사상인의 분포가 달라질 수 있으나, 성별 및 연령의 영향에 대해서는 제시되지 않았다.

* 판본에 따라서 지역적 특성에 의해 사상인의 분포가 달라진다고 보았으며, 최근 한국인을 대상으로 한 연구에서는 태양인 2~5%, 소양인과 소음인 각각 30%, 태음인 40% 정도의 분포를 보였다. 또한 미국인에 있어서 높은 소양인의 분포가 확인되었다.

	신축본(辛丑本)	갑오본(甲午本)		초본권(草本拳)
		북쪽 산골짜기	남쪽 평야 지역	
태양인 (太陽人)	3,4~10 (~0.1%)	3,4~10	3,4~10	4~5
소양인 (少陽人)	3,000 (30%)	5,000	4,000	3,000
태음인 (太陰人)	5,000 (50%)	3,000	4,000	5,000
소음인 (少陰人)	2,000 (20%)	2,000	2,000	2,000

사상인변증2

太陽人 體形氣像 腦傾之起勢 盛壯 而腰圍之立勢 孤弱
태양인 체형기상 뇌추지기세 성장 이요위지입세 고약

少陽人 體形氣像 胸襟之包勢 盛壯 而膀胱之坐勢 孤弱
소양인 체형기상 흉금지포세 성장 이방광지좌세 고약

太陰人 體形氣像 腰圍之立勢 盛壯 而腦傾之起勢 孤弱
태음인 체형기상 요위지입세 성장 이뇌추지기세 고약

少陰人 體形氣像 膀胱之坐勢 盛壯 而胸襟之包勢 孤弱
소음인 체형기상 방광지좌세 성장 이흉금지포세 고약

– 『동의수세보원』 초본권에는 기세(起勢) 대신 '기세(氣勢)'로 되어 있음.

[직역]

태양인은, 체형과 기상이 뇌추(腦傾)의 기세(起勢)가 왕성하고 장대하며
요위의 입세는 외롭고 약하다.

소양인은, 체형과 기상이 흉금(胸襟)의 포세(包勢)가 왕성하고 장대하며
방광의 좌세는 외롭고 약하다.

태음인은, 체형과 기상이 요위(腰圍)의 입세(立勢)는 왕성하고 장대하며
뇌추의 기세는 외롭고 약하다.

소음인은, 체형과 기상이 방광(膀胱)의 좌세(坐勢)는 왕성하고 장대하며

흉금의 포세는 외롭고 약하다.

- 體形氣像(체형기상): 몸의 형태(體形)와 체형에서 풍겨지는 기운(氣像)의 두 가지를 의미한다.
- 勢(세): 형세, 몸의 자세, 경향성, 보아서 생각되는 모습.
- 盛壯(성장)과 孤弱(고약): '성장(盛壯)'은 씩씩하고 크다, 매우 인상적이고 도드라진다. '고약(孤弱)'은 외롭고 빈약해 보인다는 뜻이다.

[통역]

(사상인의 몸의 형태와 느껴지는 모습을 설명한다.) 태양인은 뇌추(머리와 이마)의 위로 솟는 느낌이 크게 도드라지고, 허리둘레의 꼿꼿하게 서 있는 느낌은 빈약해 보인다. 소양인은 흉금(가슴과 앞섶)의 감싸 안는 느낌이 크게 도드라지고, 궁둥이의 앉는 자세는 빈약해 보인다. 태음인은 요위(허리둘레)의 꼿꼿하게 서 있는 느낌은 크게 도드라지나, 머리와 이마의 위로 솟는 느낌은 빈약해 보인다. 소음인은 방광(궁둥이)의 앉는 자세는 매우 크게 도드라지나, 가슴과 앞섶의 감싸 안는 느낌은 빈약해 보인다.

* 사상인변증2에서 사상인의 몸 형태와 느껴지는 모습이 제시되었다.

사상인변증3

太陽人 性質 長於疏通 而材幹 能於交遇
태 양 인 성 질 장 어 소 통 이 재 간 능 어 교 우

少陽人 性質 長於剛武 而材幹 能於事務
소 양 인 성 질 장 어 강 무 이 재 간 능 어 사 무

太陰人 性質 長於成就 而材幹 能於居處
태 음 인 성 질 장 어 성 취 이 재 간 능 어 거 처

少陰人 性質 長於端重 而材幹 能於黨與
소 음 인 성 질 장 어 단 중 이 재 간 능 어 당 여

[직역]

태양인은, 성질이 소통(疏通)에 뛰어나고 재간은 교유(交遇)에 능하다.

소양인은, 성질이 강무(剛武)에 뛰어나고 재간은 사무(事務)에 능하다.

태음인은, 성질이 성취(成就)에 뛰어나고 재간은 거처(居處)에 능하다.

소음인은, 성질이 단중(端重)에 뛰어나고 재간은 당여(黨與)에 능하다.

- 性質(성질): 각 사상인이 타고난 바탕으로서, 각자의 장점(사회적 재
  능)의 원천이 된다.

- 材幹(재간): 각 사상인이 타고난 인사(人事)로서의 능력을 말한다. 성
  질과 재간은 사상인 임상 진단에 많이 활용되는 심리적인 특성과 사회

적인 활동에서의 재능을 말한다.

– 剛武(강무): 굳센 모습. 무인의 강직한 행동.

– 端重(단중): 신중하고 단정한 특징.

[통역]

태양인은 타고나기를 (일 처리에 있어서 서로 생각과 의견을) 소통하는 것을 매우 잘하니, 그 재능이 교우(사회생활에서 일을 위한 만남)에 있다. 소양인은 타고나기를 강무(소신과 절도가 있는 강직한 일처리)를 매우 잘하니, 그 재능이 사무(업무와 관련된 사회 활동)에 있다. 태음인은 타고나기를 성취(목적하는 일을 꾸준히 노력해서 이루는 것)를 매우 잘하니, 그 재능은 거처(내가 생활하는 일상에서의 계속적인 만남)에 있다. 소음인은 타고나기를 단중(단정하게 언행을 조심함)을 매우 잘하니, 그 재능이 당여(혈족 사이에서 지내는 것)에 있다.

* 성명3에서 사상인의 타고난 재능과 이로 인한 인사(人事)에서의 장점을 제시하였다.

– 성질(性質)과 재간(材幹) 사이의 관계가 설명되었는데, 뛰어난 성질(性質)로 인해서 재간(材幹)이 있는 것이다.

– 태양인(太陽人)은 소통(疏通)이 뛰어나서 교우(交遇)를 잘하며, 소양인(少陽人)은 강무(剛武)가 뛰어나서 사무(事務)를 잘하며, 태음인(太

陰人)은 성취(成就)가 뛰어나서 거처(居處)를 잘하며, 소음인(少陰人)

은 단중(端重)을 잘하여 당여(黨與)를 잘하게 되는 것이다.

사상인변증4

太陽人 體形 元不難辨 而人數稀罕 故最爲難辨也
태양인 체형 원불난변 이인수희한 고최위난변야

其體形 腦顀之起勢强旺 性質疏通 又有果斷
기체형 뇌추지기세강왕 성질소통 우유과단

其病 噎膈反胃解㑊證 亦自易辨 而病未至重險之前
기병 열격반위해역증 역자이변 이병미지중험지전
別無大證 完若無病壯健人也
별무대증 완약무병장건인야

– 而(이)와 故(고) 앞에 띄어쓰기를 추가하였다.

[직역]

태양인은 체형이 원래 분간하기 어렵지는 않지만 사람의 수가 아주 드물어서 가장 변별하기 어렵다.

그 체형은 뇌추(腦顀)의 기세가 강하고 왕성하며 성질은 소통하며 아울러 과단성도 있다.

그 병은 열격(噎膈)·반위(反胃)·해역(解㑊) 등의 병증이 있는데, 또한 스스로 분별하기는 쉽지만 병이 위중해지기 전에는 별다른 큰 병증이 없어서 완전히 병이 없는 건장한 사람과 같다.

- 元(원): 원래

- 不難辨(불난변): 변별(辨別)하기 어렵지 않다.

- 稀罕(희한): 아주 드물다.

- 强旺(왕강): 왕성하고 강하게 드러난다.

- 別無大證(별무대증): 특별히 큰 증상(大證)이 없다.

- 壯健人(장건인): 튼튼하고 건강한 사람.

- 噎膈(열격): 가슴이 텅 빈 것 같은 공허함 정신적 허기감. '噎膈 則胃脘之上焦 散豁如風(열격 즉위완지상초 산활여풍, 사상인변증17)'을 참고로 하여 해석한다. 소음인도 자각할 수 있는 증상(사상인변증5)으로 제시되었다.

- 反胃(반위): 스트레스로 인한 소화기능의 장애 또는 신경증에 동반되는 식도부위의 자각 증상. 「내촉소장병론(內觸小腸病論)」에서는 "혈액구모(血液俱耗)로 위완건고(胃脘乾枯)한 증상. 주진형(朱震亨)"으로 설명된다.

- 解㑊(해역): 「외감요척병론(外感腰脊病論)」에서는 태양인 성정의 과도한 발현으로 신체 에너지를 급격하게 소모하였을 경우에 나타나는 자율신경 실조 증상으로 설명되고 있다. 사상인변증13을 참고한다.

- 亦自易辨(역자이변): 역시(또한) 본인 스스로 쉽게 구별할 수 있다.

[통역]

태양인의 신체적인 특성은 구별하기 어렵지는 않으나, 숫자가 매우 적어서 진단하기 가장 어렵다. 체형에 있어서 뇌추(머리와 앞이마)의 솟는 느낌이 크게 도드라지며, 생소한 사람들과 의견을 잘 소통하고, 과감한 결단력을 지니고 있다. 질병 증상에 있어서는 열격(가슴 속 주관적 공허감), 반위('속이 뒤집어지는 것'과 같은 위장 장애 또는 구역질과 함께 음식을 토하는 증상), 해역(급작스런 체력의 소모로 인한 급격한 피로감) 등으로 스스로 쉽게 알아차릴 수 있지만, 중증이나 위험한 상태가 되기 전에는 그리 큰 병이 없으므로 병이 없는 건강한 사람인 것처럼 생각하기 쉽다.

* 사상인변증4~10에서 사상인을 변증하기 위한 중요한 특징들을 제시한다.
* 사상인변증4~6에서 태양인의 주요한 특징을 체형, 성질, 병증(病證)으로 제시한다.

* 본문에서의 열격(噎膈)·반위(反胃)·해역증(解㑊證)은 매우 위급하거나 위험한 증상이라기보다, 평소에 볼 수 있는 자각 증상들로 해석되어야 한다.

사상인변증5

少陰人 老人 亦有噎證 不可誤作太陽人治
소 음 인 노 인 역 유 일 증 불 가 오 작 태 양 인 치

[직역]

소음인은, 노인도 또한 열격(噎膈) 병증이 있으니, 잘못 태양인으로 보아 치료해서는 안 된다.

– 噎證(열증): 열격증.
– 不可誤作太陽人治(불가오작태음인치): 태양인 치료법(太陽人治)을 잘못 사용(誤作)해서는 안 된다(不可).

[통역]

소음인 노인에 있어서 (태양인과) 같은 열격 증상을 보일 수도 있기에, 태양인으로 잘못 진단하고 치료하면 안 된다.

* 열격(噎膈)은, 근심과 걱정으로 속을 태워서 가슴 부위에 막힘이 있는 증상이다. 태양인과 소음인은 교감신경계의 흥분에 기인한 수하기능 장애를 보일 가능성이 높으며, 원래 소화기능이 취약한 소음인이 늙어

서 허약해진 경우에는 태양인과 유사한 소화기능 장애가 나타날 가능성이 높다. 이해를 위하여 사상인변증4와 사상인변증13을 참고한다.

사상인변증6

太陽女 體形壯實 而肝小脇窄 子宮不足 故不能生産
태 양 녀 체 형 장 실 이 간 소 협 착 자 궁 부 족 고 불 능 생 산

以六畜玩理 而太陽牝牛馬 體形壯實 而亦不生産者 其理可推
이 육 축 완 리 이 태 양 빈 우 마 체 형 장 실 이 역 불 생 산 자 기 리 가 추

– 『동의수세보원』 초본권에는 '不(불)'이 아니라 '鮮(선, 드물다)'으로 되어
  있음.

[직역]

태양인 여성은 체형이 건장하고 튼실한데, 간(肝)은 작고 협(脇)이 좁으
며 자궁이 넓지 않아 아이를 잘 낳을 수 없다. 가축으로 그 이치를 살펴
보면, 태양에 해당하는 암소나 암말이 체형은 건장하고 튼실한데도 또
한 새끼를 낳지 못하는 경우에 해당하니, 그 이치를 추측할 수 있을 것
이다.

– 壯實(장실): 건장하고 튼실하다.

– 肝小脇窄(간소협착): 간 부위(허리)는 작고, 겨드랑이(옆구리)는 비좁
  다.

– 不能生産(불능생산): 선능생산(鮮能生産)이 의미상 옳은 듯하다. 본

문에서 '불능생산(不能生産)'는 '불생산(不生産)'과 대구를 이룬다. '출산을 못한다(不)'는 의미상 너무 과한 것으로 보이며, '출산이 드물다(鮮)' 또는 '생산(출산)을 거의 못 한다', '잘 생산하지는 못한다'로 해석하는 것이 적절하다. 불생산(不生産)은 '완전히/아주' 출산을 하지 못한다는 의미이다.

- 六畜(육축): 말, 소, 양, 닭, 개, 돼지의 6가지 가축들. 여기서는 집안에서 기르는 가축을 뜻하므로 '가축'으로 옮겼다.

- 牝(빈): 암컷.

- 玩理(완리): 이치를 따져본다. 완미(玩味: 시문의 의미를 잘 생각해서 음미하다).

- 可推(가추): 미루어 짐작할 수 있다.

[통역]

태양인 여성은 체형이 건장하고 튼튼하지만 간장(허리 부위)이 작고 옆구리가 좁으며 자궁의 크기가 작고 능력이 부족해서 임신과 출산을 잘할 수 없다. 그 이유를 주변의 익숙한 가축들을 예로 들어 생각해본다면, 태양인에 해당하는 암컷 소나 말이 신체적으로 건장하고 튼튼하지만 역시 임신과 출산을 못 하는 것과 같은 이유이다.

* 사상인변증6은, 간장(肝臟)의 생리기능 부족으로 혈액(血液)을 주관하

지 못해 발생한 임신의 문제라기보다는, 해부학적 형태를 위주로 설명하면서 임신을 위한 부위/공간(요위, 골반의 크기, 사상인변증2)이 물리적으로 작다는 것을 의미한다.

사상인변증7

少陽人 體形 上盛下虛 胸實足輕
소양인 체형 상성하허 흉실족경
剽銳好勇 而人數亦多 四象人中 最爲易辨
표예호용 이인수역다 사상인중 최위이변

[직역]

소양인은 체형이 위는 왕성한데 아래는 허약하고, 흉(胸)은 알찬데 족
(足)은 가볍다. 성질이 거칠고 날카로우며 용기를 좋아하는데 사람의 수
도 또한 많아서, 사상인 가운데 가장 분별하기 쉽다.

- 上盛下虛(상성하허): 상체는 왕성하고, 하체는 허약(빈약)하다. 다만,
  '족경(足輕)'이라는 특성이 바로 연결되는 것으로 보아, 하체가 빈약하
  다는 의미보다는 근육이 상체에 비해서 크게 발달하지는 않은 것으로
  해석하는 것이 적절하다.
- 剽銳(표예): 성질이 거칠고, 사납고, 날카롭고, 날래다.
- 好勇(호용): 용감하다, 용기가 있다. 과감하다, 결단력 있다. 남과 잘
  다툰다.

[통역]

소양인의 신체적 특징을 보면, 상체가 잘 발달되고(어깨가 넓고) 하체는

크지 않으며(허벅지가 굵지는 않으며), 가슴은 발달해서 튼튼하고 (하체의 근력이 좋아서) 걸음이 빠르며, (사고와 행동이 대충대충) 거칠고 빠르고 과감하며, 인구 중에서 숫자가 역시 많으니 사상인 중에서 가장 쉽게 구별할 수 있다.

* 사상인변증7~8에서 소양인의 주요한 특징을 제시한다.
* 소양인의 체형이 가장(사상인변증7) 특징적이지만, 외형이 소음인과 흡사(사상인변증8)할 수도 있으니 주의해야 한다.

사상인변증8

少陽人 或有短小靜雅 外形 恰似少陰人者
소 양 인 혹 유 단 소 정 아 외 형 흡 사 소 음 인 자
觀其病勢寒熱 仔細執證 不可誤作少陰人治
관 기 병 세 한 열 자 세 집 증 불 가 오 작 소 음 인 치

[직역]

소양인은 더러 몸집은 작달막하고 성질은 조용하며 겉모습은 마치 소음
인과 같은 사람이 있다. 그 병세의 한열(寒熱)을 살필 경우, 자세하게 병
증을 파악하여 잘못 소음인으로 보아 치료해서는 안 된다.

– 或有短小靜雅 外形 恰似少陰人者(혹유단소정아 외형 흡사소음인
  자): '더러 (외형이) 단소정아(短小靜雅) 해서 외형(外形)이 흡사소음인
  (恰似少陰人)한 사람'으로 해석한다.

– 靜雅(정아): 체형에서 풍기는 느낌에서 조용하고 단정한 인상을 준다.

– 觀其病勢寒熱(관기병세한열): '관(觀)'은 '기병세한열(其病勢寒熱)' 모
  두를 받기 때문에, '병세의 한열을 살펴볼 때에', 또는 '질병의 변화하는
  모습과 한열의 증상'으로 해석한다.

– 觀其病勢寒熱 仔細執證(관기병세한열 자세집증): '병세(病勢)의 한열
  (寒熱)을 보되 자세(仔細)하게 증세를 파악(執證)하여'로 해석한다.

[통역]

소양인의 외형은 경우에 따라 (사상인변증7과는 다르게) 키와 체형이 작아서, 조용하고 단정한 인상을 주는 소음인과 비슷한 경우가 있다. 병세(질병의 모습과 변화) 및 증상의 한열(덥고 차가움)을 관찰할 때 자세히 살피지 않으면 소음인으로 잘못 진단하고 치료할 수도 있다.

* 사상인 변증에 체형, 한열(寒熱) 및 임상 증상이 모두 신중하게 고려되어야 한다. 소양인과 소음인의 변증에는 체형뿐만 아니라 한열과 임상 증상 두 가지가 중요하다는 것을 제시한다.

– 소양인과 소음인의 신체적 특성을 비교하면, 소양인이 큰 근력(muscle strength)과 높은 PI(폰더랄 지수, Kg/m³) 및 BMI(체질량지수, Kg/m²)을 지니는데, 당시에는 의복이나 문화가 달라서 임상적으로 확인하기가 어려웠을 것이다.

– 한열(寒熱)의 증상은 소음인과 소양인의 체질적, 심리적 특징과 항상 일치하지는 않는다. 당시에는 환경의 영향이 그리 크지는 않았을 것이나, 세계화된 현대 사회에서는 양육 환경의 차이에 의한 병증(病證)이나 소증(素證)의 한열(寒熱) 변화가 매우 크게 나타난다. 최신 연구를 통해 사상의학에서의 한열(寒熱)은 심리적 특성과는 무관하나 BMI 및 소화기능(Sasang Digestive Function Inventory 총점)과는 높은 상관성을 보였다.

사상인변증론 · 四象人辨證論

사상인변증9

太陰少陰人 體形或略相彷彿 難辨疑似 而觀其病證 則必無不辨
태음소음인 체형혹략상방불 난변의사 이관기병증 즉필무불변

太陰人 虛汗則完實也 少陰人 虛汗則大病也
태음인 허한즉완실야 소음인 허한즉대병야

太陰人 陽剛堅密 則大病也 少陰人 陽剛堅密 則完實也
태음인 양강견밀 즉대병야 소음인 양강견밀 즉완실야

太陰人 有胸膈怔忡證也 少陰人 有手足悗亂證也
태음인 유흉격정충증야 소음인 유수족만란증야

太陰人 有目眥上引證 又有目睛內疼證也 少陰人 則無此證也
태음인 유목자상인증 우유목정내동증야 소음인 즉무차증야

少陰人 平時呼吸平均 而間有一太息呼吸也
소음인 평시호흡평균 이간유일태식호흡야
太陰人 則無此太息呼吸也
태음인 즉무차태식호흡야

太陰人 瘧疾惡寒中 能飲冷水 少陰人 瘧疾惡寒中 不飲冷水
태음인 학질오한중 능음냉수 소음인 학질오한중 불음냉수

太陰人脈 長而緊 少陰人脈 緩而弱
태음인맥 장이긴 소음인맥 완이약

太陰人 肌肉堅實 少陰人 肌肉浮軟
태 음 인 기 육 견 실 소 음 인 기 육 부 연

太陰人 容貌詞氣 起居有儀 而修整正大
태 음 인 용 모 사 기 기 거 유 의 이 수 정 정 대
少陰人 容貌詞氣 體任自然 而簡易小巧
소 음 인 용 모 사 기 체 임 자 연 이 간 이 소 교

[직역]

태음인과 소음인은 체형이 더러 대략 서로 비슷하여 분별하기도 어려워

비슷하다고 의심한다. 그러나 그 병증을 살펴보면 반드시 분별되지 않

는 것은 없다.

태음인이 허한(虛汗)하면 완전히 알차지지만 소음인이 허한하면 큰 병

이다.

태음인은 양강(陽剛)하고 견밀(堅密)하면 큰 병이지만, 소음인이 양강하

고 견밀하면 완전히 알차진다.

태음인은 흉격(胸膈)이 두근대는 병증이 있고, 소음인은 손발이 어지러

운 병증이 있다.

태음인은 눈초리가 위로 당겨지는 병증이 있고, 또 눈동자가 안으로 욱

신하는 병증이 있다. 소음인에겐 이런 병증이 없다.

소음인은 평상시 호흡이 고르다가 간혹 한번 큰 숨으로 호흡하곤 한다.

태음인에겐 이렇게 큰 숨으로 호흡하는 경우가 없다.

태음인은 학질(瘧疾)로 오한(惡寒)하는 가운데 냉수를 마실 수 있지만,

소음인은 학질로 오한하는 가운데 냉수를 마시지 못한다.

태음인의 맥은 크고 빠르지만, 소음인의 맥은 느리고 약하다.

태음인은 기육(肌肉)이 단단하고 알차지만, 소음인은 기육이 떠 있고 연하다.

태음인은 용모와 사기(詞氣)가 기거(起居)에 위의(威儀)가 있고 반듯하고 정대(正大)하다. 소음인은 용모와 사기가 자연스럽게 내맡겨 있고 간이하고 꾸밈이 적다.

− 略相彷佛(략상방불): 대충 보면 비슷해서 구별할 수 없다.

− 大病(대병): 중병, 큰 병.

− 悗亂(만란): 행동이 부자연스러우며, 잘 움직여지지 않는 상태.

− 瘧疾(학질): '오한, 발열, 발열 후 해열'이 반복적으로 나타나는 특징적인 임상 증상으로, 통상적으로는 말라리아를 말한다. 오한(춥고 떨리는 증상) 후에는 체온이 급상승(39~41℃)하며 피부가 건조한 고열기가 90분 정도 유지된 다음, 속옷을 적실 정도로 심한 땀을 흘리면서 (4~6시간 후) 체온이 정상으로 떨어진다. 사상인변증9에서의 학질은 통상적인 말라리아보다는 오한발열−해열 과정이 반복적으로 나타나는 열성 전염병을 의미한다.

− 太陰人 肌肉堅實 少陰人 肌肉浮軟(태음인 기육견실 소음인 기육부연): 태음인의 피부 및 피하지방이 잘 발달하여 두껍고 단단하며 충실

하지만, 소음인은 이와 정반대이기에 손을 잡았을 때 부드럽고 무르고 연하여 잘 늘어난다.

- 容貌詞氣(용모사기): 특징적인 표정(얼굴 모습)과 몸가짐 그리고 글과 말에서 느껴지는 말투(語氣)와 기품.
- 起居(기거): 살아가는 형편이나 모습, 평소의 행동들.
- 簡易小巧(간이소교): 꾸밈이나 인위적인 모습이 적다. 소박하며 자연스럽다.

[통역]

태음인과 소음인의 신체적 특징은 꼼꼼하게 보지 않으면 때에 따라서는 비슷하기에 헷갈려서 구별하기 어려울 수 있으나, 아플 때의 증상을 보면 구별이 가능하다.

태음인의 허한(허한 땀)은 완실(매우 건강한 상태)이나, 소음인의 허한은 큰 병에 걸린 상태이다. 태음인의 양강견밀(피부가 치밀한 것, 또는 땀이 잘 나지 않는 것)은 큰 병에 걸린 것이나, 소음인의 양강견밀은 매우 건강한 상태이다.

태음인은 특징적으로 흉격정충(가슴이 두근두근하는 증상)이 있으나, 소음인은 특징적으로 수족만란(팔다리가 저리면서 행동이 부자연스러운 증상)이 있다. 태음인은 특징적으로 눈초리가 위로 당겨지는(눈을 부릅뜨는) 증상이나 눈동자 안쪽이 아픈 증상이 있으나, 소음인은 이런 증상이 없다. 소음인은 보통 때는 호흡이 규칙적이다가 가끔 숨을 크게 쉬는 경우가 있으나, 태음인은 이렇게 크게 호흡하는 경우가 없다. 태음인은 학질로 오한(춥고 떨릴 때)에 차가운 물을 마실 수 있지만, 소음인은 학질로 오한일 때 차가운 물을 마실 수 없다.

태음인의 맥은 길고 긴장되어 있지만, 소음인의 맥은 부드럽고 약하다. 태음인의 피부와 살집(피하지방)은 굳고 단단하여 충실하지만, 소음인의 피부와 살집은 무르고 연하다.

태음인의 용모사기(표정과 행동 그리고 말과 글에서 드러나는 기품)를 보면 기거(평소의 행동들)가 모두 예절에 맞아 항상 가지런히 정돈되고 바르고 훌륭하며, 소음인의 용모사기는 몸가짐이 자연스럽고 간결하면서도 꾸밈이 적다.

* 사상인변증9~10에서 태음인과 소음인의 주요한 특징을 비교하여 제시한다.

– 많은 연구에서, 태음인과 소음인의 체질량지수(Body Mass Index, Kg/m²)가 매우 대조적이므로, '태음인은 전형적으로 비만한 사람'이 핵심적인 진단지표라고 주장된다. 그러나, 사상인변증9에서 체형이 아니라(難辨疑似) 병증(病證 則必無不辨) 및 생리심리적 특성의 사용이 가장 중요한 것으로 제시되었다. 사상인변증9에서의 소음인과 태음인의 차이는 최신 연구에서 교감신경계(sympathetic nervous system)와

부교감신경계(parasympathetic nervous system) 반응도의 차이로 재해석되었다.

* 사상인별 특성에 있어서, 체형기상(體形氣像, 사상인변증2)은 '평소 몸가짐과 몸의 꼴(體形)에서 나타나는 타고난 성품과 몸가짐(氣像)'을, 성질재간(性質材幹, 사상인변증3)은 '고유한 본성과 마음의 바탕(性質)으로 갖춘 사회적 자질과 재능(材幹)'을, 용모사기(容貌詞氣, 사상인변증9)는 '얼굴과 행동거지(容貌) 그리고 문장에 나타난 기품(詞氣)'을 의미한다.

사상인변증10

少陰人 體形矮短 而亦多有長大者 或有八九尺長大者
소 음 인 체 형 왜 단 이 역 다 유 장 대 자 혹 유 팔 구 척 장 대 자

太陰人 體形長大 而亦或有六尺矮短者
태 음 인 체 형 장 대 이 역 혹 유 륙 척 왜 단 자

[직역]

소음인은 체형이 왜소하지만 더러 장대한 사람도 많으며 8, 9척의 장대
한 사람도 있다.

태음인은 체형이 장대하지만 또한 더러 6척의 왜소한 사람도 있다.

– 척(尺): 엄지손가락 끝에서 가운뎃손가락 끝까지의 길이. 처음에는
  18cm 정도였던 것으로 추정되며, 한(漢)나라 때는 23cm 정도, 당(唐)
  나라 때는 24.5cm 정도가 되었으며, 현재는 30.3cm로 정해져 있다.
– 亦或(역혹): 또한 더러.

[통역]

소음인의 체형(신체적 특징)은 키가 작고 몸집이 왜소하나, 또한 많은 경
우에는 큰 덩치와 큰 키로서 8~9척인 경우도 있다. 태음인의 신체적 특
징은 키가 크고 몸집이 크지만, 또한 가끔은 작은 덩치와 키로서 6척인

경우도 있다.

* 키에 있어서, 1척(尺)을 23cm를 기준으로 계산하면, 사상인변증10에
  서 제시된 8~9척은 184~207cm이며, 6척은 138cm로 매우 작다. 소음
  인과 태음인의 신체적 특성이 키를 기준으로 하여 장대(長大)와 왜단
  (矮短)을 제시하는데, BMI로 측정되는 비만(肥滿)과 수척(瘦瘠)으로는
  제시되지 않았음에 주의하여야 한다. 사상인변증9를 참고한다.

※ 사상인변증4~10에서 제시된 변증 과정에서의 사상인 체형과 관련된
  설명들을 모아보면 아래와 같다.
− 사상인변증4. 太陽人 體形 元不難辨 而人數稀罕 故最爲難辨也(태
  양인 체형 원불난변 이인수희한 고최위난변야).
− 사상인변증6. 太陽女 體形壯實(태양녀 체형장실).
− 사상인변증7. 少陽人 體形 … 人數亦多 四象人中 最爲易辨(소양인
  체형 … 인수역다 사상인중 최위이변).
− 사상인변증8. 少陽人 … 外形 恰似少陰人者(소양인 … 외형 흡사소
  음인자).
− 사상인변증9. 太陰少陰人 體形或略相彷佛 難辨疑似(태음소음인 체
  형혹략상방불 난변의사).
− 사상인변증10. 少陰人 體形矮短 而亦多有長大者 … 太陰人 體形長

大 而亦或有 … 矮短者(소음인 체형왜단 이역다유장대자 … 태음인 체형장대 이역혹유 … 왜단자).

사상인변증11

太陰人 恒有怯心 怯心寧靜 則居之安 資之深 而造於道也
태음인 항유겁심 겁심녕정 즉거지안 자지심 이조어도야

怯心益多 則放心桎梏 而物化之也
겁심익다 즉방심질곡 이물화지야

若怯心 至於怕心 則大病作而怔忡也 怔忡者 太陰人病之重證也
약겁심 지어파심 즉대병작이정충야 정충자 태음인병지중증야

[직역]

태음인은 항상 겁심(怯心)이 있다. 겁심이 편안하고 고요하면, 거처가 편안하고 바탕도 깊어져 도에 나아간다. 그러나 겁심이 더욱 많아지면 방심이 속박하여 외물에 의해 변화된다.

만일 겁심이 파심(怕心)에 이르면 큰 병이 일어나 마음이 두근거리게 된다. 마음이 두근대는 것은 태음인의 병이 위중해졌다는 병증이다.

– 恒有(항유): 항상 가지고 있는, 또는 무의식적 심리 특성. 고유한 생물 학적 심리 특성인 기질.

– 怯心(겁심): 겁내는 마음. 지나친 조심성에 두려워해서 회피하려는 욕구.

– 寧靜(녕정): 편안하고 안정되어 있음. 사상인변증21의 설명 참조. 영

정치원(寧靜致遠: 마음이 편안하고 고요해서 포부나 계획이 멀리까지 이를 수 있다. 『회남자(淮南子)』「주술훈(主術訓)」에 나오는 말).

- 怕心(파심): 두려워하고 부끄러워하는 마음.

- 怔忡(정충): 신경쇠약, 근심걱정이 많아 심장이 두근두근거리는 상태.

- 放心(방심): 긴장이 풀려 마음을 놓아버린 상태로, 통제되거나 관리되지 않고 있는 상태. 구기방심(求其放心: 바로잡지 못한 마음을 조심해서 찾는다. 『맹자』「고자(告子) 상」에 나오는 말).

- 桎梏(질곡): 죄수에게 사용하는 차꼬와 수갑. 지나치게 속박해서 자유를 가질 수 없는 상태.

- 物化(물화): 사물화된다. 스스로 정하지 못하고, 외물에 의해 변화된다. 외부 자극에 의해 그대로 굳어지게 된다. 예를 들어 '자라 보고 놀란 가슴 솥뚜껑 보고 놀란다.' 장자의 호접몽(胡蝶夢)을 참조할 필요가 있다.

[통역]

태음인의 기질적 특성은 겁심(조심성이 많아 두려우면 회피하려는 욕구)이다. 안정되어 겁심이 크게 나타나지 않으면, 평소의 생활이 편안하여 자신의 장점을 잘 발휘하고 경우에 맞는 행동을 한다. 겁심이 너무 많아지면 스스로 자제하거나 바꿀 수 없는 자신의 고유한 심리적 특성으로 굳어져 버린다.

만약 겁심이 파심(매우 두려워하여 회피하고 숨으려는 마음)으로 발전

된다면, 태음인으로서는 매우 큰 병으로 악화된 것인데, 정충(근심걱정

으로 가슴이 두근거리는 증상)이 나타난다.

* 사상인변증11~13에서 사상인의 심리적 특징이 제시되었다. 이해를 위

   하여 확충7~11을 참고한다.

* 사상인의 심리적 특성에 대해서는 제프리 그래이(Jeffrey Gray)

   의 Behavior Activation System과 Behavior Inhibition System으

   로 재해석할 수 있음이 제시되었다. 구체적으로 측정 가능한 지표로

   서 로버트 클로닌저(Robert Cloninger)의 Novelty-Seeking(NS)과

   Harm-Avoidance(HA) 및 채 한 등의 Sasang Personality Question-

   naire(SPQ)를 사용할 수 있으며, 임상 진단에서 유효하게 사용할 수

   있음이 임상 연구를 통해 확인되었다. 예를 들어 소양인은 높은 NS 및

   낮은 HA 점수, 그리고 높은 SPQ 총점을, 소음인은 낮은 NS 및 높은

   HA점수, 그리고 낮은 SPQ 총점을 특징으로 한다. 태음인은 세 가지

   지표에 있어 소양인과 소음인의 중간임이 확인되었다.

사상인변증12

少陽人 恒有懼心 懼心寧靜 則居之安 資之深 而造於道也
소 양 인 항 유 구 심 구 심 녕 정 즉 거 지 안 자 지 심 이 조 어 도 야

懼心益多 則放心桎梏 而物化之也
구 심 익 다 즉 방 심 질 곡 이 물 화 지 야

若懼心 至於恐心 則大病作而健忘也 健忘者 少陽人病之險證也
약 구 심 지 어 공 심 즉 대 병 작 이 건 망 야 건 망 자 소 양 인 병 지 험 증 야

[직역]

소양인은 항상 구심(懼心)을 갖는다. 구심이 편안하고 고요하면, 거처가 안정되고 바탕이 깊어져 도(道)에 나아간다. 구심이 더욱 많으면 방심이 질곡(桎梏)하여 물화(物化)된다.

만일 구심이 공심(恐心)에 이르면 중병이 되어 건망하게 된다. 건망(健忘)은 소양인의 병이 위험해진 증상이다.

– 懼心(구심): 위태로워하여 근심걱정에 두려워하는 마음

– 恐心(공심): 일이 잘 안 될까 두려워하는 마음.

– 健忘(건망): 노심초사, 동분서주하여 해야 할 일들에 주의(attention)를 집중하지 못하고 잘 잊어버리는 상태로, 정신병리적 측면에서는 생각이 많아 해야 하는 일에 집중하지 못하고 주의력이 산만해진 상태인

attention deficit의 증상으로도 해석된다. 중증 질환인 치매(dementia)로 이해하면 안 된다.

[통역]

소양인의 기질적 특성은 구심(추진하는 일들이 잘 안 될까 두려워하는 걱정)이다. 안정되어 구심이 크게 나타나지 않으면, 평소의 생활이 편안하며 자신의 장점을 잘 발휘하고 경우에 맞는 행동을 한다. 구심이 너무 많아지면 스스로 자제하거나 바꿀 수 없는 자신의 고유한 심리적 특성으로 굳어져버린다.

만약 구심이 공심(일들이 잘 안 될까 무서워하는 마음)으로 발전된다면, 소양인으로서는 매우 큰 병으로 악화된 것인데, 건망(일들이나 주변 상황에 집중하지 못하여 잘 놓치거나 잊어버리는 증상)이 나타난다.

사상인변증13

少陰人 恒有不安定之心 不安定之心寧靜 則脾氣 卽活也
소음인 항유불안정지심 불안정지심녕정 즉비기 즉활야

太陽人 恒有急迫之心 急迫之心寧靜 則肝血 卽和也
태양인 항유급박지심 급박지심녕정 즉간혈 즉화야

[직역]

소음인은 항상 안정하지 못하는 마음(不安定之心)이 있다. 안정하지 못

하는 마음이 편안하고 고요하면 비기(脾氣)가 곧 살아난다.

태양인은 항상 조급하고 급박한 마음(急迫之心)이 있다. 조급하고 급박

한 마음이 편안하고 고요하면 간혈(肝血)이 곧 온화해진다.

– 不安定(불안정): 일정한 상태를 유지하지 못하고 계속 달라짐. 좌불안

 석의 상태. 정신병리적 측면에서 불안(anxiety)으로 해석하면 안 된다.

– 急迫(급박): 여유가 없이 매우 급한 상태. 전전긍긍(戰戰兢兢)하는 상

 태. 조급하고, 다급한 상태.

[통역]

소음인의 기질적 특성으로는 항상 불안해하는 안정되지 못하는 마음(선

천적인 기질)이 있는데, 편안하여 불안정한 마음이 나타나지 않으면 비

장의 기능(소화기능)이 바로 좋아진다.

태양인의 기질적 특성으로는 (한 가지 생각에 꽂혀 있어서) 급박(매우 초조하고 다급한, 조급한)해하는 마음(선천적인 기질)이 있는데, 마음이 평안하여 안정되어 있으면 간혈이 안정(에너지가 충분하게 유지)된다.

* 소양인과 태음인은 무의식적 심리적인 증상(사상인변증11~12)으로, 소음인과 태양인은 신체적인 증상(사상인변증13~14)으로 질병이 진행되어간다. 소음인에서의 스트레스는 소화기능 장애로 발전하며, 태양인에서의 스트레스는 에너지의 과다 사용으로 발전한다.

* 초본권(10-3, 10-4)에서는, "肺意快則能哭泣 脾魄壯則能歌唱 肝魂寧則能話談 腎志裕則能善笑 肺意阻則怔忡作也 脾魄蕩則悗亂作也 肝魂淫則恍惚作也 腎志促則健忘作也(폐의쾌즉능곡읍 비백장즉능가창 간혼영즉능화담 신지유즉능선소 폐의조즉정충작야 비백탕즉만난작야 간혼음즉황홀작야 신지촉즉건망작야)"라고 정신생리의 장부론적 측면을 제시하였다. 10-4를 사상인 장국특성으로 설명하면, '(太陰人의 偏小한) 폐장(肺臟)의 의(意)가 저(阻)하게 되면 정충(怔忡)하고, (少陰人에서 偏小한) 비장(脾臟)의 백(魄)이 탕(蕩)하게 되면 만란(悗亂: 의심되고, 걱정되며, 정리가 되지 않은 상태)하고, (太陽人이 偏小한) 간장(肝臟)의 혼(魂)이 음(淫)하게 되면 황홀(恍惚: 사물에 정신이 팔려

정신이 어지러움)하고, (少陽人에서 偏小한) 신장(腎臟)의 지(志)가 촉
(促)하게 되면 건망(健忘)한다'고 기술할 수 있다.

사상인변증14

少陰人 有咽喉證 其病太重 而爲緩病也
소음인 유인후증 기병태중 이위완병야
不可等閒任置 當用蔘桂八物湯 或用獐肝 金蛇酒
불가등한임치 당용삼계팔물탕 혹용장간 금사주

[직역]

소음인은 인후(咽喉)의 병증이 있다. 이 병은 아주 중요한 질환으로 완병(緩病)이 된다. 등한하게 내버려두어서는 안 되며, 마땅히 삼계팔물탕(蔘桂八物湯)을 쓰며 더러 장간(獐肝), 금사주(金蛇酒)를 써야 한다.

- 咽喉證(인후증): 인후염이나 상기도 감염(Upper Respiratory Infection). 임상연구를 통해 소음인에 있어서 빈번하게 나타나는 증상이라고 보고되었다.
- 太重(태중): '아주 위중한 상태' 또는 '중요한 증상'의 두 가지로 해석이 가능하지만, 바로 이어지는 위완병(爲緩病), 등한임치(等閒任置) 등의 구절을 고려하여 '소음인에서 잘 나타나는 주요한 임상 증상'의 의미로 해석하였다. 위험한 증상이나, 큰 병, 악화된 증상을 의미하는 단어로는 앞에서 대병(大病, 사상인변증9, 사상인변증11, 사상인변증12)이라는 단어를 사용하였다.
- 緩病(완병): 천천히 진행된다, 급속도로 악화되지는 않는다, 만성병이

다 등으로 해석할 수도 있으나, 여기서는 만성적으로 달고 사는 증상, 항상 골골하는 증상의 의미로 사용하였다.

- 等閒(등한): 대수롭지 않게 여기다.
- 蔘桂八物湯(인삼팔물탕): 기혈이 허약한 상태와 함께 상기도 감염으로 인후에 통증이 있는 상태에 사용하는 처방.

[통역]

소음인의 인후(목구멍)가 아픈 증상(인후염이나 상기도감염)은 (체질별 특성으로 볼 수 있는) 매우 주요한 증상으로 만성적으로 나타난다. 대수롭지 않게 생각해서 방치하면 안 되며, 삼계팔물탕 또는 장간(노루간)이나 금사주를 사용해야 한다.

* 사상인변증14~17에서 사상인의 특징적인 병증들을 제시한다.

*「소음인범론(少陰人泛論)」에 본 조문에 해당되는 내용이 해설되어 있다. 장간(獐肝)은 소음인(少陰人)의 부종(浮腫) 치료약으로 소양인(少陽人)의 허로(虛勞)에는 맞지 않는다(13조문)고 설명되었으며, 금색황장사양주(金色黃章蛇釀酒: 금빛 무늬가 있는 구렁이로 담근 술)는 "咽喉痛 經年不愈(인후통 경년불유, 오랫동안 낫지 않은 인후통)"에 사용한다(15조문)고 제시되었다.

사상인변증15

太陽人 有八九日 大便不通證 其病 非殆證也
태양인 유팔구일 대변불통증 기병 비태증야
不必疑惑 而亦不可無藥 當用獼猴藤五加皮湯.
불필의혹 이역불가무약 당용미후등오가피탕.

[직역]

태양인은 여아흐레 대변이 나오지 않는 병증이 있다. 이 병은 위태로운 병증은 아니다. 굳이 의혹에 빠질 것은 아니지만, 그래도 또한 약을 쓰지 않아서는 안 된다. 마땅히 미후등오가피탕(獼猴藤五加皮湯)을 써야 한다.

– 殆證(태증): 매우 위태로운 증세.

[통역]

태양인은 8~9일 정도 대변을 보지 못하더라도 위험한 상태는 아니다. 의심스러워 주저할 정도는 아니지만 그렇다고 치료를 하지 말 정도 또한 아니기에 미후등오가피탕를 사용한다.

* 태양인은 지속된 정혈(精血)의 부족과 스트레스성 소화기능 장애로 인해 변비가 발생할 수 있다. 제시된 미후등오가피탕(獼猴藤五加皮湯)의

처방 이름에서 현재 증상의 병리를 유추하자면, 미후등(獼猴藤)은 중초(中焦)의 열(熱)이나 소화불량에 사용되며, 오가피(五加皮)는 근골격의 허약(虛弱, 肝腎의 不足)에 사용된다.

사상인변증16

太陽人 小便旺多 則完實而無病
태양인 소변왕다 즉완실이무병

太陰人 汗液通暢 則完實而無病
태음인 한액통창 즉완실이무병

少陽人 大便善通 則完實而無病
소양인 대변선통 즉완실이무병

少陰人 飮食善化 則完實而無病
소음인 음식선화 즉완실이무병

[직역]

태양인은 소변이 기운차고 많으면 완전히 알차지고(完實) 병이 없다.

태음인은 땀이 잘 나오면 완전히 알차지며 병이 없다.

소양인은 대변이 잘 나오면 완전히 알차지고 병이 없다.

소음인은 음식을 잘 소화하면 완전히 알차지고 병이 없다.

- 旺多(왕다): 기운차고 많이 나온다. 체내에서 만들어진 노폐물의 배출이 원활한 상태.

- 完實(완실): 비워 있지 않고, 채워져 있다. 기능이 잘 발현된다. 알차다.

- 汗液通暢(한액창통): 땀이 잘 나고, 체액(또는 水液)의 순환이 잘 이루어진다.
- 善通(선통): 잘 나온다. 잘 통한다. 변을 잘 또는 편안하게 본다. 내열(內熱)이 쌓여 있지 않은 상태.

[통역]

태양인은 소변 보기 편하고 양이 많으면 완실무병(매우 건강하고 병이 없는 것)이다. 태음인은 땀이 잘나고 체액순환이 잘되면 매우 건강하고 병이 없는 것이다. 소양인은 대변을 잘 보면 매우 건강하고 병이 없는 것이다. 소음인은 음식물을 잘 소화시키면 매우 건강하고 병이 없는 것이다.

* 사상인변증16은 사상인이 완실(完實)하고 무병(無病)한 경우, 사상인변증17은 질병이 악화된 경우를 사상인별 장국(臟局) 부위와 기능, 내과 증상 등을 사용하여 제시하였다.

* 사상인(四象人)의 장국(臟局)에 의한 생병리적 특성으로 발생하는 임상 증상들이 제시되었는데, 그 기전을 사상인변증17을 감안하여 설명하면 다음과 같다.
- 태양인(太陽人)은 폐대간소(肺大肝小)하니 폐대(肺大)로 노폐물이 많

은 경우에는 소변으로의 배출이 부족할 가능성이 높으며, 태음인(太陰人)은 간대폐소(肝大肺小)하니 폐소(肺小)로 인해 적절한 신진대사, 수액대사가 부족해 땀이 적을 가능성이 높다. 소양인(少陽人)은 비대신소(脾大腎小)하니 신소(腎小)로 인해서 흉격에 열이 쌓여 변비가 발생할 가능성이 높고, 소음인(少陰人)은 신대비소(腎大脾小)하니 비소(脾小)로 인한 기능성 소화불량이 발생할 가능성이 높다.

사상인변증17

太陽人 噎膈 則胃脘之上焦 散豁如風
태양인 열격 즉위완지상초 산활여풍

太陰人 痢病 則小腸之中焦 窒塞如霧
태음인 이병 즉소장지중초 질색여무

少陽人 大便不通 則胸膈 必如烈火
소양인 대변불통 즉흉격 필여렬화

少陰人 泄瀉不止 則臍下 必如冰冷
소음인 설사부지 즉제하 필여빙랭

[직역]

태양인은 열격(噎膈)이 있으면 위완(胃脘)의 상초(上焦)가 휑하여 바람이 부는 듯하다.

태음인은 이병(痢病)이 있으면 소장(小腸)의 중초(中焦)가 막혀서 안개가 낀 듯하다.

소양인은 대변이 통하지 않으면 흉격(胸膈)이 반드시 거센 불처럼 뜨겁다.

소음인은 설사가 멎지 않으면 제하(臍下)가 반드시 얼음처럼 차갑다.

– 散豁如風(산활여풍): 바람이 통하는 것처럼 넓게 흩어진다. 태양인의

특징적인 자각 증상으로, 사상인의 생병리 기전(사상인변증4) 속에서 해석되어야 한다. 열격(噎膈)은 근심이나 걱정으로 속을 태우거나 우울한 상태, 무기력이나 상실감, 고립감 등으로 인해 가슴이 텅 비어 채워지지 않을 것 같은 느낌, '찬바람이 텅 빈 마음을 헤집고 다니는 주관적 공허감(空虛感)이나 정신적 허기(虛飢)' 등을 의미한다.

– 窒塞如霧(질색여무): 막혀 있는 것이 꼭 짙은 안개가 끼어 있는 것과 같다.

– 烈火(열화): 거센 불.

– 冰冷(빙냉): 차가운 얼음.

[통역]

태양인이 열격(가슴 속 주관적 공허감)이 있으면 위완 부위인 상초(가슴 속)에 바람이 휑하니 흩어지는 느낌이다. 태음인이 이질(설사병)이 생기면 소장 부위인 중초(뱃속)에 안개에 쌓인 듯 가득 차 막혀 있다. 소양인이 변비가 있으면 흉격(가슴)이 센 불에 타는 것처럼 뜨겁다. 소음인이 설사가 계속되면 제하(배꼽 아랫배)가 얼음처럼 차갑다.

사상인변증론 · 四象人辨證論

사상인변증18

明知其人 而又明知其證 則應用之藥 必無可疑
명 지 기 인 이 우 명 지 기 증 즉 응 용 지 약 필 무 가 의

[직역]

그 사람을 분명하게 알고 또 그 병증을 또렷하게 안다면, 병증에 써야

하는 약은 의심할 것도 없을 것이다.

– 明知其人(명지기인): 지인(知人)을 잘하는 것. 앞에서 그 사람의 됨됨

　이를 잘 알아보는 것으로 사용하였으나, 여기에서는 어떤 사상인인가

　를 잘 구별하는 것이라는 의미로 사용되었다.

– 其證(기증): 그 증상.

– 明知其證(명지기증): 지증(知證)을 잘하는 것. 질병의 병리적 특성을

　잘 파악하는 것.

[통역]

사람의 생리심리적 특성(지인)과 질병의 병리적 특징(지증)을 잘 살펴보

면, 약으로 치료할 때 어려움이 없을 것이다.

* 사상인변증18~19에서 사상인 변증에서 지인(知人, 形容)과 지증(知

證, 參互病證)의 중요성을 재차 강조하였다.

※ 사상인에 따른 맞춤 치료는 다음과 같다.

	사상인(四象人)에 따른 맞춤 한약재(韓藥材) 및 확인된 치료 효과	태극침법(太極鍼法)
		공통혈(共通穴 ST36, LI4, LI11)
태양인 (太陽人)	오가피(五加皮), 다래, 목과(木瓜), 노근(蘆根), 송절(松節), 욱이인 (郁李仁), 포도건(葡萄乾) Phenolics(항산화 효과, 항염증 효과), Ligands(간 보호 작용) 및 강력한 항산화 효과.	HT8(+), LR3(+), LU9(−)
소양인 (少陽人)	목통(木通), 택사(澤瀉), 지모(知母), 독활(獨活), 황연(黃連), 산수유(山茱萸), 감수(甘遂), 치자(梔子), 구기자(枸杞子), 강활(羌活), 목단피(牡丹皮), 황백(黃柏), 차전자(車前子), 저령(猪苓), 복령(茯苓), 숙지황(熟地黃), 방풍(防風), 형개(荊芥), 과루(瓜蔞), 관동화(款冬花), 석고(石膏) Iridoids and triterpenes(해열 작용, 이뇨 작용, 항염증 효과 및 항류머티스 작용).	HT3(+), KI3(+), SP3(−)
태음인 (太陰人)	석창포(石菖蒲), 백지(白芷), 고본(藁本), 천문동(天門冬), 건률(乾栗), 감국(甘菊), 승마(升麻), 의이인(薏苡仁), 용안육(龍眼肉), 마황(麻黃), 은행엽(銀杏葉), 맥문동(맥문동), 상백피(桑白皮), 연자육(蓮子肉), 길경(桔梗), 원지(遠志), 행인(杏仁), 갈근(葛根), 내복자(萊菔子), 대황(大黃), 오미자(五味子), 황금(黃芩), 유근피(柳根皮), 산조인(酸棗仁) Alkaloid compounds(고혈압 치료 및 항비만 효과), Saponins and Terpenoids(진행제 및 거담제) 및 항염증 효과.	HT4(+), LU9(+), LR3(−)
소음인 (少陰人)	부자(附子), 총백(葱白), 사인(砂仁), 당귀(當歸), 황기(黃芪), 백출(白朮), 목향(木香), 계지(桂枝), 진피(陳皮), 천궁(川芎), 파두(巴豆), 향부자(香附子), 감초(甘草), 작약(芍藥), 인삼(人蔘), 자소엽(紫蘇葉), 반하(半夏), 광곽향(廣藿香), 하수오(何首烏), 생강(生薑), 산조인(酸棗仁) Essential oils(monoterpenes and sesquiterpenes) (건위 작용, 진정제, 진경제, 항경련성 및 항염증 효과).	HT7(+), SP3(+), LI4(−)

사상인변증론 · 四象人辨證論

사상인변증19

人物形容 仔細商量 再三推移 如有迷惑 則參互病證
인 물 형 용 자 세 상 량 재 삼 추 이 여 유 미 혹 즉 참 호 병 증
明見無疑 然後可以用藥
명 견 무 의 연 후 가 이 용 약

最不可輕忽而一貼藥誤投 重病險證 一貼藥 必殺人
최 불 가 경 홀 이 일 첩 약 오 투 중 병 험 증 일 첩 약 필 살 인

[직역]

사람의 체형과 용모를 자세히 헤아리고 두 번 세 번 추론하되, 만일 헷갈리는 것이 있으면 병증을 참작(參酌)해 살펴서, 의심할 것이 없음을 분명히 확인한 뒤에 약을 쓸 수 있다.

소홀하게 생각하여 첩약 하나도 잘못 투약해서는 절대로 안 되며, 큰 병으로 위험한 병증에는 첩약 하나도 반드시 사람을 죽이게 된다.

- 形容(형용): 체형과 용모. 용(容)은 얼굴, 몸가짐, 신체적 특징, 내면의 특성 등의 의미를 지닌다.

- 再三推移(재삼추이): 두 번 세 번 옮아가면서 (반복해서) 생각해본다.

- 明見無疑(명견무의): 잘 살펴보아서 의심할 것이 없다.

- 最不可輕忽而一貼藥誤投(최불가경홀이일첩약오투): '최불가(最不可)'가 '경홀이일첩약오투(輕忽而一貼藥誤投)' 모두에 해당되는데, '소

홀하게(輕忽) 한 첩이라도 약을 잘못 투여(誤投)하는 것은 절대로 안 되는(最不可) 것이다'라고 해석한다.

– 輕忽(경홀): 말이나 행동이 가볍고 소홀함.

[통역]

환자의 신체적 특징과 몸가짐, 용모 등을 자세히 살펴보고 두세 번 생각해보아도 여전히 잘 모르겠으면, 질병 증상과 비교해본 다음 확신이 생길 때 약으로 치료해야 한다. 한 첩이라도 소홀하게 약을 잘못 투여하는 것은 절대로 안 되며, 만약 중증 환자의 위험한 증상에 약을 잘못 투여하게 되면 사람을 죽이게 된다.

사상인변증20

華佗曰 養生之術 每欲小勞 但莫大疲
화 타 왈 양 생 지 술 매 욕 소 로 단 막 대 피

有一老人曰 人可日再食 而不四五食也 又不可旣食後添食
유 일 노 인 왈 인 가 일 재 식 이 불 사 오 식 야 우 불 가 기 식 후 첨 식
如此 則必無不壽
여 차 즉 필 무 불 수

[직역]

화타(華佗)가 말했다.

"양생(養生)의 방법은 매양 피로를 줄이고자 해야지, 오직 피로를 크게

키우지는 말라."

한 노인이 말했다.

"사람은 하루에 두 끼 먹어야 마땅하지, 너댓 차례 먹어서는 안 된다. 또

이미 밥을 먹고 난 뒤에 음식을 더 먹어서도 안 된다. 이렇게 한다면 반

드시 수를 누리지 못하는 사람은 없을 것이다."

- 華佗(화타): 중국 후한(後漢) 말기의 의원으로, 장생술(長生術)에 능

  해서 백 세를 넘어서도 젊음을 유지했다.

- 養生(양생): 생명을 기른다. 건강하게 오랫동안 살기 위해서, 몸과 마

  음을 편안하게 하고 질병을 예방하는 노력.

– 每欲小勞 但莫大疲(매욕소로 단막대피): 매번(每) 적게 움직이도록 (小勞) 노력(欲)하며, 다만(但) 크게 피곤해지는 것(大疲)은 하지 말아라(莫).

– 小勞(소로): 근심하고 애써서 힘들고 지치게 되는 일이 적도록 조심하라.

– 人可日再食 而不四五食也 又不可旣食後添食(인가일재식 이불사오식야 우불가기식후첨식): 본문에서 차(此)가 지칭하는 내용이다.

– 壽(수): 타고난 수명 또는 천수(天壽). 본문에서는 건강하게 오래 살다 (長壽)의 의미로 해석하였으나, 엄밀하게 본다면? '양생(養生)을 통해서, 자신에게 부여된 수명을 온전하게 누리는 것'의 의미가 타당하다.

[통역]

화타가 말했다. "양생(건강하게 오래 사는 것)의 방법은 (과도한 욕심으로) 애써 힘들게 해서 크게 피로해지는 것이 없도록 하는 것이다."

또 어떤 노인은 이렇게 말했다. "사람은 하루에 두 번만 먹어야 하지, 4∼5번 먹으면 안 되며, 만약 먹고 나서 또 더 먹으면 안 된다. 이렇게 하면 장수(건강하게 오래 사는 것)할 것이다."

* 사상인변증20은 양생(養生)의 일반적 원칙으로서 식사 습관을 제시하였다.

* 사상인변증20~사상인변증22에서 양생(養生)의 중요성을 강조하였
다.

사상인변증21

余足之曰 太陰人 察於外 而恒寧靜怯心
여족지왈 태음인 찰어외 이항녕정겁심

少陽人 察於內 而恒寧靜懼心
소양인 찰어내 이항녕정구심

太陽人 退一步 而恒寧靜急迫之心
태양인 퇴일보 이항녕정급박지심

少陰人 進一步 而恒寧靜不安定之心
소음인 진일보 이항녕정불안정지심

如此 則必無不壽
여차 즉필무불수

[직역]

나는 여기에 보완하여 말한다.

"태음인은 밖으로 살피며 항상 겁심(怯心)을 편안하고 고요하게 하라.

소양인은 안으로 살피며 항상 구심(懼心)을 편안하고 고요하게 하라.

태양인은 한 걸음 물러서며 항상 조급하고 급박한 마음(急迫之心)을 편안하고 고요하게 하라.

소음인은 한 걸음 나아가서 항상 불안정한 마음(不安定之心)을 편안하고 고요하게 하라.

이렇게 하면 반드시 수(壽)를 누리지 못하는 사람은 없을 것이다."

- 余足之(여족지): 내가 앞에서의 말을 보완하다, 또는 충분하게 하다.
- 內外(내외): 집 밖의 사회생활과 집 안의 일상생활. 또는 나 스스로와 다른 사람들.
- 寧靜(녕정): 사상인 맞춤형 심리치료를 통해 성숙하고 안정된 마음을 갖게 하는 것을 말한다(사상인변증11~13 참조). '정(靜)'은 소란을 가라앉혀 몸과 마음을 편안하고 고요롭고 바르게 만든 상태.

[통역]
(장수의 일반적 원칙을 설명한 사상인변증20에 추가해서 사상인별로) 보완하여 말한다면, 태음인은 밖을 잘 살펴서 항상 겁심(과도한 조심성에 두려워 회피하려는 욕구)을 안정시켜야 하며, 소양인은 안을 잘 살펴서 항상 구심(추진하는 일들이 실패할까 두려워하는 걱정)을 안정시켜야 한다. 태양인은 뒤로 한 발짝 물러나 숨을 고르면서 급박지심(한 가지 생각에 꽂혀서 조급해하는 마음)을 안정시켜야 하며, 소음인은 앞으로 한 걸음 나아가 (적극적으로 행동해서) 항상 불안정지심(안정되지 못하고 불안해하는 마음)을 안정시켜야 한다. 이렇게 하면 건강하게 오래 살 수 있다.

* 사상인변증21~22에서 사상인별 심리 양생을 제시하였다. 확충7~11 및 사상인변증11~13를 참고한다.

* 사상인변증21을 이해하기 위해서는 확충7의 사상인의 기질적 특징인 '太陽之性氣 恒欲進而不欲退 少陽之性氣 恒欲擧而不欲措 太陰之性氣 恒欲靜而不欲動 少陰之性氣 恒欲處而不欲出(태양지성기 항욕진이불욕퇴 소양지성기 항욕거이불욕조 태음지성기 항욕정이불욕동 소음지성기 항욕처이불욕출)'을 참고해야 한다.

– 태음인(太陰人)은 가만히 있으려고만(靜而不欲動, 확충7)하니, 밖을 살펴서(察於外, 사상인변증21) 과도한 조심성에 회피하려는 병리적인 증상(怯心, 사상인변증11)을 극복하도록 한다.

– 소양인(少陽人)은 일을 벌리되 놓아두지 않으려(擧而不欲措, 확충7)하니, 안을 살펴서(察於內, 사상인변증21) 일들이 실패할까 걱정하는 병리적인 증상(懼心, 사상인변증12)을 극복하도록 한다.

– 태양인(太陽人)은 일을 추진하되 움츠러들지 않으려(進而不欲退, 확충7)하니, 숨을 고르며 한걸음 물러나(退一步, 사상인변증21) 일에 꽂혀서 조급해하는 병리적인 증상(急迫之心, 사상인변증13)을 극복하도록 한다.

– 소음인(少陰人)은 멈추어 머무르며 세상 밖으로 나가지 않으려(處而不欲出, 확충7)하니, 적극적으로 한 걸음 나아가(進一步, 사상인변증

21) 안정되지 못해서 불안해하는 병리적인 증상(不安定之心, 사상인변

증13)을 극복하도록 한다.

* 초본권(病變, 四統)에서 사상인이 성숙한 인성을 갖기 위하여 주의할

것을 구체적으로 제시하였다.

9-1.

太陽人有識見 少陽人有量謀 太陰人有局方 少陰人有器物
태 양 인 유 식 견 소 양 인 유 량 모 태 음 인 유 국 방 소 음 인 유 기 물

9-2.

識量遠大者必謹細行 謹細行者謹自修也 器局宏闊者必愼近密
식 량 원 대 자 필 근 세 행 근 세 행 자 근 자 수 야 기 국 굉 활 자 필 신 근 밀
愼近密者愼所興也
신 근 밀 자 신 소 흥 야

9-5.

太陽之知 知而過也 衆人之過於知者易爲詐也 少陰之知
태 양 지 지 지 이 과 야 중 인 지 과 어 지 자 이 위 사 야 소 음 지 지
愚而不及也 衆人之愚而不及者易爲嗇也 太陰之行 賢而過也
우 이 부 급 야 중 인 지 우 이 부 급 자 이 위 색 야 태 음 지 행 현 이 과 야
衆人之賢而過者易爲侈也 少陽之行 不肖而不及也
중 인 지 현 이 과 자 이 위 치 야 소 양 지 행 부 초 이 부 급 야
象人之不肖而不及者易爲懶也
상 인 지 부 초 이 부 급 자 이 위 나 야

9-6.

夫子之周遍立於道也 立於道者立於身也
부자지주편입어도야 입어도자입어신야
太陽之象也 曾子之治平明於德也 明於德者明於心也
태양지상야 증자지치평명어덕야 명어덕자명어심야
少陰之象也 孟子之雄辯言於善也 善也者善於事也
소음지상야 맹자지웅변언어선야 선야자선어사야
太陰之象也 子思之中庸行而誠也 誠也者誠於物也 少陽之象也
태음지상야 자사지중용행이성야 성야자성어물야 소양지상야

사상인변증22

又曰 太陽人 恒戒怒心哀心
우 왈 태 양 인 항 계 노 심 애 심

少陽人 恒戒哀心怒心
소 양 인 항 계 애 심 노 심

太陰人 恒戒樂心喜心
태 음 인 항 계 락 심 희 심

少陰人 恒戒喜心樂心
소 음 인 항 계 희 심 락 심

如此 則必無不壽
여 차 즉 필 무 불 수

[직역]

나는 또 말한다.

"태양인은 항상 노심(怒心)과 애심(哀心)을 경계하고,

소양인은 항상 애심(哀心)과 노심(怒心)을 경계하며,

태음인은 항상 락심(樂心)과 희심(喜心)을 경계하고,

소음인은 항상 희심(喜心)과 락심(喜心)을 경계하라.

이렇게 하면 반드시 수(壽)를 누리지 못하는 사람은 없을 것이다."

[통역]

(장수에 대한 사상인변증20과 사상인변증21에 덧붙여서 사상인별로)
이야기한다면, "태양인은 노심과 애심(슬픔을 참지 못해 터져 나오는 분
노를 과도하게 드러내는 것)을 항상 조심해야 하며, 소양인은 애심과 노
심(화를 참지 못해 만들어진 가슴속 슬픔과 가여워함을 과도하게 드러
내는 것)을 항상 조심해야 하며, 태음인은 락심과 희심(기쁨을 주체할 수
없어 사치와 즐김을 끝도 없이 좋아함이 과도하게 드러나는 것)을 항상
조심해야 하며, 소음인은 항상 희심과 락심(즐기는 것에 적당한 선에서
만족하지 못하여 사랑하고 좋아함에 그침이 없는 것이 과도하게 드러나
는 것)을 항상 조심해야 한다. 이렇게 하면 건강하게 오래 살 수 있다."

* 사상인변증22에서 심리양생(心理養生: 마음을 길러서 오래 건강히 사
  는 것)의 방법을 제시하였다.

* 과도하게 성정(性情)을 드러내는 것을 조심하여야 한다(사단18)는 의
  미로, 사단22에서는 '如此而動者 無異於以刀割臟 一次大動 十年難
  復 此死生壽夭之機關也 不可不知也(여차이동자 무이어이도할장 일
  차대동 십년난복 차사생수요지기관야 불가부지야)'라고 그 중요성을 강
  조하였다.

사상인변증23

大舜 自耕稼陶漁 無非取諸人以爲善
대 순 자 경 가 도 어 무 비 취 제 인 이 위 선

夫子 曰 三人行 必有我師
부 자 왈 삼 인 행 필 유 아 사

以此觀之 則天下衆人之才能 聖人必博學審問而兼之 故大而化也
이 차 관 지 즉 천 하 중 인 지 재 능 성 인 필 박 학 심 문 이 겸 지 고 대 이 화 야

太少陰陽人 識見才局 各有所長
태 소 음 양 인 식 견 재 국 각 유 소 장
文筆射御歌舞揖讓 以至於博弈小技 細鎖動作 凡百做造 面面不同
문 필 사 어 가 무 읍 양 이 지 어 박 혁 소 기 세 쇄 동 작 범 백 주 조 면 면 불 동
皆異其妙 儘乎衆人才能之浩多於造化中也
개 이 기 묘 진 호 중 인 재 능 지 호 다 어 조 화 중 야

— 故(고) 앞에 띄어쓰기를 추가하였다.

[직역]

위대하신 순(舜) 임금은 몸소 경작하고 농사를 지으며 그릇을 굽고 고기를 잡았으되, 다른 사람에게서 취하여 자신의 선(善)으로 삼지 않은 것이 없었다.

공자는 "세 사람이 길을 가면 반드시 나의 스승이 있다."라고 했다.

이것으로 살펴보면, 천하 중인(衆人)의 재능을, 성인은 반드시 널리 배

우고 자세히 살펴서 이들을 아울렀기에 위대하게 변했던 것이다.

태음인·소음인·태양인·소양인은 식견(識見)과 재국(才局)이 각각 잘 하는 바가 있다. 글을 읽거나 쓰며, 활을 쏘거나 수레를 몰며, 노래를 부르거나 춤을 추고 읍양(揖讓)하는 데에서부터 바둑을 두는 작은 기예까지, 작디작은 동작이며 온갖 행위들이 면면이 같지 않고 다들 그 오묘함을 달리한다. 아! 중인의 재능은 (조물주의) 조화(造化) 속에서 아주아주 많을시고!

– 大舜(대순): 순 임금을 높여서 부름.

– 自耕稼陶漁(자경가도어): 스스로 움직여서, 밭을 갈고, 곡식을 심고, 그릇을 굽고, 고기를 잡는다.

– 取諸人以爲善(취제인이위선): 타인을 내 것으로 삼아서 자신의 선(善)으로 삼는다.

– 善惡(선악): '선(善)'은 사회적 개념으로서, 지금 이곳의 내 몸에 어울리는 것을 말한다. '악(惡)'은 이에 반대된다.

– 大而化(대이화): 위대하게 변화하여 세상을 훌륭하게 만들어내는 큰 사람, 곧 성인(聖人)이 되는 것이다. 『맹자』「진심(盡心) 하」에 나오는 "大而化之之謂聖(대이화지지위성)"을 인용한 것이다.

– 識見才局(식견재국): 보고 듣거나 배워서 얻은 지식과 견문. 일을 처리하는 타고난 재능과 사람을 포용하는 도량.

- 揖讓(읍양): 겸손한 태도. 예절에 맞추어 움직이는 태도와 동작.

- 博弈小技(박혁소기): 바둑이나 노름과 같은 자잘한 오락.

- 細鎖(세쇄): 작은, 섬세한.

- 面面不同(면면부동): 모든 것들이 하나하나 다 다르다.

- 儘乎(진호): 아! 최고다.

- 衆人(중인): 보통 사람들.

[통역]

(맹자는) '위대한 순 임금은 (임금이 되기 전 미천한 신분일 때부터) 스스로 밭을 갈고 농사짓고 그릇을 굽고 물고기를 잡았다. (왕이 된 위대한 사람이면서도) 모두 다른 사람에게서 배워서 자신의 선(善)한 것으로 삼은 것이다'고 하였다. 공자는 "세 사람이 길을 가고 있으면, 반드시 나의 스승(내가 본받아 배울 사람)이 있다"고 하였다. 이러한 것들을 보면, 성인이 큰사람이 된 것은 세상 보통 사람들의 재능을 널리 배우고 자세히 살펴서 자신의 것으로 만들었기 때문이다.

사상인(태소음양인)이 학식, 견문, 재능 그리고 도량에 각자의 장점이 있어서 글과 글씨 쓰기, 말달리고 화살 쏘기, 노래와 춤, 예절부터 바둑이나 노름과 같은 자잘한 오락과 같은 여러 섬세한 동작에까지 모든 재주들이 서로 다르고 그 훌륭함 들이 모두 다르다. 아! 보통 사람들의 넓고 다양한 재능이 조화된 속에서 참 많기도 하다.

* 사상인변증23에서 사상인이 사회에서 서로를 배우면서 어울려나감에
  대해 기술하고 있다.
* 사상인 모두 고유한 각자의 재능과 장점이 있으니, 특정 사상인이 더
  좋거나 나쁜 것이 아니다. 타인의 장점을 배워서 자신의 장점으로 만들
  어야 하고, 서로 조화를 이루며 사회를 꾸려나가야 한다.

* 『맹자』「공손추(公孫丑) 상」(제13장)에 "孟子曰 子路 人造之以有過 則
  喜 禹聞善言 則拜 大舜有大焉 善與人同 舍己從人 樂取于人以爲善
  自耕稼陶漁以至爲帝 無非取于人者 取諸人以爲善 是與人爲善者也
  故君于莫大乎與人爲善(맹자왈 자로 인조지이유과 즉희 우문선언 즉
  배 대순유대언 선여인동 사기종인 낙취우인이위선 자경가도어이지위
  제 무비취우인자 취저인이위선 시여인위선자야 고군우막대호여인위
  선)"라고 하였다. 맹자가 말했다. "자로에게 누군가 나아가 잘못이 있
  다고 말한다면 기뻐하였다. 우 임금은 선한 말을 들으면 절을 하였다.
  순 임금은 이보다 크게 하셨으니, 남과 더불어 같이하기를 잘하였고,
  자신이 가진 생각을 버리고 남의 착한 점을 좇았으며, 남에게서 취하
  여 선으로 삼기를 즐거워하였다. 농사짓거나 그릇을 굽거나 물고기를
  잡는 사람에서 임금이 된 자에 이르기까지 남에게서 취하지 않은 것이
  없었다. 남에게서 취하여 선을 삼았으니, 이는 남과 더불어 선을 행하
  는 사람인 것이다."

* 『논어』 「술이(述而)」(제22장)에 "三人行 必有我師焉 擇其善者而從之 其不善者而改之(삼인행 필유아사언 택기선자이종지 기불선자이개지. 세 사람이 길을 가면 반드시 나의 스승이 있다. 그 선한 것을 골라서 따르고, 그 선하지 않은 것은 고치는 것이다)"라고 했다.

사상인변증24

靈樞書中 有太少陰陽五行人論 而略得外形 未得臟理
영추서중 유태소음양오행인론 이략득외형 미득장리
蓋太少陰陽人 早有古昔之見 而未盡精究也
개태소음양인 조유고석지견 이미진정구야

[직역]

『영추서(靈樞書)』 안에 태음인 · 소음인 · 태양인 · 소양인 및 오행인(五行人)에 대한 논의는 있지만 대략 외형만 갖추었을 뿐 아직 장리(臟理)를 갖추지는 못했다. 대개 태음 · 소음 · 태양 · 소양인은 일찍이 옛사람의 견해도 있었지만 아직 정밀하게 궁구하진 않았던 것이다.

– 靈樞書(영추서): 『황제내경』은 「소문(素問)」과 「영추(靈樞)」의 두 책으로 나누어지며, 그 중에서 「영추」를 말한다.

– 外形(외형): 큰 그림 또는 대강의 형태나 아이디어.

– 臟理(장리): 생리와 병리와 같은 의학 이론. 『동의수세보원』에서 제시한 '폐비간신의 대소'라는 이론.

– 早(조): 일찍이, 예전부터.

– 靈樞書中 有太少陰陽五行人論(영추서중 유태소음양오행인론): 「영추(靈樞)」 '통천편(通天篇, 72편)'과 「영추(靈樞)」 '음양이십오인편(陰陽二十五人篇, 64편)'.

[통역]

『황제내경』 영추경에 태소음양과 오행인에 대한 설명이 있기는 하지만 겉으로 드러난 모습만 간략히 써놓았을 뿐 장리(상세한 생·병리 이론)는 없었다. 옛날 사람들은 사상인에 대한 견해가 예전부터 있기는 했었지만 세밀하게 깊게 연구하지는 못하였었다.

* 사상인변증24~25에서 심화 학습을 위하여 공부할 내용들을 제시하였다.
* 「영추(靈樞)」 통천편(通天篇)의 기술은 사상인의 생리심리적 특징과 매우 유사하지만 구체적인 생병리 이론은 매우 빈약하다. 다만 『동의수세보원』의 핵심을 재확인하고 확충하기 위한 참고자료로 매우 유용하다.

※ 「영추(靈樞)」 통천편(通天篇)에서 관련된 심리적, 생병리 특성을 정리하면 다음과 같다.

오태인 (五態人)	기질로서의 성정(性情, temperament)	생병리 특성(Patho-physiology)
태양인 (太陽人)	거처우우(居處于于), 호언대사(好言大事), 무능이허설(無能而虛說), 지발우사야(志發于四野), 조불고시비(措不顧是非), 위사여상자용(爲事如常自用), 사수패(事雖敗), 이상무회(而常無悔), 기상헌헌저저(其狀軒軒儲儲), 반신절괵(反身折膕).	다양이소음(多陽而少陰), 필근조지(必謹調之), 무탈기음(無脫其陰), 이사기양(而寫其陽), 양중탈자(陽重脫者), 이광(易狂), 음양개탈자(陰陽皆脫者), 폭사부지인야(暴死不知人也).
소양인 (少陽人)	시체호자귀(諟諦好自貴), 유소소관(有小小官), 즉고자의(則高自宜), 호위외교(好爲外交), 이불내부(而不內附), 기상립즉호앙(其狀立則好仰), 행즉호요(行則好搖), 기양비양주(其兩臂兩肘), 즉상출어배(則常出於背).	다양소음(多陽少陰), 경소이락대(經小而絡大), 혈재중이기외(血在中而氣外), 실음이허양(實陰而虛陽), 독사기락맥(獨寫其絡脈), 즉강기탈이질(則强氣脫而疾), 중기부족(中氣不足), 병불기야(病不起也).
태음인 (太陰人)	탐이불인(貪而不仁), 하제담담(下齊湛湛), 호내이오출(好內而惡出), 심화이불발(心和而不發), 무어시(務於時), 동이후지(動而後之), 기상담담연흑색(其狀黮黮然黑色), 념연하의(念然下意), 임림연장대(臨臨然長大), 곡연미루(膕然未僂).	다음이무양(多陰而無陽), 기음혈탁(其陰血濁), 기위기색(其衛氣濇), 음양불화(陰陽不和), 완근이후피(緩筋而厚皮), 부지질사(不之疾寫), 불능이지(不能移之).
소음인 (少陰人)	소탐이적심(小貪而賊心), 견인유무(見人有亡), 상약유득(常若有得), 호상호해(好傷好害), 견인유영(見人有榮), 내반온노(乃反慍怒), 심질이무은(心疾而無恩), 기상청연절연(其狀淸然竊然), 고이음적(固以陰賊), 입이조험(立而躁嶮), 행이사복(行而似伏).	다음소양(多陰少陽), 소위이대장(小胃而大腸), 육부부조(六府不調), 기양명맥소(其陽明脈小), 이태양맥대(而太陽脈大), 필심조지(必審調之), 기혈이탈(其血易脫), 기기이패야(其氣易敗也).

사상인변증25

此書 自癸巳七月十三日 始作 晝思夜度 無頃刻休息
차서 자계사칠월십삼일 시작 주사야도 무경각휴식
至于翌年 甲午四月十三日 少陰少陽人論 則略得詳備
지우익년 갑오사월십삼일 소음소양인론 즉략득상비
太陰太陽人論 則僅成簡約 蓋經驗未遍 而精力已憊故也
태음태양인론 즉근성간약 개경험미편 이정력이비고야

記曰 開而不達 則思 若太陰太陽人 思而得之 則亦何損乎簡約哉
기왈 개이부달 즉사 약태음태양인 사이득지 즉역하손호간약재

[직역]

이 책은 계사년(癸巳年) 7월 13일에 시작하였고, 밤낮으로 생각하고 헤아리며 경각의 시간도 쉬지 않았다. 이듬해 갑오년(甲午年) 4월 13일에 이르러 소음인·소양인에 대한 논의를 대략 상세하게 갖추었고, 태음인·태양인에 대한 논의는 겨우 간략하게 완성했다. 대개 경험이 아직 넓지 못한데다 정력이 이미 피로했기 때문이다.

『예기』「학기(學記)」에 이르기를 "열어주되 이르게 하지 않으니 생각한다"고 했다. 만일 태음인·태양인을 곰곰이 생각하여 이치를 터득한다면 또한 간략하다는 것이 무엇이 부족한 것이리오?

- 開而不達 則思(개이부달 즉사): 문을 열어 놓았으니, 나머지는 스스로 곰곰이(思) 생각하도록 해라. 내가 태음인과 태양인에 대해 간략히 서술해놓았으니, 부족한 부분은 스스로 생각해서 보충하도록 하라.
- 記曰(기왈): 기(記)는『예기』「학기(學記)」를 말한다.

[통역]

이 책은 계사년(1893) 7월 13일부터 시작해서, 밤낮으로 잠시도 쉴 새 없이 진행하였고, 다음해 갑오년(1894) 4월 13일에 이르러 소음인과 소양인 부분을 대충 상세하게 정리하였으나, 태음인과 태양인 부분은 겨우 간략하게 정리하였다. 이는 임상 경험이 많지 않으며, 정력이 다해서 지쳤기 때문이다. 예기에 "(이치를 깨우쳐 시작할 수 있도록) 열어주기는 하지만 (모든 것을 이해할 수 있도록 끌고 가서) 이르게 하지는 않으니, 이것이 '(스스로) 생각하는 것'이다."라고 했다. 만약 태음인과 태양인을 스스로 생각해서 이해할 수만 있다면 간략한 것은 문제되지 않을 것이다.

* 사상인변증24에서 태음인(太陰人)과 태양인(太陽人)에 대한 설명이 부족하므로 스스로 심화 학습을 하여야 함을 제시하였다.

* 『예기』「학기(學記)」에 "故君子之敎 喩也 道而弗牽 强而弗抑 開而弗

사상인변증론 · 四象人辨證論

達 道而弗牽則和 强而弗抑則易 開而弗達則思 和易而思 可謂善喩
矣(고군자지교 유야 도이불견 강이불억 개이부달 도이불견즉화 강이불
억즉이 개이부달즉사 화이이사 가위선유의. 그러므로 군자가 가르치는
것은 깨우쳐주는 것이었다. 길로 인도하되 끌어당기지 않았고, 굳건하
게 하되 억누르지 않았으며 열어주되 이르게 하지 않았다. 인도하되 끌
어당기지 않았으니 화합하고, 굳건하게 하되 누르지 않았으니 편안하
며, 열어주되 이르게 하지 않았으니 생각하게 된다. 화합하고 편안하며
생각하게 하는 것이 '선유'라고 말할 수 있다)"라고 했다.

사상인변증26

萬室之邑 一人陶 則器不足也 百家之村 一人醫 則活人不足也
만실지읍 일인도 즉기부족야 백가지촌 일인의 즉활인부족야

必廣明醫學 家家知醫 人人知病 然後可以壽世保元
필광명의학 가가지의 인인지병 연후가이수세보원

[직역]

만실(萬室)의 고을에 사람 하나가 그릇을 만들면 그릇은 충분하지 않을 것이요, 백가(百家)의 마을에 사람 하나가 병을 고친다면 사람을 살리는 데 충분하지 않을 것이다. 반드시 널리 의학을 밝혀서 집집마다 의술을 알고 사람마다 병증을 알아보게 된 뒤에라야 세상 사람들을 오래 살게 하고 만수(萬殊)의 일원(一元)을 보전할 수 있으리라.

- 廣明醫學(광명의학): 의학의 이치를 잘 밝힌다.
- 家家知醫(가가지의): 집집마다 의술(질병의 치료법)을 알도록 한다.
- 人人知病(인인지병): 사람마다 질병에 대한 지식을 갖도록 한다.
- 保元(보원): 성리학에서 타고난 것을 잘 지키도록 하는 방법으로, 과다하지도 과소하지도 않음으로 얻을 수 있음을 말한다. '보원(保元)'의 '원(元)'을 '만수(萬殊)의 일원(一元)'으로 옮긴 것은 유하이 리일민수(理一萬殊)를 원용한 것이다. 만 가지로 다르지만 가장 근원이 되는 것은

공유하고 있으며, 각자 보중(保重)하고 있는 것은 바로 모든 사람에게 공통되는 근원과 맞닿아 있다고 생각한다.

[통역]

만 가구가 사는 마을에 그릇을 만드는 사람이 한 사람이라면 그릇이 부족할 것이고, 백 가구가 사는 시골 동네에 의사가 한 사람이라면 사람을 살리는 데 부족할 것이다. 반드시 의학을 널리 발전시켜서 모든 집들이 의학을 알고 모든 사람들이 병에 대해서 알게 되면, 수세보원(타고난 천수를 누리고 원기를 보존하게)할 수 있을 것이다.

* 사상인변증26에서 이제마가 '동의수세보원'을 책 이름으로 사용한 이유를 제시한다. 가정의학 또는 예방의학적 가치를 강조한다.

사상인변증27

光緒甲午四月十三日 咸興李濟馬畢書于漢南山中
광 서 갑 오 사 월 십 삼 일 함 흥 이 제 마 필 서 우 한 남 산 중

[직역]

광서(光緒) 갑오년 4월 13일, 함흥(咸興) 이제마(李濟馬)가 한남산중(漢
南山中)에서 쓰다.

- 光緒(광서): 광서제는 청나라의 제11대 황제이다. 즉위 기간은 1875년
  2월 25일부터 1908년 11월 14일까지이다.
- 甲午(갑오): 갑오년으로 1894년을 지칭한다.
- 畢書(필서): 책 쓰기를 끝냈다. 1893년 7월 13일부터 1894년 4월 13일
  까지 9개월간 집필이 진행되었다.
- 漢南山中(한남산중): 택호(宅號)로, 서울 중구 필동에 있던 이원긍(李
  源兢)의 집으로 추정된다.

[통역]

광서제 갑오년(1894년) 4월 13일에, 함흥에서 (1837년에) 태어난 이제
마가 서울 중구의 한남산중에서 이 책을 완성했다.

* 이제마(1837~1900). 호는 동무(東武), 함흥 출생.

– 본관은 전주로 왕실의 종친(태조 이성계의 고조부인 목조 이안사의 둘째 아들인 안원대군 이진의 후손)이나, 일반 양반과 큰 차이는 없었다.

– 서자라는 출생 신분과 부모 및 조부모의 사망으로 젊은 시절 방황하였으며, 십 대에 향시에 장원한 이후 36세까지의 생애에 대한 기록은 없고, 한반도 북부와 만주, 연해주를 돌아다니며 견문을 넓힌 것으로 추정된다. 30세 전후 객사(客舍)에서 발견한 한석지(韓錫地)의 '명선록(明善錄)'의 영향으로 양명학 계열의 학풍을 보인다.

– 36세에 무과 급제한 이후 50세에 진해(창원시 일대) 현감을 끝으로 공직생활을 마감하였다. 60세에 고향에서 최문환의 난을 진압하여 고원군수로 임명받았지만, 공직으로 나가지 않고 다음해 사직하였으며,『동의수세보원』을 저술하다가 향년 64세로 세상을 떠났다.

사상인변증28

甲午畢書後 乙未下鄉 至于庚子 因本改抄
갑 오 필 서 후 을 미 하 향 지 우 경 자 인 본 개 초

自醫源論 至太陰人諸論 各有增刪 而其餘諸論 未有增刪
자 의 원 론 지 태 음 인 제 론 각 유 증 산 이 기 여 제 론 미 유 증 산
故並依新舊本 刊行
고 병 의 신 구 본 간 행

[직역]

갑오년에 다 쓴 뒤에 을미년 고향으로 내려왔다. 경자년에 이르러 구본
[初本]을 바탕으로 고쳐 초록(抄錄)했다. 의원론(醫源論)에서 태음인론
(太陰人論) 등에 이르기까지 각각 증보 내지 산삭하였고, 그 나머지 의
론들은 미처 증보하거나 산삭하지 못했다. 그래서 신본과 구본을 같이
간행한다.

- 因本改抄(인본개초): 원본을 수정했다.
- 諸論(제론): 태음인에 대한 여러 편들. 「태음인위완수한표한병론(太陰
  人胃腕受寒表寒病論)」과 「태음인간수열이열병론(太陰人肝受熱裏熱
  病論)」을 말한다.
- 各有增刪(각유증산): 의원론에서부터 태음이제론까지의 편들을 각각
  보충하거나 정리하고 지웠다.

- 並依新舊本(병의신구본): 신본과 구본을 함께. 통상적으로는 구본을 없애고 신본만을 출판하지만, 신본이 완벽히 고쳐진 것이 아니기에 함께 출판하였다.

[통역]

갑오년(1894년)에 책을 완성하고 을미년(1895년)에 고향(함흥)으로 돌아 왔으며, 경자년(1900년)까지 원본을 수정하였는데, 의원론부터 태음인에 대한 여러 편들에서 넣거나 빼는 수정을 진행했는데, 그 나머지 편들은 수정(넣거나 빼는 것)하지 못하였기 때문에 신본과 구본을 함께 인쇄하였다.

* 1895년 고향인 함흥으로 돌아가서 1900년까지 5년 동안 의원론(醫源論)에서 태음인(太陰人)까지는 수정하였지만, 태양인(太陽人) 등의 부분은 수정하지 못하였음을 설명하고 있다. 이 무렵 조선과 대한제국은 격동의 시기를 보내고 있었으므로, 이제마로서도 편안히 저술에만 집중할 수 있는 여건을 갖지 못했을 것으로 보인다. 구본은 갑오본(甲午本), 신본은 경자본(庚子本)이라고 한다. 갑오본은 필사본(큰아들 이용해의 집에 보관되어 있던 원본을, 이진윤이 한민갑을 시켜 필사한 것)이 2000년 학계에 보고되었다.
- 수정된 부분은, 「의원론(醫源論)」, 「소음인신수열표열병론(少陰人腎受

熱表熱病論)」, 「소음인위수한이한병론(少陰人胃受寒裏寒病論)」, 「소음인 범론(少陰人泛論)」, 「소양인비수한표한병론(少陽人脾受寒表寒病論)」, 「소양인위수열이열병론(少陽人胃受熱裏熱病論)」, 「소양인 범론(少陽人泛論)」, 「태음인위완수한표한병론(太陰人胃腕受寒表寒病論)」, 「태음인간수열이열병론(太陰人肝受熱裏熱病論)」, 「태음인 범론(太陰人泛論)」이다.

– 수정되지 않은 부분은, 「성명론(性命論)」, 「사단론(四端論)」, 「확충론(擴充論)」, 「장부론(臟腑論)」 그리고 「태양인외감요척수병론(太陽人外感腰脊髓病論)」, 「태양인내촉소장병론(太陽人內觸小臟病論)」, 「광제설(廣濟說)」, 「사상인변증론(四象人辯證論)」이다.

– 본 번역서는 이론 부분에 해당되면서 수정되지 않은 것으로 보이는 「성명론(性命論)」, 「사단론(四端論)」, 「확충론(擴充論)」, 「장부론(臟腑論)」, 「광제설(廣濟說)」, 「사상인변증론(四象人辯證論)」을 대상으로 한다. 이제마의 초기 이론들이 여기에 많이 남아 있을 것으로 생각되며, 신본과 구본에 걸쳐 이론적 중심이 되었을 것으로 보인다. 그러나 저술 습관 및 내용의 특성상 설명이 상세하지 않은 탓에 많은 사람들의 철학적이며 관념적이라는 오해의 대상이 되어 왔다.

* 1900년 9월 21일(음력) 64세를 일기로 생을 마감하였으며, 시후 1901년(辛丑年) 6월에 구본인 갑오본과 신본인 경자본이 합본되어 율동계

(栗洞契)에 의해 함흥에서 목활자본으로 간행되었음을 기록한 것이다. 이를 신축본(辛丑本) 또는 인본(印本)이라 하며, 활자화된 최초의 초간본(初刊本)이 된다. 이 초판본은 4권 2책으로 상·하가 각각 2권이다.

후기

생각이 현실로 되기까지

어느덧 우리 역자들의 만남은 십여 년이 되어갑니다. 융복합이란 말이 낯선 한문학자는 한의학과의 만남에 대한 호기심으로, 의학교육이 봉착한 난맥을 돌파하기 위해 새로운 모색을 준비하던 한의학자와 만나면서 흥미로운 실험들이 시작되었습니다. 우리는 전통의학사업단이란 이름으로 전통인문학과 생명과학의 융복합적 교육을 시도하는 것을 시작으로, 과연 한문교육은 인간의 인성과 어떤 관계를 맺을 수 있을까, 특히 교육 현장에서 이뤄지는 교양 수준의 한자/한문교육은 인성을 증진시킬 수 있을까, 이를 과학적으로 검증하고 객관적으로 데이터를 제시할 수 있을지를 고민하였습니다.

그 이후 수년의 연구를 통하여 『논어』 강독이 대학생의 인성에 스트레스를 견뎌내는 데에 도움이 되고, 한자/한문교육이 고등학생의 긍정적 인생 설계에 보탬이 될 수 있음을 학계에 발표하기도 했습니다. 이 과정에서 한문학자는 전공 교과에서 가르치던 한시가 인성을 치유할 수 있는 가능성을 확인하였고, 한의학자는 의학의 저변에 인간심리학이 자리 잡고 있음을 계속 확인해나갔습니다. 그리고 코로나의 팬데믹이 오기 전 미국 오하이오주립대학교로 건너가 그곳 대학생을 대상으로 「한국고전학과 인성증진」이란 주제하에 공동 강연을 진행했습니다. 그리고 코로나의 엔데믹이 보이는 즈음, 이제마의 『동의수세보원』에 대한 새로운 번역 해설서를 세상에 내보내게 되었습니다. 여기까지 오는 동안 많은 분들의 안내와 격려가 있었습니다. 모두 진심으로 감사드립니다.

우리의 공동 작업이 『동의수세보원』에 이른 것은 당연한 결과였습니다. 한문학자와 한의학자가 만나게 된 궁극적 텍스트이기 때문입니다. 이와 관련하여 공동 역자인 채 한 교수의 목소리를 전합니다. 비록 그의 『동의수세보원』과의 개인적 인연을 다룬 고백이지만, 하나의 텍스트가 고립된 채 전해져서는 곤란하며, 의학서적을 온전히 공부하기 위해서는 다양한 학문과의 접속이 이뤄져야 함을 말하고 있기 때문입니다.

"『동의수세보원』과의 인연은 송일병, 고병희 두 교수님의 경희대학교 한의학과 본과 수업에서 시작합니다. 대학 동기들과 젊은 혈기로 추진했던 한강(韓講, 디지털로 옮긴 한의학과 강의록) 프로젝트에서 사상의학 과목을 맡아 『동의수세보원』 원문과 두 분 교수님의 강의를 한 단어도 빠짐없이 정리했던 경험은, 사상의학에 대한 이해와 이 책의 토대가 되었습니다.

한의학을 제대로 이해하는 가장 좋은 방법은 한의학과 시양의학 모두를 깊게 경험해보아야 한다는 김완희 은사님의 조언과 격려에 힘입어 미

국으로의 긴 유학이 시작되었고, 하버드대학 연구원 시절 사상인의 생리
심리적 특성을 설명한 사상의학 최초의 SCI 논문을 발표하게 되었습니
다.

미국 유학을 마치고 국내로 복귀하면서, 심리학과 유전학, 생물학, 의
약학, 인문사회학을 비롯해 다양한 분야의 교수님들과의 교류를 통해 사
상의학이 한의학만의 전유물이 아니라는 것을, 도리어 타 분야에 새로운
지견을 줄 수 있다는 것을 확인하였습니다. 무엇보다 연구년 기간 동안
WUSTL의 Robert Cloninger 교수님과 시간을 보내면서, 몸과 마음에
대한 진실은 동양 또는 서양의 전유물이 될 수 없고 단지 동·서양의 주
요 관심사와 바라보는 관점이 다를 뿐이라는 사실을 새삼 자각하게 되었
습니다.

사단론을 비롯한 동의수세보원의 앞쪽 부분은 한의사 특히 기초학 전
공자들에게 항상 골칫거리가 되어왔습니다. 주석과 해석을 아무리 찾아
보아도 뜬금없어 보이는 이야기들에 무슨 의미인지 모르겠다는 불안감
을 애써 외면하거나 선현의 말씀이라고 얼버무리고 싶은 욕망을 떨치기
어려웠습니다. 이제, 『동의수세보원』을 국내·외 생리심리학 연구들을
사용해 과학적으로 재해석하는 과정에서, 『동의수세보원』이 사람의 몸과
마음에 대한 유학(儒學)과 사단론(四端論)의 수천 년간 지식들을 체계적
으로 정리하고 있음'을 새삼 깨닫게 되었습니다."

이 고백에는 채 한 교수의 30년 학문 여정이 담겨 있습니다. 굳이 이를 내건 이유는 이렇습니다. 하나의 학문, 하나의 학자, 하나의 책이 이뤄지기까지 수많은 우로(雨露)가 내렸음을 보여주고, 우리의 작업이 사업적이거나 상업적인 이벤트가 아님을 말씀드리고 싶었습니다.

끝으로 이런 과정 끝에 만나게 된 미다스북스에 대하여 무한한 존경의 마음을 갖습니다. 미다스북스 또한 저와는 30년 지기입니다. 세대 하나를 같이 지내온 벗으로서, 세상에 선한 영향력을 주기 위해 끝없는 항해를 하고 있지요. 개인적으로 20년 전 『우붕잡억』을 통해 그의 손길이 아름다웠음을 확인한 바 있습니다. 이제 다시 그 항해의 어디쯤에서 만나 더욱 아름다운 가치를 공유하게 된 것을 기쁘게 생각합니다. 우연히 시작된 만남, 느닷없이 들어선 생각이 이제 드라마틱하게 현실이 되었습니다. 갈수록 버거워지는 세상, 날로 흉흉해지는 사람의 마음을 조금은 방향 전환할 수 있는 기회가 되었기를 소망해봅니다. 모든 일들에 대해 참으로 감사드립니다.

역자를 대표하여, 김승룡 삼가 적습니다.

이제마의 연보

연도	역사적 사건	나이	사건
1837(丁酉)	헌종(憲宗) 3년	1	출생(咸興, 음력 3月19日)
1843(癸卯)		7	백부(伯父) 직장공(直長公)에게 글을 배움
1850		13	향시(鄕試)에서 장원 부친과 조부 사망 후 가출 →전국, 러시아, 만주 등 유랑
1856(丙辰)		20	의주(義州) 부인(富人) 홍씨(洪氏) 집에서 독서함
1859(己未)		23	장남 용해(龍海) 출생
1864(甲子)	고종(高宗) 즉위, 흥선대원군 섭정(1864-1873)		
1866(丙寅)	병인양요(丙寅洋擾)	30	명선록(明善錄) 접촉(接觸) (추정)
1871(辛未)	서원철폐령, 신미양요(辛未洋擾)		
1872(壬申)		36	차남 용수(龍水) 출생
1874(甲戌)	무위소(武衛所) 설립 → 무위영 (武衛營, 1881) → 폐지(1882)		
1875(乙亥)	운요호 사건, 고종 12년	39	무과(武科) 급제 (1872?)
1876(丙子)	강화도 조약	40	무위별선(武衛別選) 군관(軍官) 입위(入衛)
1880(庚辰)	원산항 개항	44	격치고(格致藁, 1880~1893)
1881(辛巳)	별기군(別技軍) 창설		
1882(壬午)	임오군란(壬午軍亂)		

1883(癸未)	원산학사 개교		
1884(甲申)	갑신정변(甲申政變)		
1885(乙酉)	텐진조약, 거문도 사건		
1886(丙戌)	고종 23년	50	진해현감겸병마절도사(鎭海縣監兼兵馬節度使) → 부임(1887) → 퇴임(1889)
1890(庚寅)		54	체임상경(遞任上京)
1893(癸巳)		57	『동의수세보원(東醫壽世保元)』 집필 시작
1894(甲午)	청일전쟁, 동학농민운동, 갑오개혁(甲午改革)	58	『동의수세보원(東醫壽世保元)』 완성(漢南山中)
1895(乙未)	삼국간섭, 을미사변(乙未事變), 단발령(斷髮令)	59	모친의 병환으로 귀향(歸鄕, 咸興)
1896(丙申)	하계 올림픽(1회), 아관파천, 독립협회 창립, 최문환(崔文煥)의 난(亂)	60	최문환(崔文煥)의 난(亂) 평정(平定) 정삼품(正三品) 통정대부(通政大夫) 선유위원(宣諭委員)
1897(丁酉)	대한제국 '선포' (大韓帝國, 光武元年)	61	고원군수(高原郡守)
1898(戊戌)	변법자강운동(變法自强運動), 흥선대원군 사망	62	모든 관직에서 물러남, 보원국(保元局) 경영 (~1900)
1900(庚子)	경인선(京仁線) 개통	64	『동의수세보원(東醫壽世保元)』 개초(改草) 『의원론(醫源論)』~『태음인(太陰人)』편) 사망(咸興, 음력 9月 21日)

『동의수세보원』 역해서 목록

이제마 원저/ 홍순용, 이을호 역술, 사상의학 원론, 행림출판, 1973

이제마 원저/이을호 역술, 사상의학원론, 행림출판, 1973

이순동, 동의수세보원, 여강출판사, 1992

이제마 저, 동의수세보원, 서문당, 1999

이제마, 동의수세보원, 여강출판사, 1994

이민수 옮김, 동의수세보원, 을유문화사, 1996

이제마, 동의수세보원(한문원문), 행림출판, 1996

이제마 저/이만수 역, 동의수세보원 (원문+번역), 을유문화사, 1998

김형태 엮음, 김형태 동의수세보원 강의, 도서출판 정담, 1999

이제마 저/ 이민수 옮김, 동의수세보원 사상의학의 원전, 을유문화사,
　　2002

이제마 저, 동의학연구소 역, 동의수세보원 (개정판), 여강출판사, 2002

동의학연구소 역, 원문대역 동의수세보원, 여강출판사, 2003

이제마 원저/박성식 역해, 동의수세보원 사상초본권, 집문당, 2003

신홍일 주해, 동의수세보원주해(상), 대성의학사, 2003

한동석, 동의수세보원 주석, 대원출판사, 2006

라경찬 편저, 동의수세보원발몽, 의성당, 2007

이제마 저, 추만호 강의, 동의수세보원 강의, 창해(새우와 고래), 2008

윤용섭 편저, 동의수세보원 개착, 도서출판 BG북갤러리, 2008

박용규, 입체음양오행으로 풀이한 동의수세보원 역해, 리북스커뮤니티, 2009

최대우 역해, 동의수세보원 역해, 경인문화사, 2012

이제마 저/ 최대우 역, 동의수세보원 역해 원리편, 경인문화사, 2012

전국한의과대학 사상의학 교실, 사상의학, 집문당, 2014

김정희 저, 동의수세보원과 사상정침 성명론, 사단론, 확충론, 장부론, 대성의학사, 2014

이제마 저/ 오병호 편역, 동의수세보원 신판개정 한국사상체질의학, 삼동사, 2015

이제마 저/최희석 해설, 동의수세보원 해설, 지성계, 2015

이을호, 홍순용 옮김, 주종천(보완) 감수, 동의수세보원, 사단법인 올재, 2017

임병학 저, 동의수세보원 주역으로 풀다, 골든북스, 2017

이제마 저/정용재 역, 동의수세보원, 글항아리, 2018

장현수 저, 동의수세보원 가이드, 군자출판사, 2018

이제마 저/ 김희성 역, 겪은 만큼 보이고 아픈 만큼 읽히는 책 동의수세보원 해설, BOOKK, 2020

유준상 지음, 핵심사상의학, 의방출판사, 2022

目	성명3, 성명11, 성명15, 성명16, 성명23, 성명25, 성명26, 성명27, 성명28, 성명29, 성명36, 확충2, 장부5, 장부8, 장부12, 장부16, 장부17,
無病	사상인변증16,
聞見	광제13, 광제15, 광제16, 광제17,
薄人	사단2, 사단4, 사단5, 사단8,
膀胱	확충4, 장부8, 장부15,
方略	성명9, 성명10, 성명13, 확충17,
放縱	사단2, 확충10,
背膂	확충4, 장부8, 장부15,
魄	장부13,
伐心	성명19, 성명20, 성명27, 확충16,
腹	성명7, 성명11, 성명19, 성명23, 성명25, 성명26, 성명27, 성명28, (성명29), 확충16, 장부17,
不安定之心	사상인변증13, 사상인변증21,
鼻	성명3, 성명11, 성명15, 성명16, 성명23, 성명25, 성명26, 성명27, 성명28, 성명29, 성명36, 확충2, 장부6, 장부8, 장부12, 장부16, 장부17,
脾	성명5, 성명11, 성명17, 성명18, 성명23, 성명25, 성명26, 성명27, 성명28, 성명29, 사단1, 사단7, 사단8, 사단10, 사단11, 사단13, 사단16, 사단17, 확충2, 확충3, 확충4, 확충6, 장부1, 장부5, 장부9, 장부12, 장부15, 장부17, 사상인변증13,
鄙人	사단2, 사단4, 사단5, 사단8,
詞氣	사상인변증9,
事務	성명2, 성명5, 성명6, 성명12, 확충1, 확충2, 확충3, 확충5, 확충6, 확충14, 확충15, 장부9,
山谷	광제15, 광제16, 광제17,
上焦	사단14, 장부1, 장부8, 사상인변증17,
書經	사단19,
善人	광제5,
性(氣)	확충7, 확충11,
聖(人)	성명24, 성명34, 사단3, 사단4, 사단5, 사단6, 사단7, 사단9,
性質	사상인변증3, 사상인변증4,
世會	성명1, 성명3, 성명4, 성명12, 확충1, 확충2, 확충4, 장부8,

熱氣	장부2, 장부5,
禮記	사상인변증25,
惡惡	성명17, 성명23, 성명24, 성명26, 성명27, 사단21, 광제23(惡,妬賢嫉能),
溫氣	장부2, 장부4,
完實	사상인변증9, 사상인변증16,
外形	사상인변증8, 사상인변증24,
腰	성명9, 성명11, 성명21, 성명23, 성명25, 성명26, 성명27, 성명28, 성명29, 확충17, 장부11, 장부17,
堯舜	성명24, 성명25, 성명26, 사단9, 사단19, 사단20, 장부23, 광제12,
腰脊	확충4, 장부8, 장부15,
慾心	성명21, 성명22, 성명27, 확충17(竅),
容貌	사상인변증9, 사상인변증19(形容),
胃	장부10,
胃脘	장부10, 사상인변증17,
威儀	성명9, 성명10, 성명13, 확충17,
幼	광제1, 광제2, 광제3, 광제4,
油	장부6, 장부8, 장부9, 장부10, 장부12, 장부14, 장부16,
意	장부14,
義	사단2, 사단8,
耳	성명3, 성명11, 성명15, 성명16, 성명23, 성명25, 성명26, 성명27, 성명28, 성명29, 성명36, 확충2, 장부4, 장부8, 장부12, 장부16, 장부17,
仁	사단2, 사단8,
仁義禮智	사단8
人倫	성명1, 성명3, 성명4, 성명12, 확충1, 확충2, 확충4, 장부8,
人事	성명2,
資業	성명31, 성명32, 성명33,
壯	광제1, 광제2, 광제3, 광제4,
臟局	사단4, 사단6, 사단10, 사단23, 사단23,
臟理	사단1, 사단7, 사상인변증24,
材幹	사상인변증3, 사상인변증23(識見才局),
材幹	성명9, 성명10, 성명13, 확충17,

	인변증16, 사상인변증17, 사상인변증21, 사상인변증22, 사상인변증25, 사상인변증28,
太陰人	사단1, 사단10, 사단18, 사단22, 사단24, 사단25, 확충1, 확충2, 확충3, 확충4, 확충5, 확충6, 확충7, 확충8, 확충9, 확충10, 확충11, 확충15, 확충16, 확충17, 사상인변증1, 사상인변증2, 사상인변증9, 사상인변증10, 사상인변증11, 사상인변증16, 사상인변증17, 사상인변증21, 사상인변증22, 사상인변증25, 사상인변증28,
偸逸	사단2, 확충10,
偏急	광제8, 광제13,
肺	성명5, 성명11, 성명17, 성명18, 성명23, 성명25, 성명26, 성명27, 성명28, 성명29, 사단1, 사단7, 사단8, 사단10, 사단11, 사단12, 사단16, 사단17, 확충2, 확충3, 확충4, 확충6, 장부1, 장부4, 장부9, 장부12, 장부15, 장부17,
下焦	사단14, 장부1, 장부8,
寒氣	장부2, 장부7,
頷	성명7, 성명11, 성명19, 성명23, 성명25, 성명26, 성명27, 성명28, (성명29), 확충16, 장부17,
行檢	성명7, 성명8, 성명13, 확충16,
血	확충4, 장부6, 장부12, 사상인변증13,
血海	장부6, 장부8, 장부9, 장부11, 장부13,
慧覺	성명30, 성명32, 성명33,
豪傑	광제3, 광제17(傑),
好善	성명15, 성명23, 성명24, 성명26, 성명27, 사단21, 광제23(善,好賢樂善),
魂	장부13,
華佗	사상인변증20,
擴充	사단8(擴而充之),
喜氣	사단13, 사단14, 사단15, 사단16,
喜怒哀樂	사단20, 사단26,
喜性	사단10, 사단18, 사단22, 사단25, 확충1, 확충5, 장부9, 사상인변증22(喜心),
喜情	사단10, 사단18, 사단22, 사단24, 확충1, 확충5, 확충6, 확충13, 사상인변증22(喜心),